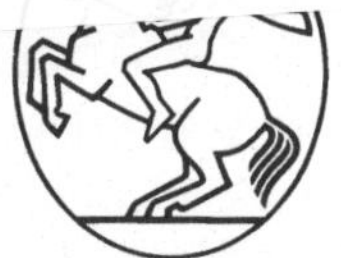

Ch. Dittrich

Klonieren von soliden Tumoren

Therapiesimulation, Therapieoptimierung und Prognoseerstellung am Beispiel des Ovarialkarzinoms

Springer-Verlag Wien New York

Univ.-Doz. Dr. Christian Dittrich
Universitätsklinik für Chemotherapie, Wien

Mit 29 Abbildungen

CIP-Kurztitelaufnahme der Deutschen Bibliothek

Dittrich, Christian:
Klonieren von soliden Tumoren: Therapiesimulation,
Therapieoptimierung u. Prognoseerstellung am Beispiel d.
Ovarialkarzinoms/Ch. Dittrich.—
Wien; New York: Springer, 1987.
ISBN-13: 978-3-211-82002-5   **e-ISBN-13: 978-3-7091-8918-4**
DOI: 10.1007/ 978-3-7091-8918-4

Vorwort

Dieses Buch stellt das Ergebnis einer mehrjährigen Auseinandersetzung mit der Onkologie im allgemeinen und der Tumorzelle im besonderen dar. Eines jener Charakteristika, das den Menschen von anderen Lebewesen unterscheidet, ist die Vielfalt seiner Verhaltens- bzw. Reaktionsweisen, sei es spontan, sei es durch reaktive Adaption. Zu diesen kann auch der unterschiedliche Verlauf von Tumorerkrankungen und speziell das unterschiedliche Ansprechen auf identische therapeutische Maßnahmen gerechnet werden. Dieses Verhalten richtig im voraus einzuschätzen, um dadurch die Therapiewahl rational treffen zu können, war und ist gemeinsames Ziel aller prädiktiven Testsysteme.

Die im vorliegenden Buch im Detail beschriebene und angewandte Methode, der Human Tumor Cloning Assay (HTCA), stellt die praktische Umsetzung einer durch viele Einzelerkenntnisse gut untermauerten und immer mehr akzeptierten, allerdings bis heute letztlich noch nicht vollständig bewiesenen Hypothese dar. Diese postuliert das hierarchische Ordnungsprinzip als Organisationsform nicht nur benigner Gewebe, sondern auch maligner Tumoren, die ihrerseits im Pierceschen Sinn als Karikaturen ihrer benignen Pendants aufgefaßt werden können. Wenn auch der Gedanke Nietzsches „Wissenschaft war bisher die Beseitigung der Verworrenheit der Dinge durch Hypothesen" zu Beginn der Beschäftigung mit der Tumorstammzellhypothese nicht unbedingt greifbar bzw. Wirklichkeit erschien, so haben viele im Laufe der Jahre durch andere Arbeitsgruppen publizierte und durch die eigene Beschäftigung mit diesem Konzept gemachte Erfahrungen dazu geführt, dieses Konzept für realer zu halten, als die Bezeichnung Hypothese unmittelbar vermuten ließ.

Weniger war es die Möglichkeit, mit dem System des HTCA die individuelle Chemosensitivität prinzipiell richtig zu erfassen bzw. vorherzusagen — der primäre Anspruch jedes prädiktiven Testsystemes —, sondern vielmehr waren es Anwendungsgebiete, die sich primär nicht oder nur kaum abzeichneten, die heute die wesentlichsten Gründe für die Beschäftigung mit diesem In-vitro-System darstellen. Zu ihnen zählt die Möglichkeit der Einschätzung der Prognose eines Tumorträgers, dessen Tumor getestet wurde. Aus der guten Übereinstimmung des Wachstumsverhaltens von Tumorzellen im HTCA mit dem Schicksal des Wirtes, von dem sie abstammen, darf auf die Richtigkeit der Hypothese geschlossen werden, daß in diesem Testsystem offenbar die Zielzellen des Tumors erfaßt werden. Als weitere Anwendungsgebiete für den HTCA kann die Simulation von Therapien angeführt werden, sei es die von verschiedenen Applikationsformen, sei es die von verschiedener Applikationsdauer derselben Substanz, deren unterschiedliche Dosierung und auch, wenngleich in beschränktem Ausmaß, deren Wirksamkeit in Kombination mit anderen Therapien. So basierte die rasche Entwicklung der hochdosierten intrakavitären Therapie sehr wesentlich auf den experimentellen, mit dem HTCA gemachten Erfahrungen, die zeigten, daß Substanzen, die bei konventioneller Dosierung nicht zytotoxisch wirkten, unter Konzentrationssteigerung — die in der Klinik nur durch lokale Applikation, wie z. B. in Form der intrakavitären Therapie, erreichbar ist — zytotoxisch waren. Auch finden immer häufiger Ergebnisse, die mit der In-vitro-Testung im HTCA gewonnen wurden, therapeutisch für die In-vitro-Therapie, dem Purging des Markes bei der autologen Knochenmarktransplantation, Anwendung. Die prinzipielle Möglichkeit, Zellen an ihrem Wachstum im HTCA als maligne zu identifizieren, ist zwar in der eigenen und auch in anderen Untersuchungen gezeigt worden, doch ist die Methode für einen derartigen Routineeinsatz zu aufwendig, da nur selten über die übliche histopathologische Beurteilung hinausgehende Ergebnisse zu erwarten sind. Von besonderem Wert ist der Einsatz des HTCA als Screening-System, besonders für das In-vitro-Phase-II-Screening von neuen zytotoxischen Substanzen, aber auch für die prinzipielle Einordnung der Dosierung für Phase-I-Studien. Jene Indikation, bei der die Testung mit dem HTCA am Individualtumor für die nächste Zukunft die vermutlich größte Bedeutung erlangen könnte, ist die In-vitro-Selektion derjenigen Patienten, die einer Phase-I- oder -II-Prüfung von neuen zytotoxisch wirksamen Substanzen zugeführt werden sollen. Die Berechtigung für den Einsatz dieses Systemes ist, wie auch an den gezeigten Daten erkennbar, aus dem hohen Grad an Übereinstimmung in der Voraussage des resistenten Verhaltens auf jene Therapien, die in vitro mit dem HTCA als unwirksam erkannt werden, abzuleiten.

Die einzelnen Kapitel dieses Buches stellen eine systematische Behandlung der theoretischen Hintergründe, der Techniken und der eigenen Ergebnisse sowie deren Vergleich mit publizierten Daten aus der Literatur dar. Das Buch beschränkt sich aus Gründen der Überschaubarkeit auf die Präsentation von Daten, die ausschließlich an Patientinnen mit Ovarialkarzinomen bzw. an deren Tumoren gewonnen wurden, wobei in der Diskussion auch auf andere Tumorentitäten eingegangen wird.

Das Buch wendet sich an alle, die nach Grundlagen für eine rationale Therapiegestaltung in der Onkologie suchen, wobei die in zahlreichen Tabellen enthaltenen Daten für die Konzeption eigener Untersuchungen und Studien, nicht nur am Ovarialkarzinom, sondern grundsätzlich auch an jedem anderen Tumor herangezogen werden können.

Darüber hinaus sollen die zahlreichen tabellarisch und im Text angeführten Informationen über zellbiologische Daten sowie die ausführlich in den zu den einzelnen Themen gehörigen Methodik- und Ergebnis-Kapiteln behandelten eigenen Ergebnisse und Erfahrungen all jenen, die sich mit Zellkultur sowie In-vitro-Klonierungsverfahren beschäftigen, eine Grundlage für ihre Arbeiten darstellen.

Das ausgedehnte Literaturverzeichnis versteht sich als Tribut an all jene Wissenschafter, auf deren Ergebnissen aufbauend das vorliegende Buch erst möglich geworden ist.

Wien, im Juli 1987   Christian Dittrich

Danksagung

Herrn Univ.-Prof. Dr. K. Moser (Vorstand der Universitätsklinik für Chemotherapie, Wien), durch dessen Anregung mein Interesse an prädiktiven Testsystemen erst geweckt wurde und der mir stets Lehrer und Gönner war, möchte ich für seine uneingeschränkte Unterstützung meiner Arbeiten aufrichtig danken.

Besonderer Dank gebührt Prof. Dr. S. E. Salmon, Prof. Dr. J. M. Trent, Prof. Dr. F. L. Meyskens und Prof. Dr. D. Alberts von der Universität von Arizona, Tucson, die mir in einem Studienaufenthalt im Jahre 1981 die Möglichkeit geboten haben, die Methode der In-vitro-Klonierung im HTCA in der Originalversion zu erlernen.

Für die statistische Dokumentation und Auswertung sämtlicher Daten möchte ich Frau Univ.-Prof. Dr. L. Havelec (Institut für Medizinische Statistik und Dokumentation der Universität Wien) aufrichtig danken.

Spezieller Dank gebührt Herrn Univ.-Doz. Dr. H. Salzer und Herrn Univ.-Ass. Dr. P. Sevelda (I. Universitäts-Frauenklinik, Wien) sowie Herrn Univ.-Prof. Dr. E. Gitsch (Vorstand der I. Universitäts-Frauenklinik, Wien) und allen weiteren Mitgliedern der Arbeitsgemeinschaft zur Therapie des Ovarialkarzinoms, die durch die Betreuung der Patientinnen mit Ovarialkarzinomen, welche Gegenstand der vorliegenden Auswertungen und Analysen waren, und durch die mühevolle Probenzusendung von Ovarialtumoren die vorliegende Untersuchung erst ermöglichten.

Herrn Ing. W. Scheirer, Leiter der Gewebekultur des Sandoz-Forschungsinstitutes in Wien, danke ich besonders für seine zahlreichen theoretischen und praktischen Hilfestellungen bei der Etablierung des eigenen Zellkulturlabors.

Herrn Univ.-Ass. Dr. F. Wrba (Institut für Pathologische Anatomie der Universität Wien) danke ich für die differentialzytologische Beurteilung der Tumorzellsuspensionen sowie der Permanent slides und für die transmissionselektronenoptischen Untersuchungen sehr herzlich.

Herrn Univ.-Prof. Dr. H. Holzner (Vorstand des Institutes für Pathologische Anatomie der Universität Wien) bin ich für die zytodiagnostischen Untersuchungen sehr zu Dank verpflichtet.

Herrn OA WR. Dr. K. Czerwenka (Leiter der Histo-/Zytopathologie an der I. Universitäts-Frauenklinik, Wien) danke ich für die Überlassung der histopathologischen Daten inklusive Grading vom getesteten Tumormaterial.

Frau M. Barteis (Hämatologisches Labor der I. Medizinischen Universitätsklinik, Wien) danke ich sehr für die Durchführung der zytochemischen Färbungen.

Herrn Univ.-Ass. Dr. P. Zilla (II. Chirurgische Universitätsklinik, Wien) möchte ich für die rasterelektronenoptischen Untersuchungen danken.

Frau Univ.-Ass. Dr. M. Vetterlein (Leiterin des Gewebekulturlabors des Institutes für Tumorbiologie-Krebsforschung der Universität Wien) danke ich besonders für die Etablierung von Ovarialkarzinomzellinien.

Für die Durchführung und Auswertung der Chromosomenanalysen möchte ich Herrn Dr. O. Haas sowie Frau G. Ferstl (St.-Anna-Kinderspital, Wien) meinen herzlichen Dank aussprechen.

Herrn Univ.-Prof. Dr. J. Spona (Leiter der experimentell-endokrinologischen Abteilung und des Hormonlaboratoriums der I. Universitäts-Frauenklinik, Wien) danke ich für die Überlassung der verwendeten Hormonrezeptoranalysen.

Ein besonderer Dank gilt Frau F. Riedlmayer, Frau M. Pongracic sowie Frau M. Geissler und Frau E. Achtsnit für die Mühe und Sorgfalt und den großen Einsatz bei der Erstellung des Manuskriptes.

Frau N. und Herrn R. Vejvoda möchte ich für die graphische Gestaltung und Photoreproduktionen der Ergebnisse bestens danken.

Der Kamillo-Eisner-Stiftung, deren Stipendiat ich bin, möchte ich an dieser Stelle für die Unterstützung meiner Forschungsaktivitäten meinen besten Dank aussprechen.

Dem Jubiläumsfonds der Oesterreichischen Nationalbank, der Ersten österreichischen Spar-Casse-Bank, dem Medizinisch-Wissenschaftlichen Fonds des Bürgermeisters der Bundeshauptstadt Wien sowie der Kommission Onkologie (Krebsforschung) der Medizinischen Fakultät der Universität Wien und der Österreichischen Gesellschaft für Chemotherapie sei für die Unterstützung meiner wissenschaftlichen Arbeit sehr gedankt.

Jenen pharmazeutischen Firmen, die durch ihre Unterstützung am Zustandekommen der vorliegenden Ergebnisse mitgewirkt haben, möchte ich für die langjährige gute Zusammenarbeit meinen Dank aussprechen.

Meinen Freunden in der Clonogenic Assay Screening Study Group (CASSG-E.O.R.T.C.) danke ich vielmals für die zahlreichen Anregungen.

Dem Springer-Verlag in Wien sei für die rasche Drucklegung sowie die großzügige Ausstattung des Buches sehr gedankt.

Last but not least ist es mir ein Herzensbedürfnis, meiner Frau Evelyn zu danken, durch deren Initiative mir es erst möglich war, sämtliche Arbeiten und Analysen durchzuführen. Nur mit ihren zahlreichen Anregungen und Ideen konnte das vorliegende Buch zustande kommen.

Meinen Eltern und meiner Großmutter, die es mir ermöglichten, mich meinen Interessen und speziell der Medizin widmen zu können, möchte ich innigst danken.

Inhaltsverzeichnis

Abkürzungen und Erklärungen

cloning efficiency (CE): Quotient aus Anzahl gewachsener Kolonien pro 500 000 geplateter vitaler, mononukleärer Zellen in Prozent (s. u. 4.3.1)

cloning: s. u. Klonieren

cluster: infolge Zellteilung aus einer Einzelzelle entstandene Zellansammlung mit einem Durchmesser von <60 μm (s. u. 4.3.1)

CxT: concentration time product; i.e. Produkt aus Konzentration eines Pharmakons und seiner Einwirkungsdauer bzw. der Expositionszeit von Zellen (s. u. 8.1)

cCR: complete clinical remission; i.e. komplette klinische Remission (Definition s. u. 8.4.5)

cut off-Konzentration: Konzentration, die für die Sensitivitäts- bzw. Resistenzbeurteilung *in vitro* herangezogen wird (s. u. 8.1)

double layer-System: aus zwei Schichten bestehendes Kultursystem (unter Verwendung von Petrischälchen) (s. u. 1.3; Tabelle 9)

HTCA: Human Tumor Cloning Assay; i.e. *in vitro*-Klonierungsverfahren (s. u. 1.3)

insuffizientes Wachstum: Wachstum im HTCA von $\geq 5 < 20$ Kolonien pro Petrischälchen (s. u. 4.3.1)

in vitro resistent (R): Kolonienreduktion $<50\%$ im HTCA (s. u. 8.4.2)

in vitro sensitiv (S): Kolonienreduktion $\geq 50\%$ im HTCA (s. u. 8.4.2)

in vivo resistent (R): umfaßt die klinischen Beurteilungen NC und PD (s. u. 8.4.5)

in vivo sensitiv (S): umfaßt die klinischen Beurteilungen NED, pCR, cCR und PR (s. u. 8.4.5)

Klon: aus einer Einzelzelle gewachsene Zellansammlung

klonieren: Einzelzellen in Kultur bringen, so daß aus ihnen Klone entstehen

klonogen: zur Bildung von Klonen führend

Kolonie: Klon von ≥ 60 μm Durchmesser (s. u. 4.3.1)

NC: no change (Definition s. u. 8.4.5)

NED: no evidence of disease (Definition s. u. 8.4.5)

plating (platen): Vorgang, Zellen für die Klonierung in Kultur zu bringen (s. u. 1.3.3)

PPC: Plasma Peak Concentration; i.e. die höchste im Plasma unter einem bestimmten Applikationsmodus erreichbare Konzentration eines Pharmakons (s. u. 8.1)

PV+: positive predictive value (s. u. Sensitivitätsindex [SI])

PV−: negative predictive value (s. u. Resistenzindex [RI]) *pCR:* pathologic complete remission; i.e. komplette pathologische Remission (Definition s. u. 8.4.5)

PR: partial remission; i.e. partielle Remission (Definition s. u. 8.4.5)

PD: progressive disease; i.e. Progression (Definition s. u. 8.4.5)

R: Resistenz bzw. resistent *in vitro* bzw. *in vivo*

Resistenz (resistent) in vitro: s. u. *in vitro* resistent

Resistenz (resistent) in vivo: s. u. *in vivo* resistent

R/R: resistent *in vitro*/resistent *in vivo* (s. u. 8.4.2)

R/S: resistent *in vitro*/sensitiv *in vivo* (s. u. 8.4.2)

Resistenzindex (RI): prozentueller Wert für die richtige Vorhersage der Resistenz aus den *in vitro*-Daten für die Situation *in vivo* (Definition s. u. 8.4.4)

replating: erneuter Vorgang des plating von aus gewachsenen Klonen (Kolonien) stammenden Zellen

S: Sensitivität bzw. sensitiv *in vitro* bzw. *in vivo*

Sensitivität (sensitiv) in vitro: s. u. *in vitro* sensitiv

Sensitivität (sensitiv) in vivo: s. u. *in vivo* sensitiv

S/S: sensitiv *in vitro*/sensitiv *in vivo* (s. u. 8.4.2)

S/R: sensitiv *in vitro*/resistent *in vivo* (s. u. 8.4.2)

Sensitivitätsindex (SI): prozentueller Wert für die richtige Vorhersage der Sensitivität aus den *in vitro*-Daten für die Situation *in vivo* (Definition s. u. 8.4.4)

Sensitivität des HTCA: Vermögen des HTCA, Ansprechen *in vivo* richtig zu erfassen (s. u. 8.4.3)

Spezifität des HTCA: Vermögen des HTCA, Nicht-Ansprechen *in vivo* richtig zu erfassen (s. u. 8.4.3)

single layer-System: aus einer einzigen Schicht bestehendes Kultursystem (unter Verwendung von Petrischälchen) (s. u. 1.3; Tabelle 9)

suffizientes Wachstum: Wachstum im HTCA von ≥ 20 Kolonien pro Petrischälchen (s. u. 4.3.1)

Suicide Index (SuI): Indirekter prozentueller Wert für den sich in der S-Phase des Zellzyklus befindlichen Anteil an Zellen (s. u. 4.5)

underlayer: die untere von zwei Schichten eines *in vitro*-Kultivierungssystemes mit semisolider Matrix (s. u. 1.3; Tabelle 9)

upperlayer: die obere von zwei Schichten eines *in vitro*-Kultivierungssystemes mit semisolider Matrix (s. u. 1.3; Tabelle 9)

1 Einleitung

Patienten mit phänotypisch identen malignen Tumoren sprechen auf gleiche Therapien häufig sehr unterschiedlich an und haben daher auch divergierende Prognosen [142, 199]. Dieser klinischen Tatsache suchte und sucht man in unterschiedlicher Weise Rechnung zu tragen. Einerseits wurden Patienten im Rahmen von klinischen Studien einheitlich behandelt. Dies machte es möglich, Faktoren, die für das Verhalten auf die jeweilige Therapie sowie für den weiteren Krankheitsverlauf im allgemeinen bestimmend zu sein scheinen, als solche zu erkennen und sie als Prognosefaktoren einzustufen. Diese derart analysierten Charakteristika dienen dazu, in der Folge alle jene Patienten, bei denen eine bestimmte Prognosefaktor-Konstellation vorliegt, einheitlich mit als wirkungsvoll erkannten Therapeutika bzw. einer Kombination derselben zu behandeln. Andererseits ist man seit mehr als 30 Jahren bemüht, das Ansprechen des Tumors eines individuellen Patienten auf antitumorale Chemotherapie sowie auf Radiotherapie sowohl *in vitro* als auch *in vivo* zu simulieren, mit der Absicht, die Therapiewahl nach dem Testergebnis zu treffen — die Therapie zu individualisieren [70, 218, 229, 477, 625]. Die durch Analyse von Studien gewonnenen Erkenntnisse wie Remissionsraten, rezidivfreie Intervalle oder Überlebenszeiten für einen bestimmten Tumortyp unter distinkten Risikofaktor-Konstellationen sind statistische Größen — Größen also, die für ein Kollektiv Gültigkeit haben — jedoch sagen sie nichts über das Schicksal des einzelnen Patienten aus.

1.1 Prädiktive Testsysteme

Zahlreiche Testsysteme wurden entwickelt, die eine prätherapeutische Erfassung von Sensitivität (Ansprechen des Malignoms eines einzelnen Patienten auf das antitumorale Agens) bzw. Resistenz ermöglichen sollen. Die einzelnen Testsysteme, die jeweils bestimmte Eigenschaften eines individuellen Tumors erfassen können, andere daher naturgemäß gleichzeitig unberücksichtigt lassen müssen, basieren auf unterschiedlichen Prinzipien.

Grundsätzlich läßt sich zwischen *In-vitro-* und *In-vivo-*Systemen unterscheiden, wobei häufig Kombinationen von diesen beiden angewendet werden, und daher die einzelnen Testmethoden nicht immer eindeutig zuordenbar sind.

1.1.1 *In-vitro- und In-vivo-Testsysteme*

In-vitro-Testsysteme basieren darauf, daß die Zellen, die in Hinblick auf ihr biologisches Verhalten im allgemeinen und bezüglich ihrer Sensitivität auf Antitumor-Therapeutika im speziellen beurteilt werden sollen, zunächst aus einem lebenden Organismus entnommen und in der Folge unter künstlichen Bedingungen — *in vitro* — weiter am Leben erhalten werden, um verschiedene Verhaltens- und Reaktionsmuster an ihnen erfassen bzw. simulieren zu können.

In der Literatur werden überwiegend die folgenden Kriterien zur Erfassung von medikamentös induzierten Zellschädigungen herangezogen:

a) Veränderungen der Zellmorphologie (Tabelle 1)

b) Änderungen physikalischer Eigenschaften der Zellen (Tabelle 2)

c) Veränderungen im Zellstoffwechsel (Tabelle 3)

d) Veränderungen im Nukleinsäure- und/oder Eiweißstoffwechsel via Messung der Einbauhemmung der radioaktiv-markierten Nukleinsäure- und Eiweißpräkursoren (Tabelle 4)

e) Hemmung des Wachstums von Zellkolonien in semisolider Matrix (Tabelle 5)

Neben dieser Auswahl an verschiedenen *In-vitro*-Systemen gibt es eine Reihe von unterschiedlichen *In-vivo*-Systemen (Tabelle 6). Ihre Besonderheit ist vor allem darin zu sehen, daß durch sie Faktoren wie Metabolisierung von Arzneimitteln oder Arzneimittelinteraktionen entsprechend der Situation am Menschen simuliert werden können.

Die Einschätzung des Wertes von derartigen prädiktiven Testsystemen ist bis heute sehr unterschiedlich: sie reicht von der überaus optimistischen

Tabelle 1. Kriterium zur Erfassung der Zellschädigung

Zellmorphologie

Methode	Autor	Jahr	Zitat
Explantatkultur	Ambrose et al.	1962	[32]
	Wright et al.	1962	[701]
	Hurley, Yount	1965	[280]
	Lickiss et al.	1974	[341]
	Holmes, Little	1974	[271]
	Wright et al.	1984	[702]
Organkultur	Tchao et al.	1968	[608]
Monolayerkultur	Limburg, Krahe	1964	[344]
	Dendy et al.	1970	[140]
	Tanneberger, Bacigalupo	1970	[603]
Mikromorphologische	Oguro et al.	1985	[428]
Veränderungen von Einzelzellen	Tokita et al.	1986	[618]

Beurteilung Wolbergs [699] im Jahr 1971, der aus seinen Untersuchungen folgerte, daß die Erfassung der Chemosensitivität *in vitro* richtiger sein kann als die klinische Beurteilung am Patienten, bis hin zur nüchternen Erkenntnis von McVie [339], daß der Patient nach wie vor das beste Modell darstellt, um neue Medikamente hinsichtlich ihrer Wirksamkeit zu beurteilen.

Tabelle 2. Kriterium zur Erfassung der Zellschädigung

Änderungen physikalischer Eigenschaften von Zellen

Methode	Autor	Jahr	Zitat
Oberflächenhaftung	Holmes, Little	1974	[271]
^{51}Cr-Release	Ronai	1969	[486]
Supravitalfärbung	Hoskins et al.	1956	[272]
	Lazarus et al.	1966	[332]
	Bhuyan et al.	1976	[66]
	Roper, Drewinko	1976	[488]
	Roper, Drewinko	1979	[489]
	Durkin et al.	1979	[172]
	Bosanquet et al.	1983	[78]
	Weisenthal et al.	1983	[677]

Tabelle 3. Kriterium zur Erfassung der Zellschädigung

Veränderungen im Zellstoffwechsel

Methode	Autor	Jahr	Zitat
Hemmung der Dehydrogenase-aktivität	Black, Speer	1954	[70]
Oxydation/Reduktion im Kohlenhydratstoffwechsel			
Trypanblau	Di Paolo	1971	[155]
Triphenyltetrazoliumchlorid	Kondo	1971	[317]
DNS-Polymerase Thymidinkinase	Wilmanns, Wilms	1973	[693]
O_2-Verbrauch	Dickson, Suzangar	1976	[151]
Radiometrische Methode ($^{14}CO_2$)	Kurnick et al.	1983	[326]
	Von Hoff et al.	1985	[668]
Biolumineszenz (ATP)	Kangas et al.	1984	[297]
	Garewal et al.	1985	[211]
Microculture Tetrazolium Assay (MTA)	Alley et al.	1986	[30]

Tabelle 4. Kriterium zur Erfassung der Zellschädigung

Veränderungen des Nukleinsäure- und/oder Eiweißstoffwechsels via Messung der Einbauhemmung der radioaktiv-markierten Nukleinsäurepräkursoren bzw. Aminosäuren

Methode	Autor	Jahr	Zitat
Autoradiographie	Wolberg, Ansfield	1971	[698]
	Zittoun et al.	1975	[715]
	Steel	1975	[587]
	Roper, Drewinko	1976	[488]
Flüssigkeitsszintillationsmessung			
³H-Leucin/Langzeitkultur	Freshney	1976	[206]
Nukleinsäure- und Eiweiß-präkursoren	Bickis et al.	1966	[67]
Nukleinsäurepräkursoren	Wilmanns, Wilms	1973	[693]
	Bech-Hansen et al.	1977	[52]
	Volm et al.	1979	[652]
	Schwarzmeier et al.	1983	[536]
	Tanneberger, Nissen	1983	[604]
Flüssigkeitsszintillations-messung + Klonierung (Mini-Assay)	Kern et al.	1986	[310]

So unterschiedlich auch die individuelle Beurteilung derartiger Testsysteme durch einzelne Wissenschafter ausfällt, so sind sich die Onkologen weltweit über die prinzipielle Notwendigkeit derartiger Therapiesimulationen im Labor einig. Wenn auch der endgültige Beweis der Wirksamkeit jeder einzelnen Therapie letztlich am Patienten erbracht werden muß, so soll die Onkologie so wie jede andere medizinische Disziplin bemüht sein, die therapeutische Vorgangsweise ständig auf eine möglichst rationale Basis zu stellen. Dieses Prinzip war bereits Leitgedanke für den Begründer der Chemotherapie, Paul Ehrlich (1854—1915), indem er von Chemotherapeutika selektive Toxizität auf den krankheitsverursachenden Erreger forderte [181]. Diese Forderung ließ sich in der antibakteriellen Chemotherapie erst nach der Erkenntnis der auslösenden Ursache (Bakterien) und deren Beziehung zum Wirt (infizierter Patient) erfüllen. In der Folge bemühte man sich, eine Anpassung der Chemotherapeutika auch an die individuelle Resistenzsituation des Patienten vorzunehmen [51, 87]. Die Therapiewahl in der antibakteriellen Chemotherapie erfolgt heute einerseits aufgrund der Einschätzung der klinischen Situation, also empirisch, andererseits aufgrund von *In-vitro*-Testergebnissen in Form des Antibiogrammes, die häufig zur Modifikation einer aufgrund der dringenden klinischen Notwendigkeit bereits begonnenen Antibiotikatherapie herangezogen werden.

Viel komplexer als das Verhältnis eines Bakteriums zu seinem Wirt ist das einer Tumorzelle zum Gesamtorganismus. Jenem Testsystem, das die Eigenschaft(en), die eine Tumorzelle von einer Normalzelle unterscheidet(n), am besten zu erfassen vermag, und das daher auch die selektive Wirkung von Medikamenten auf diese Tumorzelle(n) am sensitivsten und spezifischsten widerspiegelt, ist vor anderen der Vorzug zu geben. Wie schwer diese Forderung zu erfüllen ist, wird klar, wenn man sich die Tatsache vor Augen hält, daß es kein Charakteristikum gibt, welches für die Identifikation jeder Tumorzelle auch jederzeit zugänglich ist [203].

Tabelle 5. Kriterium zur Erfassung der Zellschädigung

Kolonienwachstum in semisolider Matrix

Methode	Autor	Jahr	Zitat
Double Layer	Hamburger, Salmon	1977	[235]
	Buick et al.	1979	[96]
	Carney et al.	1980	[110]
	Laboisse et al.	1981	[328]
	Von Hoff et al.	1983	[667]
	Minna et al.	1983	[404]
	Hug et al.	1984	[276]
Single Layer	Cillo, Odartchenko	1984	[116]
	Neumann et al.	1984	[419]
Röhrchen	Courtenay, Mills	1978	[128]
	Tveit et al.	1981	[631]
	Hill et al.	1985	[263]
Kapillaren	Ali-Osman et al.	1983	[23]
Monolayer/ Zelladhäsions-Matrix	Baker et al.	1986	[41]
Sphäroide	Tannock, Kopelyan	1986	[605]

Tabelle 6. *In-vivo*-Testsysteme

Methode	Autor	Jahr	Zitat
Diffusionskammer	Heckmann	1967	[246]
Heterotransplantation/ Nacktmaus	Giovanella et al.	1978	[217]
Subrenal Capsule-Assay	Bogden et al.	1981	[73]
Agar-Diffusionskammer	Selby, Steel	1982	[539]
Plasma-Clot-Diffusions- kammer	Slee et al.	1985	[566]
	Willemze et al.	1985	[689]
Mikroverkapselung von Tumorzellen	Gorelik et al.	1986	[221]

1.2 Identifikation von Tumorzellen

Abgesehen von der Invasion, dem unmittelbarsten Kriterium für Malignität, auf das man unter *In-vitro*-Bedingungen für die Beurteilung verzichten muß, und den Veränderungen im DNS-Gehalt (Aneuploidie) ist keine einzige Eigenschaft immer ausschließlich mit maligner Transformation verbunden. Die Chromosomenanalyse allein ist zwar für die Beurteilung der Dignität von Zellen bzw. Klonen ausreichend, jedoch ist sie an das Vorhandensein von genügend Mitosen gebunden und daher nicht immer durchführbar [621]. Das gleichzeitige Antreffen mehrerer in den Tabellen 7 und 8 angeführten Faktoren spricht jedoch in höchstem Maße für Malignität [200, 521]. Besteht auch keine absolute Korrelation zwischen der Morphologie von Zellen und ihrer Malignität, wie das z. B. für die latenten Karzinome der Prostata, die zwar die klassischen morphologischen Kriterien der Malignität zeigen, aber nicht wachsen [200], der Fall ist, so stellt die lichtmikroskopische zytologische Untersuchung auch für die Identifikation der Tumorzellen in allen klonogenen Testsystemen das wesentlichste Beurteilungskriterium dar. Wird das Vermögen von Tumorzellen, in semisolider Matrix Klone (Kolonien) zu bilden, als Identifikationskriterium für die Malignität dieser Zellen gewertet [362, 363, 627], so haben vereinzelte Beobachtungen von in Agar gewachsenen, nicht-malignen Kolonien die Notwendigkeit einer exakten (morphologischen) Kontrolle dieser Kolonien unterstrichen [522, 661].

Tabelle 7. Charakteristika, die zur Identifikation von malignen Zellen *in vivo* herangezogen werden können [200, 203, 521, 621, 627]

Histologisch — zytologisch

Invasion
Anordnung der Zellen zueinander und zum umgebenden Stroma
Eindruck verminderter Organisation wie z. B. Fehlen einer Tumorkapsel
Verlust der normalen Anordnung der Zellen untereinander
Vermehrter Zellgehalt
Variation in Zellgröße und Zellform
Größenzunahme des Zellkernes
Vermehrte Anfärbbarkeit der Zellkerne (als Ausdruck des erhöhten DNS-Gehaltes)
Zunahme der Mitoserate
Abnormale Mitosen

Ultrastrukturell

Transmissionselektronenmikroskopie
    Morphologische Identifikation spezifischer Zellprodukte
    Feststellung des epithelialen Zellcharakters durch den Nachweis von Desmosomen
    Veränderungen der Mitochondrien

Rasterelektronenmikroskopie
    Veränderungen der Oberflächenstruktur wie Art und Verteilung von Microvilli

---

Tabelle 8. Charakteristika, die zur Identifikation von malignen Zellen in Kultur herangezogen werden können [200, 203, 521, 621, 627]

Gesteigerte Basophilie des Zytoplasmas
Heterogenität von Zellgröße und Form
Verändertes Aussehen der Zellkerne
Zellkern-Zytoplasma-Ratio zugunsten des Kernes gesteigert
Vergrößerte Nukleolen
Vermehrung der Nukleolen
Tendenz zur Bildung von Zellsträngen und Zellklumpen
Fehlen einer geordneten, parallelen Ausrichtung der Zellen in Kultur
Verringerte Ausbreitung des Zytoplasmas auf einem soliden Oberflächensubstrat
Verlust der Wachstumsabhängigkeit von Substraten bzw. Oberflächen
Wachstum in semisolider Matrix (Agar)
Wechsel von einander unter- bzw. überlappendem Wachstum
Veränderungen in der chemischen Zusammensetzung der Oberflächenmembranen
Veränderungen der Mikroarchitektonik (z. B. Mitochondrien)
Veränderungen im Zellstoffwechsel
Antigenexpression
Produktion (Tumor-)zellspezifischer Produkte
Abtötung maligner Zellen durch Makrophagen
Aneuploidie

1.3 In-vitro-Klonierungsverfahren

Bei jeder Wahl eines Testsystemes, also eines Systemes, mit dem man trachtet, die reale Situation zu simulieren, ist die Gefahr immanent, daß das Ergebnis durch das gewählte Testsystem beeinflußt bzw. mitgeprägt wird, so daß ein gewisser Selektionsmechanismus des Erkennbaren einsetzt. Sowohl theoretische Überlegungen als auch pragmatische Gründe haben zur Wahl des Kolonienbildungstests nach der von Hamburger und Salmon entwickelten Methode [235] — allgemein Human Tumor Cloning Assay (HTCA) bezeichnet — als Testsystem für die eigenen *In-vitro*-Untersuchungen von humanen Karzinomen geführt. Neben diesem, auch Human Tumor Stem Cell Assay (HTSCA) [236, 237, 508] genannt, wurden zahlreiche ähnliche auf dem theoretischen Konzept der Stammzellhypothese basierende *In-vitro*-Klonierungsverfahren publiziert (Tabelle 9).

Tabelle 9. *In-vitro*-Klonierungsverfahren für oberflächenunabhängige Zellen in semisoliden Medien Einsatz an humanen Individualtumoren

Methode	Semi-solide Matrix	Autor	Jahr	Zitat
Klonieren in Petrischälchen				
Single-Layer-System	0,8% Methylzellulose	Aapro et al.	1984	[1]
	0,9% Methylzellulose	Neumann et al.	1984	[419]
Double-Layer-System: Underlayer/	0,5% Agar/	Buick et al.	1979	[96]
Upperlayer	0,8% Methylzellulose	Pavelic et al.	1983	[450]
	0,5% Agar/	Hamburger, Salmon	1977	[235]
	0,3% Agar	Dittrich et al.	1985	[160]
	0,5% Agar/	Alley, Lieber	1984	[27]
	0,3% Agarose			
	0,5% Agarose/	Carney et al.	1980	[110]
	0,3% Agarose	Schiff, Shugar	1984	[528]
	0,5% Agar/	Friedman, Glaubiger	1982	[208]
	Kulturmedium			
Klonieren in Röhrchen	0,3% Agar	Courtenay, Mills	1978	[128]
		Hill et al.	1982	[260]
Klonieren in Kapillaren	0,2% Agar	Maurer, Ali-Osman	1981	[380]
	0,3% Agar	Von Hoff et al.	1986	[669]

1.3.1 Stammzellhypothese

Als bester Parameter für den Zelltod in proliferierenden Populationen ist der permanente Verlust der Reproduktionsfähigkeit anzusehen [460]. Prinzipiell ist ein Tumor eine heterogene Population aus un-differenzierten, teilweise-differenzierten und differenzierten Zellen — so wie normale benigne Gewebe auch [459]. Tumoren sind also nicht — wie allgemein häufig dargestellt — völlig desorganisierte, allen regulativen Einflüssen komplett entzogene Zellansammlungen, sondern sind durchaus so komplexen regulativen Prozessen wie der Differenzierung unterworfen. Beweise dafür wurden bereits vor mehr als 20 Jahren von Pierce et al. [456, 457] durch Studien an malignen Keimzelltumoren erbracht. Der erste Beweis, daß Tumoren, so wie benigne Gewebe auch, von Stammzellen abstammen, wurde 1967 von Stevens [592] für murine Teratokarzinome erbracht. Die Existenz eines hierarchischen Prinzipes wurde zunächst für Normalgewebe erkannt, in dem es zu einem stetigen Erneuerungsprozeß kommt [383, 616]. Da auch maligne Tumoren prinzipiell von sich selbst erneuerndem Gewebe (Self-renewal tissue) abstammen, wird das Bestehen einer Hierarchie innerhalb der Proliferation und Differenzierung auch als adäquates Modell für die Beschreibung biologischer Eigenschaften menschlicher Tumoren erachtet [100, 357, 540]. Die postulierte hierarchische Ordnung geht davon aus, daß es drei, in einer geordneten Reihenfolge (Hierarchie) ineinander übergehende, qualitativ unterschiedliche Zellpopulationen gibt (Abb. 1). Die Basis in dieser Hierarchie wird von der sogenannten Stammzelle bzw. dem Stammzellpool gebildet. Die Stammzelle (Stem cell) kann Ausgangszelle für Zellteilungen und Zelldifferenzierungen sein, was man als klonale Expansion bezeichnet, und sie ist damit Ausgangszelle für das Wachstum einer Zellpopulation. Darüber hinaus —

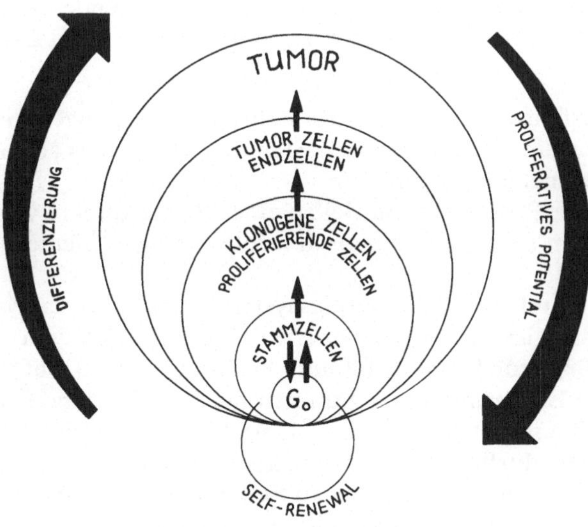

Abb. 1. Tumorstammzellkonzept

diese Eigenschaft unterscheidet sie erst von Nicht-Stammzellen — kann sie zur Bildung von weiteren Stammzellen, Tochter-Stammzellen, führen, die dann jene Stammzellen, die im Prozeß der klonalen Expansion verbraucht werden, ersetzen [357]. Diese Eigenschaft, Zellen uneingeschränkten proliferativen Potentials hervorzubringen, wird auch Selbst-Erneuerungsfähigkeit (Self-renewal capacity) bezeichnet und ist das wesentliche Charakteristikum einer Stammzelle. Am Ende dieser hierarchischen Ordnung steht die vollständig differenzierte Zelle, die über kein proliferatives Potential mehr verfügt, die sogenannte Endzelle (End cell). Zwischen Stammzelle und Endzelle muß daher eine weitere Zellpopulation — klonogene Zellen — existieren, die von ersterer zu letzterer überleitet, die sich also noch teilen kann, aber nicht mehr über die Self-renewal capacity verfügt. Diese Zellen werden als Übergangszellen (Transitional cells) bezeichnet. Dieses Prinzip ist in der Hämatologie bereits fest verankert [191, 383, 616]. Eine weitere Bestätigung für die prinzipielle Differenzierungsfähigkeit maligner Zellen wurde dadurch erbracht, daß gezeigt werden konnte, daß einige von malignen Stammzellen hervorgegangene Zellen auch in benigne, postmitotisch gealterte Zellen differenzieren [88, 405, 442] sowie, daß kein Unterschied im Grad der Nicht-Differenzierung zwischen normalen Stammzellen und malignen Stammzellen — Tumorstammzellen — besteht [114]. Auffällig ist die Beobachtung, daß Zellen, die sich nicht teilen, beim gealterten Organismus nie zum Wachstum von Tumoren führen sowie jene, daß Neoplasmen im allgemeinen ihrem Ausgangsgewebe ähnlich sehen [458]. Daraus kann geschlossen werden, daß die Zielzelle bei der Tumorentstehung sowohl im Zellzyklus aktiv als auch für eine bestimmte Differenzierung determiniert sein muß. Nur die Stammzellen des normalen Gewebes und deren teilweise bereits differenzierte Nachfolgezellen erfüllen diese beiden Erfordernisse [458]. Ein Tumor kann daher, so Pierce et al. [459], als ein Abweichen (Aberration) vom üblichen Prozeß der Gewebserneuerung aufgefaßt werden, das zu einer Karikatur des Ausgangsgewebes führt. Das un-differenzierte Erscheinungsbild von Neoplasmen kommt demnach durch das Vorherrschen von Stammzellen und ihren teilweise-differenzierten deszendenten Zellen gegenüber differenzierten Folgezellen zustande, resultiert aber nicht aus Entdifferenzierung.

Zahlreiche Erfahrungen lieferten zusätzliche Bestätigungen für die Richtigkeit der Annahme eines hierarchischen Stammzellkonzeptes als Grundlage der Organisation von malignen Tumoren:
Nur ein kleiner Prozentsatz an Zellen eines Primärtumors verfügt über die Fähigkeit, in einem syngenen (genetisch infolge Inzucht identen) Wirtstier zu wachsen [589, 657].
In den herkömmlichen Klonierungssystemen (Cloning assays) ist nur ein kleiner Prozentsatz an Zellen (üblicherweise im Bereich von 0,001—1,0%; maximal bis 10,0%) zur Kolonienbildung befähigt [127, 503, 658].
Die klinische Erfahrung in der Strahlentherapie läßt darauf schließen, daß innerhalb eines Tumors lediglich eine kleine Subfraktion der Zellen über die Fähigkeit verfügen dürfte, zu einem posttherapeutischen Rezidiv zu führen, anderenfalls wäre es unter den gegebenen Bedingungen unmöglich, sogar kleine Tumoren von geringer Ausdehnung mit der üblichen Strahlendosis zu kontrollieren [102, 609].

Die Annahme des hierarchischen Ordnungsprinzipes wird dadurch bestätigt, daß ein inverses Verhältnis zwischen Proliferationsindex (meßbar in Form der Mitose-Rate oder des Thymidin-Labeling Index) und der Tumordifferenzierung (Grading) beobachtet wurde. Differenzierung und proliferatives Potential stehen also in einem — dem oben angeführten Modell entsprechenden — reziproken Verhältnis [390, 589].

Experimente, die das unterschiedliche physiko-chemische Verhalten von Zellsubpopulationen zu deren Separation und quantitativen Gewinnung ausnützen (Dichtegradientenzentrifugation, Zentrifugalelutriation), konnten zeigen, daß die Proliferationskapazität, das klonogene Potential und Differenzierungsmerkmale jeweils auf ganz bestimmte Subpopulationen beschränkt sein dürften [356].

Tumorstammzellen stehen am Anfang jedes Primärtumors, stellen die Ausgangspopulation für Rezidive nach subkurativer Therapie dar und spielen darüber hinaus eine zentrale Rolle bei der Metastasierung, insofern, als sie über die Fähigkeit verfügen, zur Bildung von vom Primärtumor getrennten Klonen (Secondary colonies) zu führen, falls sie die dafür notwendigen Voraussetzungen (Wachstumsbedingungen) vorfinden [90, 504, 589].

1.3.2 Historische Entwicklung des HTCA zu einem prädiktiven Testsystem

Historisch gesehen geht die Entwicklung unserer heutigen klonogenen Testsysteme auf die erfolgreiche Klonierung von etablierten Zellinien (HeLa) in Agar durch Puck et al. [472, 474] in den Jahren 1955/56 zurück. Der Agar diente dazu, die gewachsenen Tumorzellkolonien unversehrt zu erhalten. Pluznik und Sachs [464] sowie Bradley und Metcalf [82] führten später Kultivierungsversuche mit menschlichen Knochenmarkszellen (Granulozyten-Makrophagen-Vorstufen) in Agar durch. Park et al. [444] entwickelten schließlich ein *In-vitro*-System, das erfolgreiches Klonieren von transplantierbaren murinen Myelomen (von Mäusen mit BALB/c-Abstammung) zuließ. Darüber hinaus gelang es dieser Gruppe erstmals, das unterschiedliche Verhalten von Myelomlinien auf verschiedene Zytostatika zu zeigen. Ogawa et al. [425, 426] konnten erstmals *in vitro* mittels eines klonogenen Testsystems das therapeutische Verhalten bzw. die Prognose von fortgeschrittenen soliden Tumoren (bei BALB/c-Mäusen) unter Chemotherapie *in vivo* simulieren respektive richtig vorhersagen. Steel et al. [588] erfaßten das Überleben von klonogenen Zellen des B-16-Melanoms unter Zytostatika-Applikation mit drei verschiedenen Methoden, dem Lungen-Kolonien-Assay, der Endpunkt-Dilutionstechnik und dem Wachstum dieser Zellen in Agar. Alle drei Methoden zeigten gute Übereinstimmung, wobei die *In-vitro*-Methoden richtige Vorhersagen für das Ansprechen *in vivo* erbrachten. Jedoch erst Hamburger und Salmon [236, 237, 508] gelang es, den linearen Zusammenhang zwischen der Anzahl an in Kultur gebrachten Zellen und der Anzahl der daraus gewachsenen Kolonien zu zeigen, welcher notwendig ist, um quantitative Rückschlüsse aus dem Kolonienwachstum auf die Wirksamkeit der getesteten Arzneimittel (im allgemeinen Zytostatika) zu erlauben.

1.3.3 Prinzip und Methodik des HTCA

Prinzipiell kann Tumormaterial jeder Art im HTCA eingesetzt werden, d. h.
sowohl Ergüsse als auch Biopsien (Tabelle 10). Die Proben müssen unter sterilen
Bedingungen gewonnen werden, um anschließend eine länger dauernde Kulti-
vierung zu ermöglichen. Das Tumormaterial wird zunächst durch verschiedene
Aufarbeitungsschritte (Zentrifugation, ausschließlich mechanische oder mit
Enzymen kombinierte Disaggregation) in eine Monozellsuspension übergeführt.

Tabelle 10. Human Tumor Cloning Assay (HTCA)

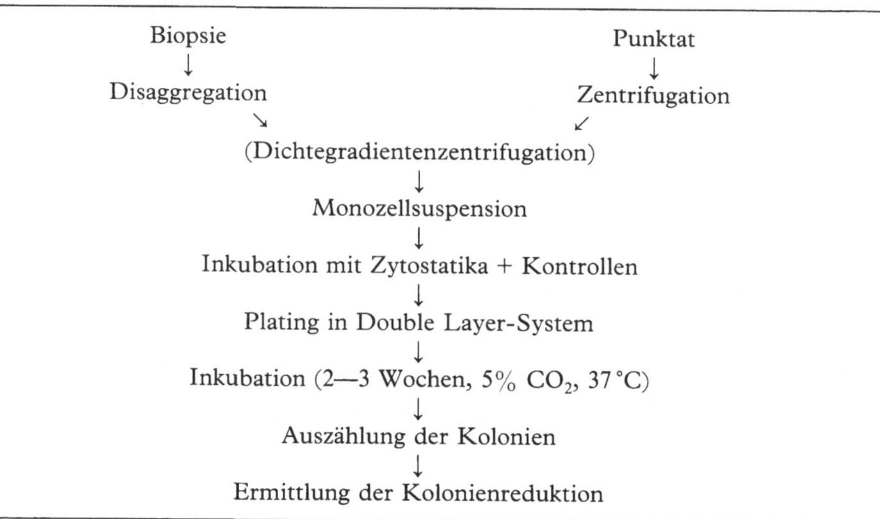

Diese stellt eine Voraussetzung für die spätere Auswertung dar. In der Folge wird
die erhaltene Zellsuspension auf eine standardisierte Zellzahl eingestellt und die
Zellen in einem Agar-Medium-Gemisch bestimmter Zusammensetzung als
Upperlayer auf einen Underlayer in einem Petrischälchen aufgebracht. Dieser
Vorgang wird als *plating* bezeichnet. Wird der HTCA zum Zweck der Erfassung
der Chemosensitivität bzw. Chemoresistenz von Therapeutika eingesetzt, so
werden die Zellen mit den gewünschten Substanzen in mehreren therapeutisch
erreichbaren Konzentrationen für eine Stunde inkubiert. Nach der Einwirkungsdauer werden die Therapeutika entfernt und die Zellen, wie oben beschrieben,
geplatet. Parallel zu diesem Medikamentenansatz werden für die Auswertung
Kontrollen ohne Arzneimitteleinwirkung mitgeführt, sonst jedoch allen Bearbei-
tungsschritten in gleicher Weise unterzogen. Für manche Substanzen, von denen
die Entfaltung ihrer Wirksamkeit nur während eines längeren Zeitraumes
(Stunden bis Tage) zu erwarten ist, wird eine kontinuierliche Inkubation
während der gesamten Kultivierungsdauer gewählt. Die Kultivierung besteht in
der Inkubation der Zellkulturen unter bestimmten konstant gehaltenen Wachstumsbedingungen, während der sich aus den Tumorzellen in der semisoliden
Matrix Kolonien bilden können. Die Auswertung erfolgt durch Auszählung der
Kolonien in den mit Medikamenten versetzten Kulturen und in den Kontrollkul-

turen. Die zahlenmäßige (prozentuelle) Verminderung der Tumorzellkolonien unter Zytostatikaeinwirkung im Verhältnis zur Kolonienanzahl in den Kontrollkulturen wird als Maß für die therapeutische Effektivität des jeweiligen Therapeutikums herangezogen.

Die Stellung des HTCA in bezug auf seinen Wert und seine klinische Einsetzbarkeit für die Therapieindividualisierung einerseits und für die Prognoseerstellung andererseits soll anhand der eigenen Ergebnisse bei Patientinnen mit fortgeschrittenem Ovarialkarzinom analysiert, beurteilt und mit den Daten aus der Literatur verglichen und diskutiert werden.

2 Charakterisierung des im HTCA getesteten Patientenkollektives

Das Datenmaterial bezieht sich auf 126 Patientinnen mit epithelialem Ovarialkarzinom, deren Testmaterial für die Kultivierung im HTCA geeignet war. Bei 84 Patientinnen (67%) konnten die *In-vitro*-Ergebnisse mit den korrespondierenden klinischen Daten in Beziehung gesetzt und analysiert werden. Die Patientencharakteristika, die in der Literatur [138, 515, 574] als prognostisch bedeutsam erachtet werden, sind in Tabelle 11 angeführt, wobei die Reihenfolge nach der von Dembo und Bush [138] in einer multivariaten Analyse erkannten Bedeutung der einzelnen Faktoren gewählt wurde. 36% der Patientinnen gehörten zur prognostisch günstigeren Gruppe mit keinem bzw. kleinem (Einzeldurchmesser

Tabelle 11. Charakteristika der Patientinnen

Postoperativer	0	16	(19)[a]
Resttumor (cm)	$\leqslant 2$	14	(17)
	> 2	54	(64)
Grading	1	6	(7)
	2	18	(21)
	3	31	(37)
	x	29	(35)
FIGO-Stadium	I	9	(11)
	II	2	(2)
	III	57	(68)
	IV	16	(19)
Alter (Jahre)	Median	60	
	Range	26—86	
Histologie	serös	56	(67)
	muzinös	7	(8)
	endometrioid	4	(5)
	hellzellig	1	(1)
	undifferenziert	10	(12)
	Mischtyp	5	(6)
	negativ	1	(1)

[a] Werte in Prozent.

Tabelle 12. Verteilung der Patientencharakteristika auf prognostische Subgruppen

		FIGO-Stadium															
		I Grading				II Grading				III Grading				IV Grading			
		1	2	3	x	1	2	3	x	1	2	3	x	1	2	3	x
Postoperativer Resttumor (cm)	0	—	3	1	4	—	1	—	—	1	1	3	1	—	1	—	—
	≤ 2	—	—	—	—	—	1	—	—	1	5	3	3	—	—	1	—
	> 2	1	—	—	—	—	—	—	—	3	4	18	14	—	2	5	7
Alter (Jahre)	Median	42	51	62	67	—	62	—	—	55	61	57	64	—	63	61	61
	Range	—	44—68	—	46—73	—	60/63	—	—	41—72	39—75	39—76	26—84	—	59—65	53—86	44—76
Histologie	serös	—	1	—	3	—	—	—	—	3	10	16	13	—	3	2	5
	muzinös	—	—	—	—	—	1	—	—	2	—	2	1	—	—	1	—
	endometrioid	—	1	—	—	—	1	—	—	—	—	1	—	—	—	1	—
	hellzellig	1	—	—	—	—	—	—	—	—	—	—	—	—	—	—	—
	undifferenziert	—	1	—	—	—	—	—	—	—	—	5	2	—	—	—	2
	Mischtyp	—	—	1	—	—	—	—	—	—	—	—	2	—	—	2	—
	negativ	—	—	—	1	—	—	—	—	—	—	—	—	—	—	—	—

$\leqslant 2\,cm$) nach der Erstoperation verbliebenen Resttumor (Minimal residual disease), während etwa zwei Drittel des Patientenkollektives Macroscopic residual disease (Einzeldurchmesser $> 2\,cm$) aufwiesen. Ähnlich verhielt es sich bei den Patientinnen in Hinblick auf die Risikofaktoren Grading (UICC-TNM; 636) und Tumorstadium (FIGO-Klassifikation; 318) mit 56% respektive 87% in den prognostisch ungünstigeren Gruppen. Die Patientinnen mit fehlendem Grading (N = 29) waren den Patientinnen mit schlechter Prognose zuordenbar, zumal sie zu 72% der Gruppe mit großem postoperativem Resttumor und großteils (86%) den FIGO-Stadien III und IV angehörten (Tabelle 12). Die Altersverteilung der Patientinnen wies einen Median von 60 Jahren (Range 26— 86 Jahre) auf. Die Histologie zeigte ein Überwiegen des serösen Typs. Nur in einem einzigen Fall war die endgültige Histologie negativ, die Zytologie jedoch positiv.

Inwieweit die einzelnen, in Tabelle 11 angeführten, in Subgruppen detaillierten und für das Ovarialkarzinom allgemein anerkannten Risikofaktoren

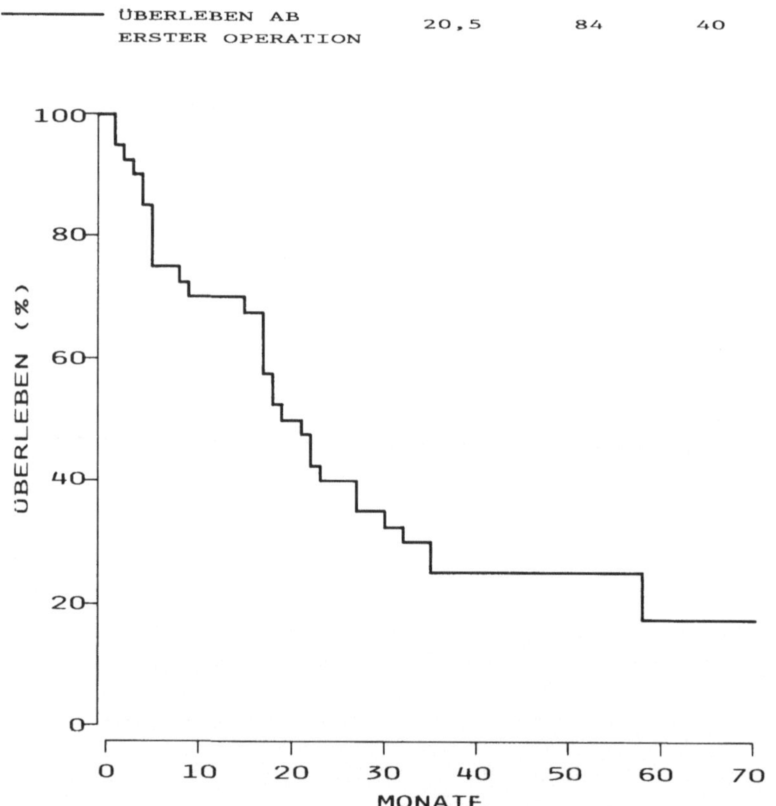

Abb. 2. Überleben (nach Kaplan-Meier) aller Patientinnen mit Ovarialkarzinom vom Zeitpunkt der Erstoperation an

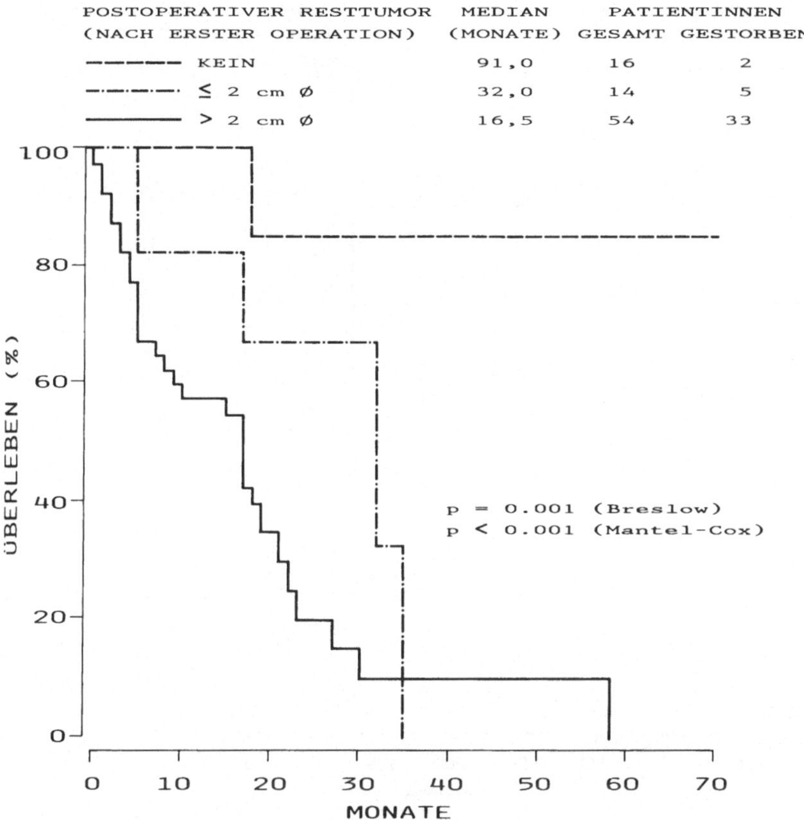

Abb. 3. Überleben (nach Kaplan-Meier) der Patientinnen mit Ovarialkarzinom vom Zeitpunkt der Erstoperation an, getrennt nach der Größe des postoperativ verbliebenen Resttumors

Einfluß auf die Prognose des gegenständlichen Patientenkollektives hatten, ist aus den nach der Kaplan-Meier-Methode [298] errechneten und in den Abb. 3—7 dargestellten Überlebenswahrscheinlichkeiten ersichtlich. Zum Vergleich ist die Überlebenskurve aller 84 Patientinnen, auf die sich alle Analysen beziehen, in Abb. 2 dargestellt.

Schwartz et al. [534] berichteten über den von postoperativ verbliebenem Resttumor, Grading, Tumorstadium, Histologie und Alter der Patientinnen unabhängigen Stellenwert des Hormonrezeptorstatus für die Prognose von Ovarialkarzinompatientinnen. Daher wurden zusätzlich die Hormonrezeptor-Konstellationen entweder von Primärtumoren oder Sekundaria von 54 der 84 Patientinnen erfaßt (Tabelle 13). Während Primärtumoren von 60% der Patientinnen einen positiven Östrogenrezeptor (E_2R: > 10 fmol/mg Protein im Zytosol) aufwiesen, waren diese nur zu 34% Progesteronrezeptor-positiv (PgR: > 10 fmol/mg Protein im Zytosol). Die Sekundaria wiesen sowohl bezüglich E_2R als auch bezüglich PgR zu je 60% Negativität (E_2R/PgR: ≤ 10 fmol/mg Protein im Zytosol) auf. Bei etwa einem Viertel aller Patientinnen waren E_2R und

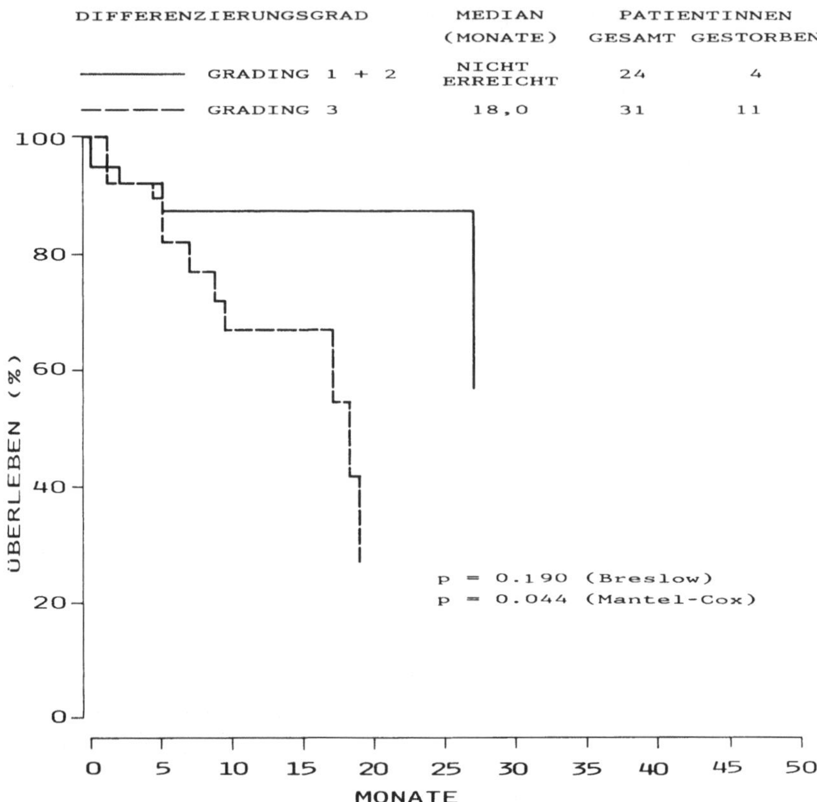

Abb. 4. Überleben (nach Kaplan-Meier) der Patientinnen mit Ovarialkarzinom vom Zeitpunkt der Erstoperation an, getrennt nach Grading (G 1 + 2 versus G 3)

PgR gleichzeitig positiv, bei einem Drittel beide Rezeptoren negativ. Der mögliche Einfluß des Hormonrezeptorgehaltes auf die Prognose der Patientinnen wurde anhand der Berechnung der Überlebenswahrscheinlichkeiten nach Kaplan-Meier analysiert (Abb. 8). Es wurden jene Patientinnen mit einem oder beiden als positiv eingestuften Rezeptor(en) der Gruppe mit negativem E_2R und PgR gegenübergestellt.

Von 84 auswertbaren Patientinnen hatten 6 die letzte Therapie mehr als ein halbes Jahr vor der Testung im HTCA erhalten (Tabelle 14). Bei 10 weiteren Patientinnen war dieser Zeitraum unter 6 Monaten und bei 7 Patientinnen wurde die Testung unter laufender Therapie durchgeführt. In 20 von 23 Fällen wurden Zytostatika entweder allein oder in Kombination mit Hormonen und/oder Bestrahlung verabreicht. 73% der Patientinnen waren nicht vorbehandelt. Die nach Kaplan-Meier errechneten Überlebenskurven der Patientinnen mit und ohne Vortherapie sind in Abb. 9 dargestellt.

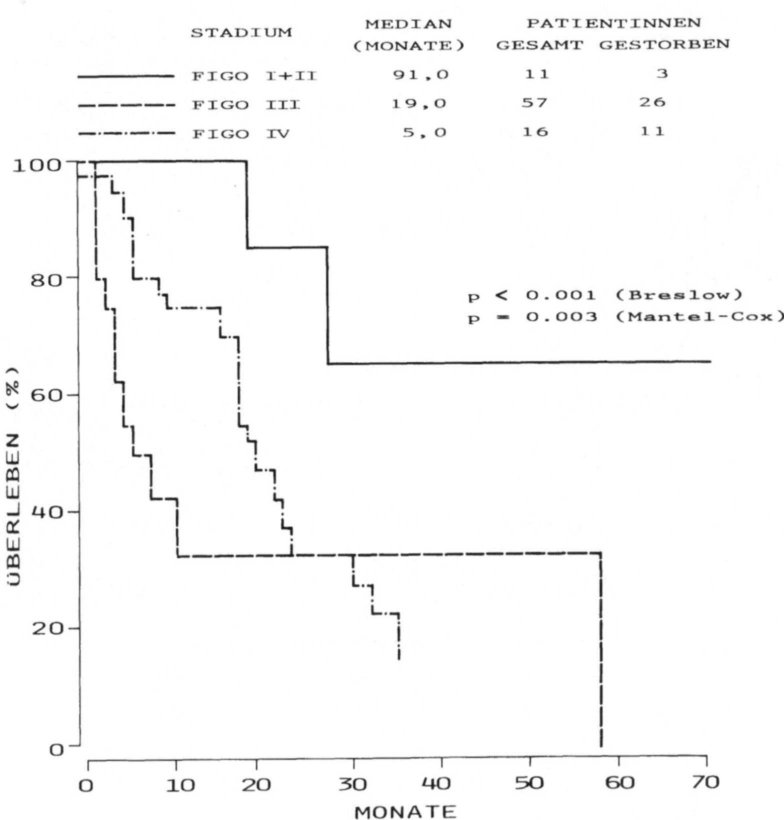

Abb. 5. Überleben (nach Kaplan-Meier) der Patientinnen mit Ovarialkarzinom vom Zeitpunkt der Erstoperation an, getrennt nach FIGO-Stadium

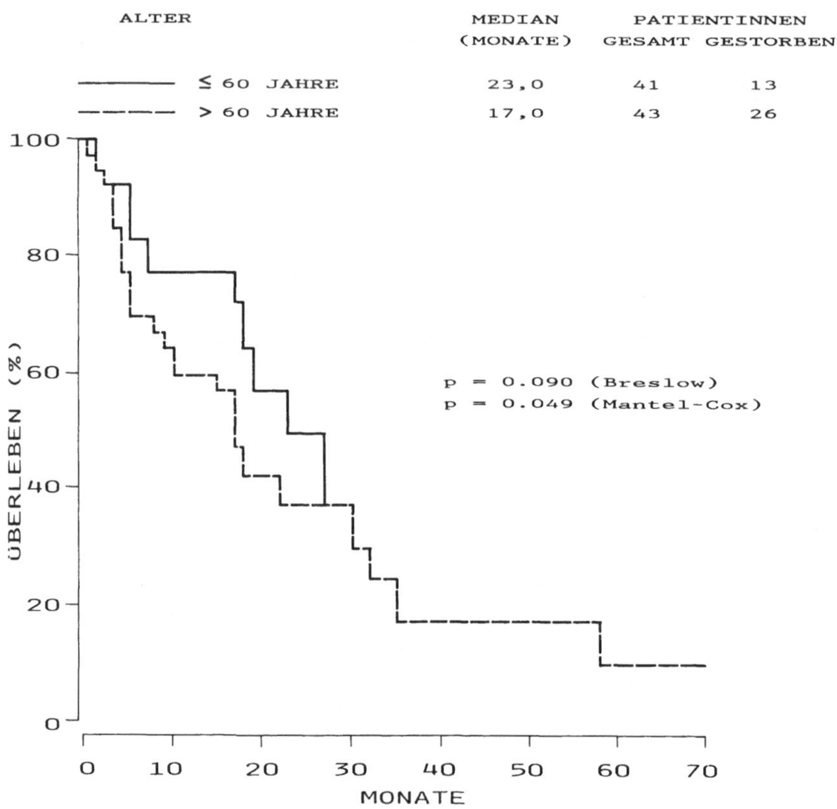

Abb. 6. Überleben (nach Kaplan-Meier) der Patientinnen mit Ovarialkarzinom vom Zeitpunkt der Erstoperation an, getrennt für Patientinnen bis 60 Jahre und über 60 Jahre

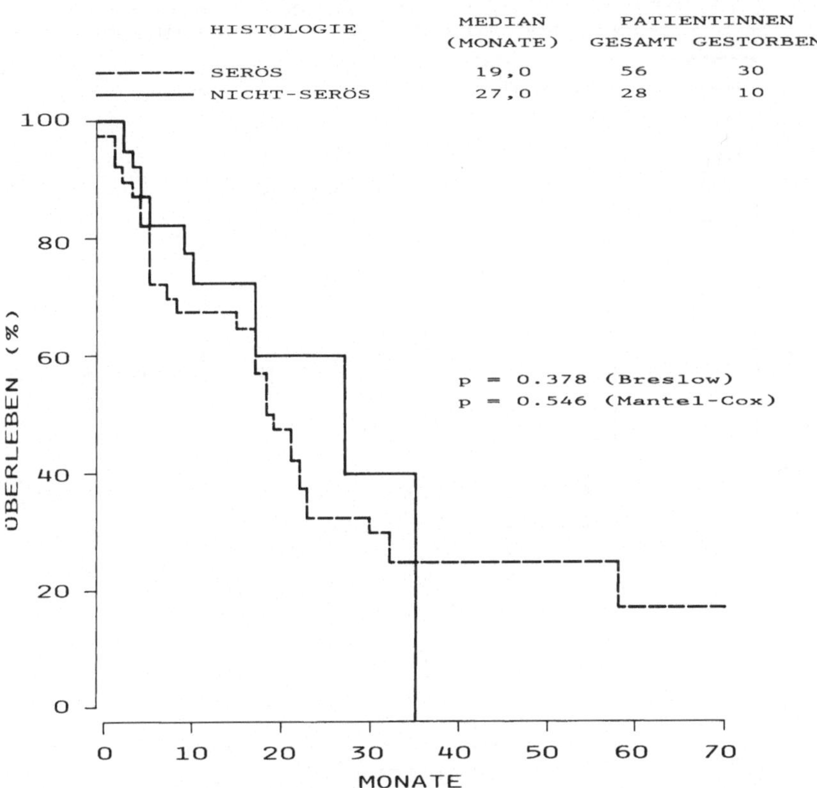

Abb. 7. Überleben (nach Kaplan-Meier) der Patientinnen mit Ovarialkarzinom vom Zeitpunkt der Erstoperation an, getrennt für die Gruppe der serösen epithelialen Ovarialkarzinome und alle anderen histologischen Untergruppen zusammen

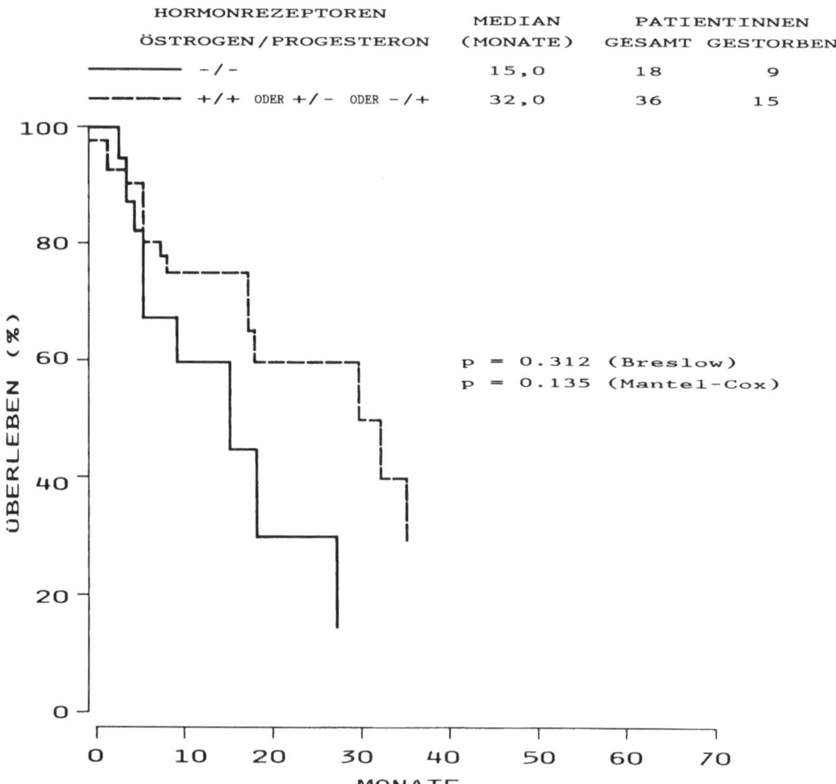

Abb. 8. Überleben (nach Kaplan-Meier) der Patientinnen mit Ovarialkarzinom vom Zeitpunkt der Erstoperation an, getrennt für folgende Hormonrezeptorkombinationen: *E_2R—/**PgR— versus E_2R+/PgR+ oder E_2R+/PgR— oder E_2R—/PgR+.
*E_2R+/—: Östrogenrezeptor $>/\leqslant 10$ fmol/mg Protein im Zytosol.
**PgR+/—: Progesteronrezeptor $>/\leqslant$ fmol/mg Protein im Zytosol

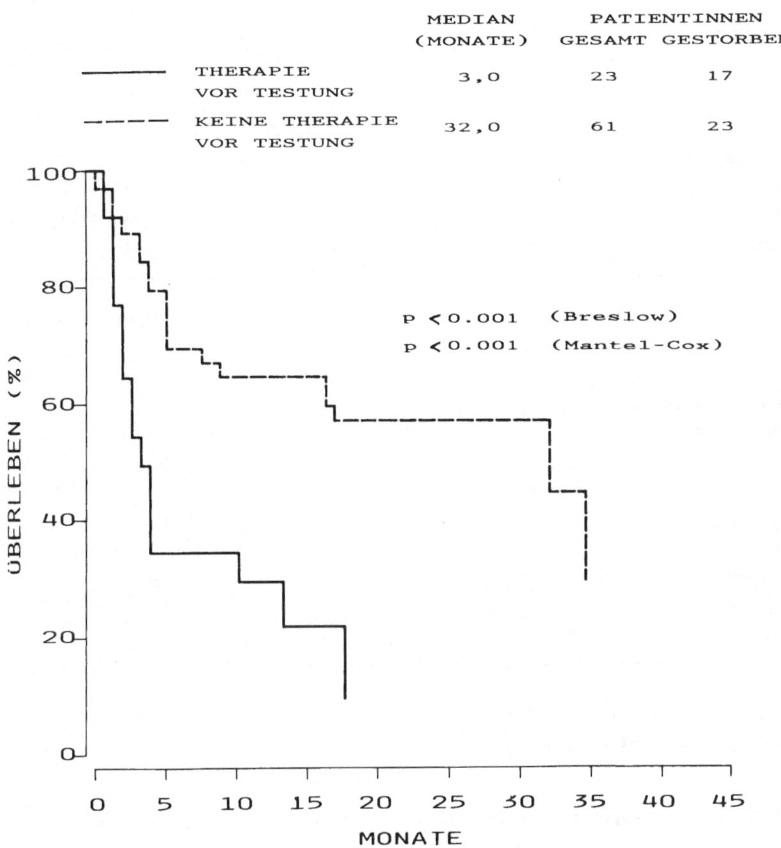

Abb. 9. Überleben (nach Kaplan-Meier) der Patientinnen mit Ovarialkarzinom vom Zeitpunkt der Erstoperation an, getrennt für Patientinnen mit/ohne Therapie vor der Testung im HTCA

Tabelle 13. Hormonrezeptorkombinationen von Patientinnen mit Ovarialkarzinom

	Primärtumor		Sekundaria	
	N	%	N	%
Östrogenrezeptor				
positiv [a]	26	59	4	40
negativ [b]	18	41	6	60
unbekannt	40	—	74	—
Progesteronrezeptor				
positiv [a]	15	34	4	40
negativ [b]	29	66	6	60
unbekannt	40	—	74	—

Kombination von Östrogen- und Progesteron-Rezeptor	Primärtumor Sekundaria	
	N	%
positiv/positiv	13	24
positiv/negativ	17	32
negativ/positiv	6	11
negativ/negativ	18	33
unbekannt	30	—

[a] > 10 fmol/mg Protein im Zytosol.
[b] ⩽ 10 fmol/mg Protein im Zytosol.

Tabelle 14. Therapie vor/während der Materialgewinnung für den HTCA

	Patientinnen mit Therapie (N = 23)		
	vor		während
	> 6 Monate	⩽ 6	
Chemotherapie	3	6	5
Chemo-/Hormontherapie	0	2	2
Chemo-/Hormon-/Strahlentherapie	0	1	0
Hormontherapie	1	0	0
Hormon-/Strahlentherapie	1	1	0
Strahlentherapie	1	0	0

3 Material

3.1 Gewinnung, Transport und Lagerung des Testmaterials

Möglichst viel vitales, nicht nekrotisches solides Tumormaterial wurde im Rahmen von diagnostisch oder therapeutisch notwendigen Eingriffen operativ unter sterilen Kautelen entnommen, sofort in Kulturmedium übergeführt und unmittelbar bei Raumtemperatur in das Labor transportiert; bei längerem Intervall zwischen Probenentnahme und Probenaufarbeitung hingegen wurden Biopsien in vorgekühltes Kulturmedium übergeführt und gekühlt transportiert. Ergüsse wurden punktiert und in sterilen Auffanggefäßen mit Konservierungs-mittel-freiem Heparin (Novo) als Antikoagulans im Verhältnis 1 : 50 gesammelt.

Jeder länger dauernde Transport sowie Lagerung erfolgte bei ca. + 4 °C. Als Medium für den Transport von Biopsien wurde L 15 (Flow) [335] verwendet, dem Penicillin (Pen; 200 U/ml) und Streptomycin (Strep; 200 µg/ml) (GIBCO), Amphotericin B (1,25 µg/ml; GIBCO), Polyvinylpyrollidon (PVP) 360 (1 mg/ml; Sigma) als zellprotektives Agens [111] sowie Hühnerserum (1%; GIBCO) zugesetzt wurde. Für längere Lagerung (maximal 24 Stunden) wurden Biopsien zerkleinert und in McCoy's 5 A-Medium (GIBCO), angereichert mit 10% fötalem Kälberserum und 1% Pen/Strep (100 U bzw. µg/ml), übergeführt.

3.1.1 Diskussion

Verschiedene einander beeinflussende Faktoren, die direkt oder indirekt mit der Probengewinnung zusammenhängen, können sich für den Erfolg oder Mißerfolg einer Testung mit dem HTCA als bestimmend bzw. limitierend erweisen. Zu diesen zählen:

Qualität des Tumormaterials,
Art des Testmaterials und Materialgewinnung,
Lokalisation des entnommenen Tumormaterials,
erforderliche Menge an Material,
mikrobielle Kontamination,
Zeitintervall zwischen Probenentnahme und Aufarbeitung sowie adäquate Bedingungen für Probentransport und Lagerung,
Verifikation der Dignität.

Prinzipiell soll das am besten erhaltene Tumormaterial für die Testung im HTCA verwendet werden [141], da einerseits von relativ wenigen, aber gut erhaltenen (Stamm-)Zellen ein Rezidiv seinen Ausgang nehmen kann [90, 504, 589] und daher die aggressivste, da am besten erhaltene Zellpopulation erfaßt werden muß, und andererseits auch die einzelnen Aufarbeitungsschritte und Kulturbedingungen mit einer zusätzlichen artefiziellen Schädigung der Zielzellen einhergehen. Bei nicht gezielter Gewebeentnahme von makromorphologisch möglichst intaktem Gewebe nimmt die Angehrate in Kultur deutlich ab. Überdies können Art und Intensität der Vorbehandlung von Patientinnen von Einfluß auf die Qualität des Testmaterials sein.

Grundsätzlich differenziert man zwischen solidem Testmaterial und Ergüssen. In Abhängigkeit von der Natur des Tumormaterials und der Notwendigkeit einer relativ großen Materialmenge läßt sich zwischen verschiedenen Methoden der Materialgewinnung unterscheiden. Die gebräuchlichsten sind die operative Materialgewinnung und die Punktion von Aszites und Pleuraergüssen. Für die Materialgewinnung beim Ovarialkarzinom [438] kann zusätzlich die Lavage der Peritonealhöhle herangezogen werden. Verheijen [650] beobachtete, daß die Peritoneallavage auch in zytologisch negativen Fällen adäquates Material liefern konnte, was durch das Kolonienwachstum im HTCA erwiesen wurde. Insbesondere kann eine Stammzellkultur für ein exaktes Staging im Rahmen einer Second-look-Operation zusätzlich Hinweise auf die Persistenz einer aktiven Erkrankung erbringen. Dies ist umsomehr von Bedeutung, als die Histo- bzw. Zytomorphologie allein keine Auskunft über das funktionelle Verhalten — z. B. die Befähigung zu Wachstum — zu geben imstande ist [251]. So, wie sich die Peritoneallavage beim Ovarialkarzinom neben der Tumorexzision und der Ergußpunktion als weitere Methode für die Materialgewinnung bewährt hat, wurden auch bei anderen Tumorentitäten entsprechend deren anatomischen Situation zusätzliche Vorgangsweisen der Materialgewinnung erprobt. Beim Blasenkarzinom z. B. wurde die Blasenspülung für die Materialgewinnung eingesetzt [96, 161, 422]. Selten wurde die bronchoskopische Lavage zur Gewinnung von Lungenkarzinomzellen herangezogen [281, 660]. Die Zellausbeute, die durch solche Lavagen erreicht wurde, lag im allgemeinen unter der von Punktionen, von Ergüssen oder von chirurgisch exzidiertem Material. Für Blasentumoren wurde neben der Blasenspülung auch die Cold-cup-Biopsie und die Elektrokoagulation herangezogen. Während erstere gutes Material lieferte [96], ergab die andere infolge thermischer Zellschädigung häufig eine nur ungenügende Ausbeute an vitalen Zellen [161]. Zum Nachweis okkulter Metastasen eines kleinzelligen Bronchialkarzinoms [282] oder Neuroblastoms [655] wurde auch die Knochenmarksaspiration mit Erfolg angewendet. Als wohl außergewöhnliche Methode der Materialgewinnung muß die der konventionellen Blutabnahme durch Venenpunktion und anschließende Anreicherung von Tumorzellen (im konkreten Fall von Melanomzellen) durch physikalische Trennmethoden, wie sie von Pretlow et al. [471] beschrieben wurde, angesehen werden.

Die Lokalisation des für die Testung im HTCA herangezogenen Materials kann von Einfluß auf das Testergebnis sein. So spielt die unterschiedliche Durchblutung des Tumorareals und die davon abhängige Nährstoff- und Sauerstoffversorgung eine entscheidende Rolle für den Erhaltungszustand der Tumorzellen [484, 672]. Darüber hinaus scheint die Wirkungsentfaltung von antitumoral wirksamen Substanzen auch von der intratumoralen Lage des entnommenen Gewebes abhängig zu sein [188, 582, 672].

Prinzipiell strebt man an, möglichst viele vitale Tumorzellen zur Verfügung zu haben. Die Menge hängt von der Art des Materials (solid oder flüssig) und von dessen Qualität ab, d. h., ob z. B. ein derbes szirrhöses oder ein weiches, adenomatöses Tumorfragment vorliegt. Weiters wird sie durch die Methode der Präparatgewinnung (Tumorexzision, Ergußpunktion, Lavage) mitbestimmt und richtet sich auch nach dem Ziel der Kultivierung. Möchte man ausschließlich feststellen, ob die Zellen zum Wachstum in Agar fähig sind, so kann ein Minimum von $1,5 \times 10^6$ Zellen ausreichen. Für eine Zytostatikatestung wird jedoch in Abhängigkeit von der Anzahl der zu testenden Medikamente ein Vielfaches dieser Minimalmenge, die gerade für einen Dreifachansatz ausreicht, benötigt. Im allgemeinen reichen $2—3\,cm^3$ vitalen, nicht nekrotischen Tumormaterials für einen Ansatz. Bei Ergüssen hängt die notwendige Flüssigkeitsmenge von der Zellkonzentration ab, wobei meist 1000 ml ausreichen. Jedoch ist zu beachten, daß lediglich ca. 30—50% der Ergüsse auch zytologisch positiv sind [226]. Sollte eine Tumorprobe für einen Ansatz mit dem HTCA zu zellarm sein, so können die Zellen in Nacktmäuse heterotransplantiert werden, um dort die Bildung von Tumoren, die eine genügend große Menge an vitalen Zellen liefern, hervorzurufen. Nicht zuletzt wird die erforderliche Menge an Ausgangsmaterial durch die eingesetzte Aufarbeitungsmethode beeinflußt bzw. indirekt dadurch mitbestimmt.

Bestimmte Tumorentitäten wie Kolonkarzinome, Karzinome des Kopf- und Halsbereiches sowie Melanome sind aufgrund ihrer Lage für eine primäre mikrobielle Kontamination prädestiniert. Ebenso kann eine mikrobielle Kontamination sekundär durch nicht sachgemäßes Hantieren mit den Tumorpräparaten erfolgen. Deshalb werden alle Medien zur Lagerung und für den Transport des Tumormaterials mit Antibiotika versetzt. Die in der Literatur angegebenen Konzentrationen für Penicillin liegen zwischen 100 bis 200 U/ml, für Streptomycin zwischen 100 bis 200 µg/ml, für Gentamycin bei 50 µg/ml. Für das Antimykotikum Amphotericin B werden Konzentrationen zwischen 1,25 bis 50 µg/ml eingesetzt, jedoch sollte es wegen potentieller Zytotoxizität nicht generell verwendet werden [453]. Primär infizierte Tumorpräparate können durch Einwirken von hohen Antibiotikakonzentrationen (200 U/ml bzw. µg/ml Pen/Strep, 50 µg/ml Amphotericin B) während 2—4 Stunden bei $+ 4\,°C$ *in vitro* dekontaminiert werden [307]. Eine prinzipiell zwar sehr interessante, technisch aber aufwendige Methode der Dekontamination von primär infiziertem Material besteht in einer Art Infektionsbehandlung des Tumormaterials *in vivo*. Dabei werden die infizierten Tumoren passager in das Retroperitoneum von immunkompetenten Mäusen transplantiert und die Infektion durch die Abwehrzellen der Wirtstiere beseitigt (präparative Dekontamination) [389].

Die Wahl adäquater Bedingungen von der Gewinnung des Materials bis zu dessen Aufarbeitung stellt einen wesentlichen Faktor für die erfolgreiche Kultivierung dar. Prinzipiell soll das Intervall zwischen Tumorentnahme und -verarbeitung möglichst kurz sein. Jeder länger dauernde Transport soll gekühlt bzw. jede Aufbewahrung bei + 4 °C erfolgen. Überdies soll Gewebe unmittelbar nach der Entnahme in physiologische Salzlösung — bei kurzem Zeitintervall — oder in vorgekühltes, mit Serum und Antibiotika versetztes Kulturmedium — bei längerem Zeitintervall — übergeführt werden, um das Gewebe feucht zu halten. Idealerweise sollen Biopsien bei längerem Transport oder Lagerung in Fragmente zerkleinert werden. Ergüsse sollen unter Zusatz von Antikoagulantien (z. B. konservierungsmittelfreies Heparin) gesammelt werden, um Verklumpen von und damit Verlust an Zellen zu verhindern. Die üblicherweise verwendeten Heparinkonzentrationen liegen zwischen 10 U/ml und 100 U/ml. Betrachtet man die einschlägige Literatur in bezug auf die von den einzelnen Gruppen verwendeten Transportmedien, so finden sich bei einer Auswahl von 45 Arbeitsgruppen 13 verschiedene Medien, welche bei 20 unterschiedlichen Tumorentitäten eingesetzt wurden. Die am häufigsten zum Transport verwendeten Medien waren McCoy's 5A und RPMI 1640 sowie die glukosehältige physiologische Salzlösung Hank's balanced salt solution (HBSS). Das Medium L 15 [335] hat den Vorteil, daß es zur Pufferung kein Bikarbonat, sondern Aminosäuren enthält, und dadurch Abweichungen vom physiologischen pH-Wert während des Transportes möglichst gering gehalten werden können. Unter adäquaten Bedingungen (komplettes mit Serum und Antibiotika versetztes Kulturmedium; + 4 °C) kann Tumormaterial maximal 24 Stunden gelagert werden [141]. Im Gegensatz dazu stehen Ergebnisse, die keinen negativen Einfluß einer 72stündigen Probenlagerung unter adäquaten Bedingungen auf die Zellvitalität erkennen ließen [665]. Einzelne Autoren [359, 658] bevorzugten überdies eine Lagerung von Ergüssen bis zu maximal 3 Tagen bei Raumtemperatur.

Die Verifikation der Dignität des Testmaterials stellt eine weitere Voraussetzung für eine brauchbare Auswertung des HTCA dar. Dies wird dadurch unterstrichen, daß das Testmaterial aus malignen und benignen Anteilen besteht — Stromazellen in solidem Tumormaterial, Mesothelzellen in Ergüssen. Eine Kontrolle dafür, daß das verarbeitete Material repräsentativ, d. h. mit dem Ausgangstumor vergleichbar ist, kann durch vergleichende Beurteilung von Zytopräparaten mit den histologischen Schnitten erfolgen.

3.2 Beschreibung des im HTCA getesteten Materials

Insgesamt wurden 172 Proben von verschiedenen Abteilungen zur Testung eingesandt. Von diesen mußten 35% (N = 61) vom Ansatz bzw. von der Auswertung im HTCA ausgeschlossen werden. Die Gründe dafür sind in Tabelle 15 detailliert. Sämtliche Proben wurden ausschließlich im Rahmen von therapeutischen oder diagnostischen Eingriffen gewonnen, darunter 24 Second-look-Operationen. In der überwiegenden Anzahl der Fälle (84%) stammte das getestete Material von Primärtumoren und von Aszites. In 5% lag eine Generalisation der Erkrankung mit Pleuraerguß vor (Tabelle 16). Detaillierte Angaben über die zur Testung gelangte Probenmenge, deren Zellvitalität (bestimmt durch Supravitalfärbung mittels Trypanblau), die gesamte vitale Zellmenge sowie deren Konzentration pro Gramm (g) Gewebe bzw. pro Milliliter (ml) Erguß finden sich in Tabelle 17. Während die Vitalität der Ergüsse mit einem Median von 97% signifikant größer als die von Biopsien mit einem

Tabelle 15. Kriterien für den Ausschluß von Material von Ansatz/Auswertung im HTCA

Negative Histologie/Zytologie	21 (34%)
Ungenügende Zellvitalität [a] (< 10%)	6 (10%)
Zu wenig Testmaterial	7 (11%)
Zu geringe Ausbeute an vitalen Zellen	6 (10%)
Kontamination	4 (7%)
> 10 Zellklümpchen mit $\geq$ 30 µm Durchmesser pro Petrischälchen	8 (13%)
Keine Patientendaten	9 (15%)

[a] Zellvitalität in % (Supravitalfärbung mittels Trypanblau).

Tabelle 16. Adäquates Testmaterial von 84 Patientinnen mit Ovarialkarzinom

Material	Anzahl	%
Biopsien	59	53 [a]
Primärtumor	48	82
Metastasen	9	15
Rezidiv	2	3
Punktate	52	47 [a]
Aszites	45	86
Pleuraerguß	6	12
Peritonealspülung	1	2

[a] Die angegebenen Prozentwerte beziehen sich auf die Gesamtzahl der verwertbaren Proben (n = 111 = 100%).

Tabelle 17. Menge, Vitalität und Zellkonzentration des Testmaterials

		Biopsien (N = 59)			Punktate (N = 52)			Gesamt (N = 111)	
		Primär-tumor	Metastase	Rezidiv	Aszites	Pleura-erguß	Peri-toneal-spülung	Biopsien	Punktate
Gramm (g)	Median	3,7	3,5	7,8	—	—	—	3,7	—
	Range	0,7—28,6	0,7—11,8	4,4/11,2	—	—	—	0,7—28,6	—
Milliliter (ml)	Median	—	—	—	850	1550	500	—	1000
	Range	—	—	—	50—5000	1000—2000	—	—	50—5000
Vitalität[a]	Median	82	88	88	96	99	86	83	97
	Range	24–95	17–94	81/94	65–100	91–99	—	17—95	65—100
Vitale Gesamtzellzahl $\times 10^6$	Median	45,2	27,5	30,5	52,5	48,9	3,2	41,8	50,3
	Range	4,3—315,0	1,7—108,8	22,6/38,3	5,2—945,0	9,0—99,1	—	1,7—315,0	3,2—945,0
Vitale Zellkonzentration $\times 10^6$ pro g bzw. ml	Median	11,6	7,9	5,4	0,1	0,04	0,01	9,8	0,09
	Range	0,09—42,7	2,4—19,1	2,0/8,7	0,01—1,7	0,01—0,06	—	0,09—42,7	0,01—1,7

[a] Zellvitalität in % (Supravitalfärbung mittels Trypanblau).

Median von 83% war (p < 0,01), lag die gesamte vitale Zellkonzentration von Ergüssen pro ml signifikant unter der der Biopsien pro g (p < 0,01). Für die Gesamtausbeute an vitalen Zellen aus 1000 ml Erguß einerseits und aus 4 g soliden Gewebes andererseits war ein Trend zugunsten der Punktate zu verzeichnen.

In 73 von 111 Fällen war der Hormonrezeptorgehalt bekannt (Tabelle 18). Die Bestimmung erfolgte nach der von Spona et al. [580] publizierten Methode. Während die E_2R der Primärtumoren zu etwa 60% positiv und zu 40% negativ waren, lagen die entsprechenden Prozentsätze für den PgR umgekehrt. In etwa zwei Drittel war einer oder beide Hormonrezeptoren positiv, im verbleibenden Drittel waren beide Rezeptoren negativ.

Tabelle 18. Hormonrezeptorgehalt von im HTCA getesteten Ovarialkarzinomen

Testmaterial (N = 111)	Östrogenrezeptor		Progesteronrezeptor	
	+ [a]	− [b]	+ [a]	− [b]
Primärtumor	34	24	19	39
Sekundaria	4	11	6	9

	Östrogen/Progesteronrezeptor			
	+ / +	+ /−	−/ +	−/−
Primärtumor Sekundaria	16	22	9	26

[a] > 10 fmol/mg Protein im Zytosol.
[b] ⩽ 10 fmol/mg Protein im Zytosol.

4 Methode

4.1 Herstellung der Zellsuspension

Alle Aufarbeitungsschritte des Testmaterials wurden unter sterilen Bedingungen in einer Sterilbank (Laminar Air Flow) durchgeführt.

4.1.1 Biopsien

Bei soliden Tumorproben wurden zunächst Fett sowie nekrotisches Gewebe mittels Schere entfernt und die Gewebeprobe abgewogen. Das verbleibende Material wurde in McCoy's 5A-Medium plus 10% hitzeinaktiviertem fötalem Kälberserum (HIFCS; Flow) und 1% Pen/Strep (100 U bzw. µg/ml) gewaschen. Anschließend wurde das Gewebestück mittels Schere, also mechanisch, in einem Petrischälchen zerkleinert und in Medium aufgenommen. Bei ausschließlicher mechanischer Aufarbeitung wurde das Medium mit den darin enthaltenen Gewebsklümpchen durch Gaze filtriert und die erhaltene Zellsuspension für den Ansatz, wie anschließend detailliert angeführt, verwendet. Bei weiterer enzymatischer Aufarbeitung wurden die Gewebsklümpchen 5 Minuten bei 2000 Umdrehungen pro Minute (U/min) zentrifugiert, der Überstand verworfen und die Gewebsfragmente in einer Enzymlösung (0,15% Kollagenase, Typ I A, Sigma und 0,015% DNase, Typ I, Sigma, gelöst in McCoy's 5A-Medium plus 10% HIFCS und 1% Pen/Strep) aufgenommen und in einem Trypsinierungskolben bei 37 °C unter ständigem Rühren für 1—2 Stunden inkubiert. Nach Beendigung der enzymatischen Dissoziation wurde die Suspension mit Medium verdünnt, durch Gaze filtriert und 2×7 Minuten bei 1500 U/min gewaschen. In zahlreichen Fällen wurde eine Dichtegradientenzentrifugation mit Ficoll-Paque (Pharmacia), ein Medium mit einer Dichte von $1,077 \pm 0,001$ g/ml, angeschlossen, um Detritus sowie Erythrozyten zu eliminieren [120, 241]. Das Dichtemedium wurde vorsichtig mit der verdünnten Zellsuspension im Verhältnis 2:3 überschichtet und 15 Minuten bei 2700 U/min bei Raumtemperatur zentrifugiert. Die Zellen an der Trennschichte zwischen Dichtemedium und Kulturmedium (Interphase) wurden vorsichtig abpipettiert und zweimal mit Medium je 7 Minuten bei 1500 U/min gewaschen. Nach Resuspension in McCoy's 5A-Medium plus 10% HIFCS wurden die Zellen durch ein Nylonfilter (ZBF, Zürich) mit einer Porengröße von 25 µm filtriert. Anschließend wurde die Zellzahl in einer Zählkammer (Neubauer) unter gleichzeitiger prozentueller Bestimmung der Vitalität mittels Trypanblau (Endkonzentration 0,18%; Expositionsdauer 4 Minuten bei Raumtemperatur; 674) durchgeführt. Die Zellkonzentration wurde auf einen Standard von 3×10^6 mononukleären vitalen

Zellen/ml für Dreifachansätze bzw. 2×10^6 mononukleären vitalen Zellen/ml für Zweifachansätze eingestellt. Von jeder Zellsuspension wurden mittels Zytozentrifuge zytologische Präparate hergestellt.

4.1.2 Ergüsse

Nach Überführen der Punktate bzw. der Spülflüssigkeit in sterile Zentrifugationsgefäße wurde für 20 Minuten bei 2000 U/min zentrifugiert und die Zellen in McCoy's 5 A-Medium plus 10% HIFCS und 1% Pen/Strep resuspendiert, gepoolt und die Dichtegradientenzentrifugation zur Elimination von Erythrozyten (siehe unter Biopsien) angeschlossen. Nach zweimaligem Waschen für je 7 Minuten bei 1500 U/min in Medium wurden die Zellen in McCoy's 5 A-Medium plus 10% HIFCS resuspendiert und durch ein 25 µm-Filter gepreßt. Nach Auszählung und Vitalitätsbestimmung (siehe unter Biopsien) erfolgte die Einstellung auf eine standardisierte Zellzahl sowie die Anfertigung von zytologischen Präparaten.

4.1.3 Ergebnisse

Von den 59 soliden Präparaten wurden nur die ersten (N = 4) ausschließlich mechanisch aufgearbeitet. Da diese Methode, wie aus Tabelle 19 ersichtlich, mit einer deutlich geringeren Vitalität einherging, wurde auf eine enzymatische Disaggregation mittels Enzymcocktails (N = 55), zunächst ohne Dichtegradientenzentrifugation, umgestellt. In den folgenden 18 enzymatischen Aufarbeitun-

Tabelle 19. Aufarbeitungsmethode in Abhängigkeit vom Testmaterial

	Zentri-fugation	Disaggregation	
		mechanisch	enzymatisch
Anzahl	52	4	55
Milliliter (ml)			
Median	1000	—	—
Range	50—5000		
Gramm (g)			
Median	—	I,1	4,2
Range		0,7—3,7	1,1—28,6
Vitale Zellkonzentration $\times 10^6$/g bzw. ml			
Median	0,09	12,8	9,9
Range	0,01—1,7	2,4—20,9	0,09—42,7
Vitalität [a] (%)			
Median	97	35	83
Range	65—100	17—80	24—95

[a] Supravitalfärbung mittels Trypanblau.

Tabelle 20. Enzymatische Disaggregation mit/ohne Dichtegradientenzentrifugation [a]

	Mit Ficoll-Paque [a]	Ohne Ficoll-Paque [a]
Anzahl	37	18
Gramm (g)		
Median	3,6	5,6
Range	1,1—28,6	1,1—22,2
Vitale Zellkonzentration $\times 10^6$ pro g Gewebe		
Median	10,3	7,2
Range	0,09—42,7	0,79—25,4
Vitalität [b] (%)		
Median	85	63
Range	44—95	24—91

[a] Dichtegradientenzentrifugation mit Ficoll-Paque® (Pharmacia) (Dichte = 1,077 ± 0,001 g/ml).

[b] Supravitalfärbung mittels Trypanblau.

gen konnte ein Anstieg der Zellvitalität von einem Median von 35% (Tabelle 19) auf 63% (Tabelle 20) festgestellt werden. Diese Zunahme der Vitalität ging jedoch nicht mit einer Zunahme der vitalen Zellkonzentration/g Gewebe einher. Die in der Folge bei 37 Präparaten eingesetzte Dichtegradientenzentrifugation mit Ficoll-Paque führte zu einer weiteren Steigerung der Zellvitalität von statistisch signifikantem Ausmaß (p < 0,01). Die Steigerung der Ausbeute an vitalen Zellen/g Gewebe von einem Median von $7,2 \times 10^6$/g auf einen Median von $10,3 \times 10^6$/g erreichte statistisch jedoch keine Signifikanz. Die Vitalität der Ergüsse mit einem Median von 97% war signifikant höher als die der enzymatisch disaggregierten Biopsien mit einem Median von 83% (p < 0,01). Jedoch lag die aus Biopsien durch enzymatische Disaggregation gewonnene vitale Zellkonzentration/g Gewebe signifikant über der von Ergüssen/ml (p < 0,01) (Tabelle 19).

4.1.4 Diskussion

Einerseits sind sich verschiedene Autoren einig, daß die Monozellsuspension keine optimale Ausgangssituation für das Kolonienwachstum im HTCA darstellt [6, 29, 459, 484, 540]. Andererseits ist das Vorliegen einer Monozellsuspension oder zumindest einer Zellsuspension mit einer möglichst geringen Anzahl an Nicht-Einzelzellen eine absolute Voraussetzung, um eine zuverlässige Auswertung zu ermöglichen, und um darüber hinaus zumindest die Kriterien eines klonogenen Assays zu erfüllen [6, 29, 484, 492, 540]. Insbesondere, wenn quantitative Rückschlüsse auf die Wirksamkeit von zytotoxischen Substanzen gezogen werden sollen, stellt die lineare Beziehung zwischen geplateten Zellen und daraus gewachsenen Kolonien, und damit die Notwendigkeit des Vorliegens einer Einzelzellsuspension, eine Voraussetzung dar [235, 261, 484, 540]. Daher wurden zahlreiche Versuche unternommen, eine möglichst große Zellausbeute an morphologisch und funktionell intakten Einzelzellen aus dem Ausgangsmaterial zu gewinnen. Im wesentlichen werden einerseits ausschließlich mechanische Aufarbeitungsmethoden und andererseits solche, die aus einer Kombination von mechanischen und enzymatischen Aufarbeitungsschritten bestehen, unterschieden. In einer Untersuchung von Slocum et al. [567], in der die enzymatische Disaggregation an die mechanische angeschlossen wurde, konnte zunächst noch keine signifikant höhere Tumorzellausbeute für die enzymatisch aufgearbeitete Zellfraktion bei 3 verschiedenen Tumorentitäten (Melanom, Sarkom, Bronchuskarzinom) festgestellt werden, jedoch war der Vorteil signifikant, wenn man die Vitalität der unterschiedlich aufgearbeiteten Zellen betrachtete. Obwohl in der vorliegenden eigenen Analyse von Ovarialkarzinomproben keine Vergleiche an den jeweils identen Tumorproben unter diesen beiden Aufarbeitungsschritten durchgeführt wurden, fand sich auch in dieser Analyse eine deutlich höhere Vitalität unter enzymatischer Aufarbeitung. Jedoch konnte aufgrund der kleinen Fallzahl der mechanisch aufgearbeiteten Proben (N = 4) kein statistischer Vergleich angestellt werden (Tabelle 19). Über einen prospektiven Vergleich zwischen den beiden Aufarbeitungsmethoden an 20 Tumorproben berichteten Kern et al. [307]. Diese Autoren fanden, daß die enzymatische Methode stets eine höhere Ausbeute an vitalen Zellen erbrachte. Während sie bei inhomogenem Material mit der mechanischen Aufarbeitung $5,2 \times 10^6$ vitale Zellen/g Gewebe isolierten, lag diese Konzentration mit enzymatischer Disaggregation bei $11,2 \times 10^6$ vitalen Zellen/g Gewebe; die entsprechenden Vitalitäten lagen im Durchschnitt bei 10% bzw. 51%. Auch eine andere Arbeitsgruppe [238], die mehrere Tumorentitäten untersuchte, fand unter anderem auch für Ovarialkarzinome eine jeweils größere Ausbeute an vitalen Zellen/g Gewebe unter enzymatischer Disaggregation im Vergleich zur mechanischen. Lediglich für das Melanom dürfte die ausschließlich mechanische Vorgangsweise eine genügend große Menge an vitalen Zellen liefern [238, 631]. Obwohl die Mehrheit der Autoren [129, 157, 160, 359, 449, 492, 568] die enzymatische Disaggregation wegen des erreichbaren höheren Gehaltes an vitalen Zellen vorzog, muß betont werden, daß aus der Zellvitalität nicht generell auf das Ergebnis des HTCA — Wachstum *in vitro* — geschlossen werden darf [238, 568].

4.2 Kultivierung/Kulturbedingungen

4.2.1 Durchführung

0,5 ml ($1,5 \times 10^6$ bzw. $1,0 \times 10^6$ Zellen) der auf die gewählte Standardkonzentration ($3,0 \times 10^6$ bzw. $2,0 \times 10^6$ vitale, mononukleäre Zellen pro ml für Dreifach- bzw. Zweifachansätze) eingestellten Zellsuspension wurden mit der entsprechenden Menge an Agar-Medium-Gemisch aufgefüllt, so daß das Endvolumen pro Röhrchen 3,0 ml für den Dreifachansatz bzw. 2,0 ml für den Zweifachansatz ergab. Je 1 ml davon wurde als Upperlayer mit einer Endkonzentration von 5×10^5 Zellen pro Petrischälchen (35×10 mm) auf einen Underlayer gegossen (*geplatet*). Zur Kultivierung wurde als sogenanntes Plating-Medium CMRL 1066 (GIBCO) verwendet, welches mit Pferdeserum (15%; Flow), Pen

(100 U/ml), Strep (100 µg/ml), Insulin (2 U/ml; Sigma), Vitamin C (0,3 mM; GIBCO), L-Glutamin (4 mM; GIBCO), HIFCS (2%), Catalase (50 U/ml; Sigma), Transferrin (5 µg/ml; Sigma); Hydrocortison (4 ng/ml; Sigma) und nichtessentiellen Aminosäuren (1%; GIBCO) sowie Hepes (10 mM; GIBCO) angereichert worden war. Agar (Difco), der als 3% Stocklösung vorlag, wurde durch Erhitzen auf 100 °C [614] verflüssigt und anschließend in einem bei 42 °C temperierten Wasserbad in Lösung gehalten. Der auf 42 °C abgekühlte Agar wurde mit dem auf 37 °C vorgewärmten Plating-Medium und den darin resuspendierten Zellen in einem Verhältnis von 1 : 10 vermengt, so daß die Endkonzentration des Agars im Upperlayer des Petrischälchens 0,3% betrug. Die Underlayer bestanden aus 0,5% Agar in McCoy's 5 A-Medium (Mischungsverhältnis 1 : 6), welches mit HIFCS (10%), Pferdeserum (5%), Natriumpyruvat (220 µg/ml; GIBCO), L-Serin (42 µg/ml; GIBCO), L-Glutamin (2 mM), Pen (100 U/ml), Strep (100 µg/ml), Hepes (10 mM), Sojabohnenextrakt (6 mg/ml; GIBCO) und L-Asparagin (79 µg/ml; GIBCO) supplementiert worden war. Von diesem Agar-Medium-Gemisch wurde je 1 ml als Underlayer in ein Petrischälchen gegossen. Die Underlayer wurden für jeden Ansatz frisch vorbereitet, wobei mindestens 20—30 Minuten zugewartet wurde, ehe sie mit dem Upperlayer überschichtet wurden, damit der Underlayer erstarren konnte. Nach dem Plating wurden die Petrischälchen unter einem inversen Mikroskop auf das Vorliegen einer Monozellsuspension begutachtet und die Anzahl an Klümpchen, falls vorhanden, aufgezeichnet. Für die spätere Auswertung wurden Kontrollschälchen einerseits mit 2,5% gepuffertem Glutaraldehyd (Sigma) versetzt und bei + 4 °C gelagert, andererseits mit Natrium-Azid (600 µg/ml; Sigma) überschichtet und bei 37 °C inkubiert. Anschließend wurden die Kulturschälchen für 14 bis 21 Tage bei 37 °C in feuchtigkeitsgesättigter 5%-CO_2-Atmosphäre inkubiert, um das Austrocknen der Kulturen zu verhindern. Die Kulturschälchen wurden zweimal wöchentlich hinsichtlich des Wachstums begutachtet, um den optimalen Zeitpunkt der Auswertung zu ermitteln.

4.2.2 Diskussion

Die von einzelnen Arbeitsgruppen für die Kultivierung gewählten Ausgangszellmengen pro Petrischälchen sind trotz Verwendung gleicher Testmethoden zum Teil sehr unterschiedlich. Bei der detaillierten Betrachtung der Daten über Ovarialkarzinome zeigte sich, daß zwar am häufigsten 5×10^5-Zellen pro Kulturgefäß eingesetzt wurden [35, 55, 63, 277, 284, 303, 343, 440, 506, 637, 648, 667, 681], jedoch schwankten die weiteren Angaben zwischen 2×10^4 und 1×10^6 Zellen pro Kulturgefäß [14, 64, 187, 237, 307, 438, 497, 503, 559, 639, 690, 692] (Tabelle 21). Auch die scheinbar gleichlautenden Angaben von 5×10^5 Zellen pro Petrischälchen bezogen sich auf ein mitunter stark variierendes Untersuchungsmaterial. Dies war zusätzlich dadurch bedingt, daß sich die Gesamtzellzahl entweder auf alle enthaltenen Zellen [63, 277, 284, 503, 639, 667, 692] oder auf alle mononukleären Zellen [35, 237, 438, 440, 495, 497, 650] oder auf alle vitalen Zellen [187, 559] oder auf die mononukleären vitalen Zellen [64, 307, 637, 658, 681] oder sogar auf Tumorzellen [55] beziehen konnte. Die Wahl der eingesetzten Zellkonzentration muß sich danach richten, mit welcher Zellzahl unter definierten Testbedingungen eine möglichst lineare Beziehung zwischen eingesetzter

Zellzahl und gewachsenen Kolonien erreicht werden kann [615]. Dies hängt zusätzlich noch vom Testmaterial bzw. der bearbeiteten Tumorentität ab. Die Beziehung zwischen der eingesetzten Zellzahl und dem Wachstum aus diesen Zellen ist komplex und stellt keine einfache Dosis-Wirkungsbeziehung dar [184].

Tabelle 21. Auswahl gebräuchlicher Kriterien für Standardzellzahl, Kolonie und suffizientes Wachstum am Beispiel des Ovarialkarzinoms

Standard:	Zellen gesamt	Von Hoff et al.	1983	[667]
Zellen	Zellen vital	Simmonds et al.	1984	[559]
	Zellen mononukleär	Verheijen	1985	[650]
	Zellen vital, mononukleär	Welander et al.	1983	[681]
Standard:	2×10^4	Bertoncello et al.	1982	[64]
Zellzahl	1×10^5	Willson et al.	1984	[692]
pro Petri-	2×10^5	Hamburger et al.	1978	[237]
schälchen	4×10^5	Kern et al.	1982	[307]
	5×10^5	Dittrich et al.	1985	[160]
	10×10^5	Ozols et al.	1984	[440]
Kolonie:	$\geqslant 20$	Kern et al.	1982	[307]
Gruppe von	$\geqslant 30$	Ozols et al.	1984	[440]
N-Zellen	$\geqslant 40$	Salmon et al.	1978	[503]
	$\geqslant 50$	Von Hoff et al.	1983	[667]
Kolonie:	$\geqslant 50\,\mu m$	Uitendaal et al.	1983	[637]
Durchmesser	$\geqslant 60\,\mu m$	Verheijen	1985	[650]
	$\geqslant 75\,\mu m$	Hug et al.	1984	[277]
	$\geqslant 80\,\mu m$	Runge et al.	1986	[497]
	$\geqslant 100\,\mu m$	Umbach et al.	1985	[639]
Suffizientes	$\geqslant 20$ Kolonien	Von Hoff et al.	1983	[667]
Wachstum:	$\geqslant 30$ Kolonien	Welander et al.	1983	[681]
	$\geqslant 50$ Kolonien	Benard et al.	1984	[55]

Der Einsatz semisolider Medien als Matrix für selektives Wachstum von Tumorzellen aus einer gemischten Zellpopulation war eine der Voraussetzungen für die gesamte Entwicklung der Klonierung von individuellen Tumoren *in vitro* [362, 363]. Von vielen Autoren [204, 418, 521, 627] wurde die Fähigkeit von Zellen zum oberflächenunabhängigen Wachstum in semisoliden Matrizes *in vitro* als einer der besten Parameter für maligne Entartung von Zellen angesehen, wenn auch dieses Phänomen kein absolutes Malignitätskriterium darstellt [174, 382, 522, 661]. Neugut und Weinstein [418] konnten in ihren Untersuchungen an Zellinien feststellen, daß diese Wachstumsselektion zumindest im gleichen Ausmaß für Agarose wie für Agar als semisolides Substrat galt. Die Wachstumsselektion soll durch den auf die Vermehrung normaler Zellen inhibitorischen Effekt der sauren und sulfurierten Polysaccharide von Agar zustandekommen [363]. Bei Agarose sind die großen geladenen Moleküle entfernt. Als weiteres semisolides Medium steht Methylzellulose zur Verfügung, welche im Unterschied zu Agar und Agarose chemisch genau definiert ist [116], und über keine Mitogene [311] und auch über keine die Freisetzung von aktivierenden Faktoren durch kultivierte Zellen begünstigende Eigenschaft [267] verfügt. Von Roscoe und Owsianka [490] wurden Alginate, Polymere aus Glukuronsäure und Mannuronsäure, eingesetzt, welche nach Aussage dieser Autoren auch nach längeren Kultivierungsperioden (bis zu 4 Wochen) eine einfache Wiedergewinnung von vitalen Tumorzellen durch Zugabe von Chelatbildnern ermöglichen, was mit Agar oder Agarose nicht erreicht werden kann. Diese semisoliden Matrizes können entweder als Unterlage (Underlayer) für die Zellsuspension auf den Boden von Petrischälchen aufgebracht werden, wie dies in einem sogenannten Double-layer-System der Fall ist, oder mit der Medium-Zellsuspension vermengt sein (Single-layer-System). Im ersten Fall kommt dem semisoliden Medium zusätzlich zur nutritiven Funktion eine Trennfunktion zur Oberfläche des Petrischälchens zu, welche für den Einsatz in der Zellkultur speziell vorbehandelt ist (sogenannte TC-Qualität), so daß alle oberflächenabhängigen Zellen, also z. B. auch Fibroblasten, adhärieren und wachsen können. Durch den Agar-Underlayer wird dies verhindert [126]. Bevorzugt man ein Single-layer-System für die Kultivierung, so muß man bakteriologische Petrischälchen verwenden, an deren Oberfläche auch oberflächenabhängige Zellen nicht adhärieren und daher nicht wachsen können [116, 183]. Durch semisolide Matrizes werden Zellen bzw. Klone vollständig (unter Verwendung von Agar) oder zumindest teilweise (unter Verwendung von Methylzellulose) isoliert und *in situ* gehalten. Andere Möglichkeiten, selektiv das Wachstum von malignen Zellen zuzulassen, das von Fibroblasten jedoch gleichzeitig hintanzuhalten, bestehen in der Verringerung der Serumkonzentration oder in der Substitution von L-Valin durch D-Valin [651, 687]. Eine Auswahl an von verschiedenen Arbeitsgruppen eingesetzten semisoliden Matrizes sowie deren Konzentrationen ist in Tabelle 9 zusammengestellt. Beim Underlayer wird üblicherweise eine höhere Agarkonzentration (0,5%) gewählt, da die Trennfunktion im Vordergrund steht. Hingegen wird die Agarkonzentration im Upperlayer generell niedriger eingesetzt, da die Festigkeit des Agars für die Zellausbreitung durch Wachstum offenbar physisch ein Hemmnis darstellen kann, was auch in experimentellen Vergleichsuntersuchungen mit Agar verschiedener Konzentration nachgewiesen wurde [197, 451]. Auch eigene unveröffentlichte Untersuchungen an Zellinien von Ovarialkarzinomen zeigten, daß bei einer Linie unter Verwendung einer Agarkonzentration von 0,15% Wachstum zu erzielen war, kein Wachstum hingegen nach Anheben der Agarkonzentration auf 0,3%.

In den Arbeiten von Pavlik und Flanigan [197, 451] zeigte sich das bessere Wachstum in niedriger konzentriertem semisolidem Medium sowohl an der größeren Zellausbeute als auch am früheren Erreichen des maximalen Wachstums (an Zellinien). In einem Vergleich von Pavlik et al. [451] ließ Methylzellulose besseres Wachstum als Agar oder Agarose zu, in der späteren Arbeit von Flanigan et al. [197], von der gleichen Gruppe, konnten bessere Ergebnisse für Sea Plaque Agarose und Sea Prep Agarose als für Methylzellulose erzielt werden, allerdings an anderen Zellinien. Buick et al. [96] fanden in einem Vergleich des Wachstums an individuellen Proben von Harnblasenkarzinomen eine gleich starke Überlegenheit der Double-layer-Agar-Methode und der Agar-Methylzellulose-Methode über die Verwendung von Methylzellulose als Single layer. Die Autoren betonten den Vorteil von Methylzellulose als Upperlayer, da sich Zellen für weitere Experimente aus dieser viskösen Matrix viel leichter als aus Agar gewinnen lassen [116, 450, 495, persönliche Erfahrungen]. In weiteren Vergleichen von verschiedenen Kultursystemen, wobei jeweils die entsprechend der Originalliteratur angegebenen Medienzusammensetzungen verwendet wurden, zeigten sich gleich gute Wachstumsergebnisse für Methylzellulose und Agar [97, 450]. Obwohl in der Arbeit von Buick und Fry [97], die Ergüsse von Patientinnen mit Ovarial- und Mammakarzinom untersuchten, viel schlechtere Wachstumsergebnisse im Methylzellulose-Single-layer-System gegenüber zwei Double-layer-Systemen erreicht wurden, konnten von einer anderen Arbeitsgruppe, ebenfalls an Ovarialkarzinomen, gleich hohe Wachstumsraten erzielt werden [495]. Vergleichbar gute Wachstumsergebnisse mit verschiedenen Tumorentitäten im Single-layer-Methylzellulose-System wurden von Neumann et al. [419] berichtet. Als möglicher Vorteil von Agarose gegenüber Agar wurde angeführt, daß Agarose lediglich auf 42°C erwärmt werden mußte, um vom semisoliden wieder in den viskösen Zustand übergeführt zu werden, Agar hingegen mußte aufgekocht werden [39]. Daher können auch unter Verwendung von Agarose, ähnlich wie bei Methylzellulose, die gewachsenen Kolonien, aber auch Einzelzellen, leichter als bei Verwendung von Agar wiedergewonnen werden. Aufgrund des langsameren Erstarrens von verflüssigter Agarose ist das Arbeiten vereinfacht, ebenso wurde das Wachstum von dieser Gruppe [39] als vergleichbar eingestuft.

Die Kultivierung von Tumoren *in vitro* ist von der Aufrechterhaltung von möglichst optimalen Wachstumsbedingungen abhängig. Entscheidend ist die Wahl eines geeigneten Kulturmediums. Nachdem man primär zum Zweck der *In-vitro*-Kultivierung von möglichst vielen oder allen Tumorentitäten aus organisatorischer Vereinfachung ein einziges Medium verwenden wollte, trachtete man in der Folge, für einzelne Tumorentitäten Medien zu optimieren, um dadurch ein verbessertes Wachstum zu erreichen. Eine Auswahl häufiger für diesen Zweck eingesetzter Medien findet sich in Tabelle 22. Die Optimierungsversuche an Medien bzw. Vergleichsuntersuchungen bezüglich deren wachstumsfördernder Kapazität sind, aus Gründen der Vergleichbarkeit des Testmaterials, primär an Zellinien durchzuführen. Die üblicherweise in soliden Tumoren, aber auch in malignen Ergüssen nachweisbare Heterogenität läßt so „geringe" Unterschiede wie die zwischen verschiedenen Kulturmedien nicht verläßlich erkennen bzw. kann zu Fehlinterpretationen führen [173, 233, 601]. Für einzelne Tumorentitäten, wie für das Melanom [393] oder das Bronchuskarzinom [110], wurden zwar spezielle Medien entwickelt, im allgemeinen wurden die angeführten Medien jedoch für mehrere Tumorentitäten eingesetzt. Für das Ovarialkarzinom wurde — vermutlich weil es im Vergleich zu anderen Tumorentitäten à priori bessere Wachstumsergebnisse lieferte — bisher noch kein spezielles Medium beschrieben. Die im folgenden angeführten Maßnahmen und Zusätze wurden eingesetzt, um das Wachstum von soliden Tumorzellen *in vitro* zu verbessern:

    konditioniertes Medium [235, 236, 237, 240, 275, 279, 293, 350, 559, 597],
    Feeder layer [64, 117, 237, 328, 329, 680],
    Aszites [237, 350, 637, 707],
    autologes Serum [157, 365, 596],

Tabelle 22. Auswahl von *In-vitro*-Klonierungsmedien für humane Individualtumoren

Methode	Tumorentität	Medien	Autor	Jahr	Zitat
Single Layer- System	Varia Varia	Ham's F-12: DME IMDM	Eliason et al. Neumann et al.	1985 1984	[184] [419]
Double Layer- System Under-/Upper- layer	Blase Varia Varia Varia Ovar + Mamma Melanom Mamma Ovar Hypernephrom Varia Varia	McCoy's 5 A/McCoy's 5 A Eagle's MEM/Eagle's MEM McCoy's 5 A/CMRL 1066 CEM/CEM DME/DME Ham's F-10/Ham's F-10 Ham's F-12: DME/Alpha MEM Alpha MEM/Alpha MEM RPMI 1640/CMRL 1066 McCoy's 5 A/CMRL 1066 McCoy's 5 A: Waymouth's/ McCoy's 5 A: Waymouth's	Buick et al. Pavelic et al. Hamburger, Salmon Kern et al. Umbach et al. Meyskens et al. Hug et al. Bertoncello et al. Fleischmann et al. Dittrich et al. MacKintosh et al.	1979 1980 1977 1982 1985 1981 1983 1982 1983 1983 1981	[96] [448] [235] [307] [639] [393] [274] [64] [198] [157] [359]
Röhrchen- System	Varia	Ham's F-12	Courtenay, Mills	1978	[128]
Kapillaren- System	Varia	CMRL 1066	Maurer, Ali-Osman	1981	[380]

DME Dulbecco's Modifikation des Eagle-Mediums. *IMDM* Iscove's Modifikation des Dulbecco-Mediums. *Eagle's MEM* Eagle's Minimum Essential Medium. *CMRL* 1066 Connaught Medical Research Laboratories Medium 1066. *CEM* Chee's Modifikation des Eagle-Mediums. *Alpha MEM* Alpha-Modifikation des Minimum Essential Mediums. *RPMI 1640* Roswell Park Memorial Institute Medium 1640. *Single layer-System* Einschichtige Lage von semisolidem Medium in einem Petrischälchen. *Double layer-System* Zweischichtige Lage von semisolidem Medium in einem Petrischälchen. *Underlayer* Untere Schichte des Double Layer-Systemes. *Upperlayer* Obere Schichte des Double Layer-Systemes.

Erythrozyten (-lysat) [64, 65, 128, 260, 299, 450, 631, 632],
Thrombozytenlysat [130],
Hormone und Wachstumsfaktoren [64, 105, 158, 240, 309, 392, 446, 478, 561, 570],
Hypoxie [128, 188, 190, 260, 479, 582, 631].

In der ursprünglichen Beschreibung der *In-vitro*-Testmethode von Hamburger und Salmon [235] wurden sowohl für die Kultivierung von Myelomen [236] als auch von Ovarialkarzinomen [237] konditioniertes Medium eingesetzt. Die Zugabe von diesem konditionierten Medium ließ sich später jedoch nicht als Vorteil reproduzieren. Im allgemeinen werden als konditionierte Medien Zellüberstände von Zellinien verwendet, in denen sich Faktoren befinden, die diese Zellen für ihre eigene Wachstumsstimulation (bzw. -aufrechterhaltung) abgeben (autokrine Faktoren [240]. So konnten Hug et al. [275] ein außergewöhnlich gutes Wachstum bei Mammakarzinomproben unter Verwendung eines konditionierten Mediums aus dem Kulturüberstand von drei etablierten humanen Mammakarzinomzellinien erreichen. Demgegenüber stehen frühere Untersuchungen von Ludwig et al. [350], die für verschiedene konditionierte Medien im Gegensatz zu anderen Zusätzen keinen wesentlichen Effekt sahen.

Als Quelle von konditioniertem Medium wurden von mehreren Arbeitsgruppen verschiedene Feeder cells eingesetzt [64, 117, 328, 680], insofern, als diese durch Sezernieren autokriner Faktoren in ihr umgebendes Milieu dieses konditionieren. Der Einsatz von Feeder cells macht derartige Testsysteme sehr arbeitsaufwendig. Während Welander et al. [680] ihre hohe Wachstumsrate bei Ovarialkarzinomen (91%) auf den Einsatz von Makrophagen als Feeder cells zurückführen, konnten Bertoncello et al. [64] keine Wachstumssteigerung bei der gleichen Tumorentität, allerdings unter Verwendung von Fibroblasten als Feeder cells, feststellen. Im Gegensatz dazu fanden Citron et al. [117] eine Verbesserung der Cloning efficiency (CE) durch 3T3 Mäusefibroblasten bei unterschiedlichen Tumorentitäten.

Uitendaal et al. [637] sahen einen markanten Anstieg der CE (von ursprünglich 0,25% auf 1,0%) unter Ersatz des Mediums durch zellfreien Aszites, wobei sich das suffiziente Wachstum von Ovarialkarzinomzellen von 41% (ohne zellfreien Aszites) auf 63% (mit zellfreiem Aszites) steigern ließ. Im Gegensatz dazu stehen die Ergebnisse von Hamburger et al. [237], die keinen Anstieg der Wachstumsrate durch Zugabe von zellfreiem autologem Überstand von Ergüssen sahen.

Während in eigenen Untersuchungen [157] sowie in denen von Maestroni und Losa [365], beide an Mammakarzinomproben, kein wachstumsstimulierender Effekt durch Zugabe von autologem Serum beobachtet werden konnte, berichteten andere Autoren [596] bei verschiedenen Tumorentitäten über einen stimulatorischen Effekt.

Über den wachstumsfördernden Effekt von sowohl humanen als auch tierischen Erythrozyten auf Mäuseknochenmarkszellen *in vitro* berichteten Bradley et al. [83]. Kriegler et al. [322] erkannten die alpha- und beta-Globine des nach Lyse von menschlichen Erythrozyten freiwerdenden Hämoglobins als die eigentlichen Wachstumsstimulatoren für das Kolonienwachstum *in vitro*. Basierend auf den Ergebnissen von Bradley et al. [83] setzten Courtenay und Mills

[128] in ihrem klonogenen *In-vitro*-System lysierte Erythrozyten von August-Ratten zu. In dieser Form wurde das Erythrozytenlysat auch von anderen Autoren [260, 631, 632] übernommen. Diesen Effekt, der neben den hypoxischen Kulturbedingungen für die hohe CE im Courtenay Assay verantwortlich gemacht wird, übernahmen mehrere Autoren in das Hamburger und Salmon *In-vitro*-Klonierungssystem [64, 65, 299, 450]. Während Pavelic et al. [450] weder unter Verwendung von Ratten- noch von Mäuse-Erythrozyten eine Steigerung der CE beobachteten, konnten Katoh et al. [299] für Erythrozyten verschiedener Rattengattungen und Besch et al. [65] sowohl für verschiedene Ratten-Erythrozyten als auch für humane Erythrozyten sowohl in nicht-lysierter als auch in lysierter Form eine Wachstumsstimulation beobachten.

Cowan und Graham [130] konnten einen nur inkonstant nachweisbaren wachstumsfördernden Effekt von Thrombozytenlysat auf die Kolonienbildung *in vitro* finden.

Verschiedene Autoren [105, 309, 446, 561, 570] haben den Effekt von Hormonen wie Insulin, Hydrocortison und Dexamethason, Estradiol, Prolactin und Trijodothyronin auf die Kolonienbildung verschiedener Tumorentitäten untersucht. Unterschiedliche Ansprechmuster der verschiedenen untersuchten Tumorentitäten *in vitro* spiegeln dabei das unterschiedliche patho-physiologische Verhalten dieser Tumoren *in vivo* wider. Außerdem wurden spezifische Wachstumsfaktoren wie Epidermal Growth Factor (EGF) [446], Fibroblast Growth Factor (FGF) [478] und Nerve Growth Factor (NGF) [392] mit unterschiedlichem Erfolg im Soft-agar-System eingesetzt.

In zahlreichen Arbeiten wurde auf den entscheidenden Einfluß der Kulturbedingungen, insbesondere der Sauerstoffkonzentration, auf das Tumorzellwachstum *in vitro* hingewiesen [128, 188, 260, 479, 582, 631]. Richter et al. [479] beschrieben als erste, daß der Luftsauerstoffgehalt von 20% für das Kolonienwachstum einiger Zellinien als nicht optimal anzusehen ist bzw., daß sich eine hohe Sauerstoffkonzentration als toxisch auf Zellen erweisen kann. Experimentelle Untersuchungen über die Sauerstoffspannung von Normalgeweben und menschlichen Tumoren zeigten, daß der physiologische bzw. patho-physiologische Sauerstoffgehalt im Gewebe zwischen 2—5% O_2 (Normalgewebe) und 0,1—5% O_2 (Tumor) lag [113]. Dies führte dazu, auch im Courtenay Assay einen niedrigeren Sauerstoffgehalt für die Klonierung *in vitro* zu wählen. In der Folge konnten zahlreiche Autoren einen günstigen Effekt einer niedrigeren Sauerstoffspannung (meist 5%) auf das Kolonienwachstum im Agar nachvollziehen, obwohl über den Mechanismus der Wachstumsbeeinflussung des Kolonienwachstums *in vitro* durch Sauerstoff bis heute keine Klarheit besteht [228]. Der wachstumsstimulierende Effekt von hypoxischen Kulturbedingungen dürfte auch von der Lokalisation des Tumors bzw. der Gewebeart abhängen [190].

4.3 Auswertung

4.3.1 Methode

Innerhalb von wenigen Tagen nach dem Plating entstehen durch Zellteilung aus den Einzelzellen (Abb. 10) zunächst Cluster und bei weiterer Größenzunahme Kolonien (Abb. 11). Der Übergang vom Cluster-Stadium zum Kolonien-Stadium ist kontinuierlich. Definitionsgemäß wurde für die vorliegende Auswertung ein Durchmesser von 60 µm als untere Grenze für eine Kolonie (Abb. 12) angenommen. Die Auswertung erfolgte durch Auszählung dieser Kolonien pro Petrischälchen unter einem inversen Mikroskop. Als positiv, d. h. als gewachsen, wurden nur jene Kulturen gewertet, bei denen ein Wachstum von 5 oder mehr Kolonien pro Petrischälchen zu verzeichnen war. Als suffizient gewachsen wurden nur Kulturen mit 20 oder mehr gewachsenen Kolonien pro Petrischälchen akzeptiert, als evaluierbar galten aber nur jene Kulturen, die zusätzlich folgende Forderungen erfüllten:

$\leqslant$ 10 Zellaggregate mit maximalem Durchmesser von 30 µm am Tag der Kultivierung in der fixierten Kontrolle,
Kolonienanzahl am Tag der Auswertung $>$ mindestens das Doppelte der Ausgangsaggregatanzahl in der o. a. Kontrolle,
Kein Wachstum in der Positiv-Kontrolle,
Variationskoeffizient der Kolonienanzahl in den Petrischälchen $< 50\%$.

Klonales Wachstum wurde durch die *Cloning efficiency (CE)* definiert — der Quotient aus Anzahl an gewachsenen Kolonien und eingesetzten mononukleären vitalen Zellen mal 100 — und wurde in Prozent angegeben. Zur Vitalitätsbeurteilung der gewachsenen Kolonien wurde einigen Kontrollschälchen ein Supravitalfarbstoff [2-(p-Iodophenyl)-3-(p-Nitrophenyl)-5-Phenyl-Tetrazoliumchlorid INT; Sigma] in einer Konzentration von 0,1% zugesetzt. Der durchschnittliche

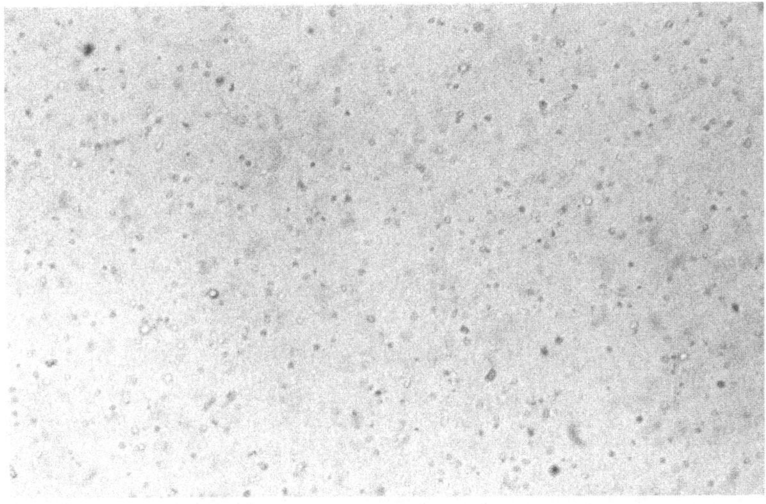

Abb. 10. Monozellsuspension hergestellt aus dem Aszites einer Patientin (M. E.) mit Ovarialkarzinom (100 ×)

Variationskoeffizient (VK) jener suffizient gewachsenen Assays, die auch das Ausgangsmaterial für die Chemosensitivitätstestungen und damit für die *In-vitro-/In-vivo*-Korrelationen darstellten, lag bei 23% (SD: ± 5,8%).

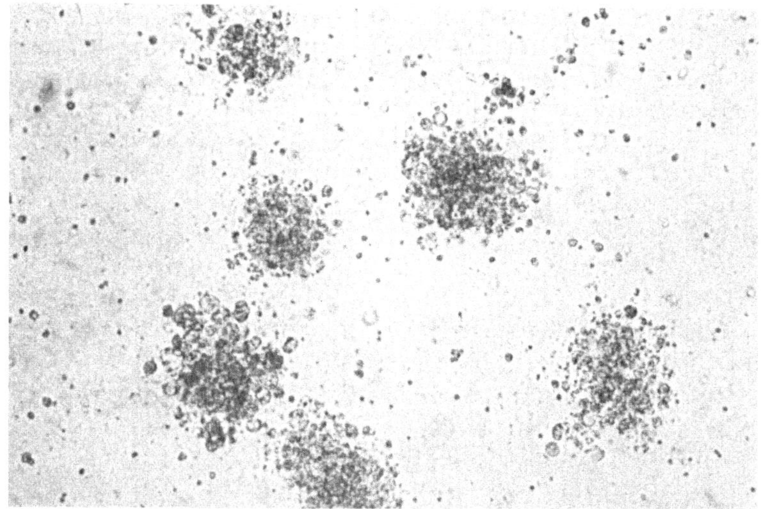

Abb. 11. Mehrere aus Einzelzellen gewachsene Kolonien einer Patientin (M. E.) mit Ovarialkarzinom nach 21tägiger Kultivierung im HTCA (100 ×)

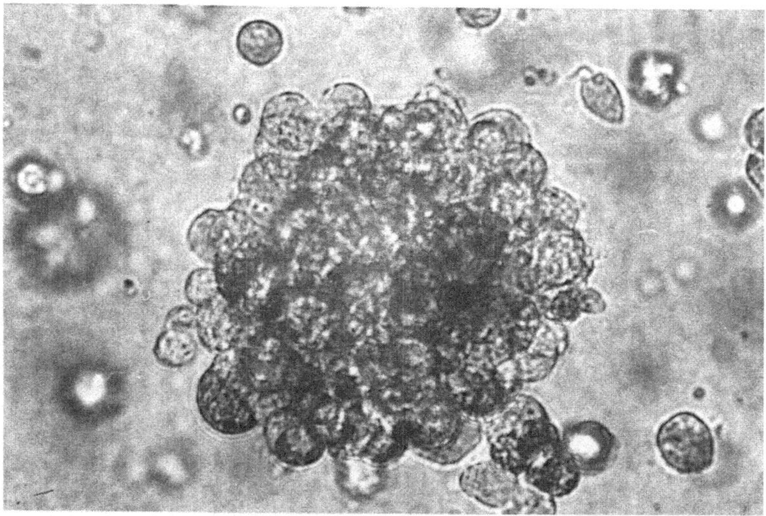

Abb. 12. Typische Tumorzellkolonie einer Patientin (Z. M.) mit Ovarialkarzinom nach 17 Tagen in Kultur (200 ×)

4.3.2 Diskussion

Nur wenige Arbeitsgruppen machten genaue Angaben, was sie unter einer als Monozellsuspension akzeptierten Zellsuspension verstanden. Dies hat zur Folge, daß die Ein- bzw. Ausschlußkriterien, die den einzelnen Untersuchungen zugrundelagen, variieren. Während Von Hoff [667] von einer exzellenten Monozellsuspension nur dann sprach, wenn sich 10 oder weniger Aggregate bis zu einem Durchmesser von 40 µm in einem Kontrollpetrischälchen befanden, akzeptierten Shoemaker et al. [552] noch 46 Aggregate in einer Ausgangszellsuspension. Rosenblum et al. [492] bestanden auf der Notwendigkeit einer absoluten Monozellsuspension und beschrieben deren Herstellung und Verifikation zumindest für Hirntumoren [491]. Die meisten Autoren sind sich einig, daß eine 100% Monozellsuspension abgesehen von wenigen Tumorentitäten wie Hirntumoren und Melanom [491, Meyskens: persönliche Mitteilung], kaum erreichbar ist [6, 29, 64, 540, 552, 560, 678]. Die eigenen Ergebnisse beruhen auf einer möglichst strikten Einhaltung der Forderung nach einer Monozellsuspension. Ansätze, bei denen 5—10 Zellaggregate mit einem Durchmesser von 30 µm am Tag des Platings vorlagen, wurden zwar bei der Wachstumsbewertung miterfaßt, jedoch bei der Beurteilung für die Erfassung der Chemosensitivität nicht berücksichtigt. Bezüglich der Auswirkung einer zu hohen Anzahl an Klümpchen in der Ausgangszellsuspension auf die Auswertung des Testergebnisses sei auf die illustrative Arbeit von Shoemaker et al. [552] hingewiesen, die eine hohe Anzahl an initialen Klümpchen (> 46 vitale Aggregate am Tag 0) als Hindernis für ein verläßliches Testergebnis ansahen. Um die Qualität von Kulturen hinsichtlich des Gehaltes an Zellaggregaten, die nicht aus Einzelzellen gewachsen sind, Zellklümpchen also, beurteilen zu können, wurden sogenannte Positiv-Kontrollen in den Versuchsansatz eingebaut. Diese sollten ermöglichen, zu differenzieren, ob es sich bei dem jeweiligen Testansatz tatsächlich um (suffizientes) Wachstum handelte, oder ob lediglich die Persistenz von Zellklümpchen morphologisch das Bild einer gewachsenen Kolonie vortäuschte, weshalb das Testsystem in einer Kritik als „Clumpogenic" (auf Klümpchen beruhend) apostrophiert wurde [638]. Für diesen Zweck wurde eine Reihe von verschiedenen toxischen Substanzen eingesetzt, die diese Toxizität gegenüber sich teilenden Zellen entfalten, nicht aber zu einer Desintegration von sich nicht-teilenden Zellen oder Zellhaufen führen. Zunächst wurde Abrin (Sigma), ein Pflanzen-Lektin aus Bohnen (abris precatorius jequiriti; 431), für das in mehreren Studien überzeugende Ergebnisse vorgelegt werden konnten [512, 630], eingesetzt. Da es sich bei Abrin um eine besonders toxische Substanz handelt, wurde im eigenen Labor sowie bei den meisten anderen Arbeitsgruppen auf andere weniger toxische Substanzen umgestellt. Für die vorliegenden Arbeiten am Ovarialkarzinom wurde Natrium-Azid, wie von anderen Autoren [27, 553] auch, in einer Konzentration von 600 µg/ml eingesetzt. Da Erfahrungen über die Instabilität von Natrium-Azid aufgrund Verdampfens der toxischen Substanz und damit Beeinflussung des Testergebnisses der den Natrium-Azid-Kontrollen benachbarten Kulturschälchen gemacht werden mußten [337, 578], wurden in neuerer Zeit Quecksilberchlorid (100 µg/ml; Sigma) [553, 639] und Chromomycin A_3 (100 µg/ml; Sigma) [527, 669] als Positiv-Kontrollen eingesetzt.

Die Definition, unter welcher Bedingung eine Zellgruppe als Kolonie anzusehen und unter welcher sie als Cluster zu werten ist, stellt eine willkürliche Entscheidung dar, und ist eine rein operationale Größe. Daher erklären sich auch die großen Unterschiede der von den einzelnen Arbeitsgruppen verwendeten Definitionen. Während viele Gruppen [31, 237, 307, 450, 499, 650] Kolonien durch Mindestzellzahlen definierten, verwendeten andere fixe Mindestgrößen der Durchmesser von Zellgruppen, ab denen sie von einer Kolonie sprachen [6, 27, 552, 579, 690].

Auch das Heranziehen mehrerer Kriterien gleichzeitig, wie Größe und Mindestzellzahl, war gebräuchlich [63, 503, 670]. Die in der Literatur verwendeten Definitionen für Kolonien von Ovarialkarzinomen sind auszugsweise in Tabelle 21 angeführt. Auf den Einfluß unterschiedlicher Kolonien-Definitionen verschiedener Autoren auf deren Wachstums- und Testergebnisse wurde in früheren eigenen Publikationen bereits eingegangen [160, 161]. In einer kritischen Auseinandersetzung mit dem HTCA konnten Singletary et al. [560] einen inversen Zusammenhang zwischen Koloniengröße und Wachstumsrate beim Vergleich der Studienergebnisse verschiedener Arbeitsgruppen zeigen. Der zwischen der Größe einer Kolonie und der in ihr enthaltenen Zellzahl bestehende exponentielle Zusammenhang, der von Meyskens et al. [397] in Form einer mathematischen Formel veranschaulicht wurde, relativiert diesen prinzipiellen Unterschied in der Definition von Kolonien. Darüber hinaus zeigte diese Untersuchung sehr klar, daß die Anzahl an gleich großen Zellen innerhalb von Kolonien gleicher Größe zu ihrer Größe invers war. Die Autoren [397] schlossen aufgrund von gleichartigen Ergebnissen bei Tumoren verschiedener Entitäten (je einem Melanom, Ovarialkarzinom, Bronchuskarzinom und Sarkom), daß

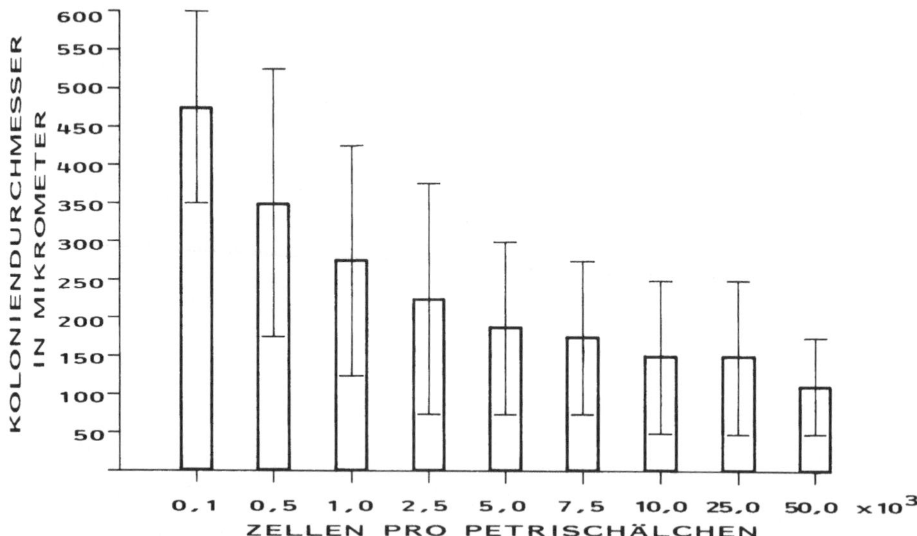

Abb. 13. Abhängigkeit der Größe der Kolonien (Median und Range in μm; Auszählung von je 100 Kolonien pro Petrischälchen; 1 Teilstrich am Okularmikrometer ≙ 25 μm, Vergrößerung 1 : 40) von der geplateten Zellkonzentration pro Petrischälchen am Beispiel einer in der Phase exponentiellen Wachstums befindlichen Ovarialkarzinomzellinie (HEY). (Geschenk von Dr. R. Buick, Ontario Cancer Institute, University of Toronto)

diese Beziehungen ausschließlich von der Größe der Einzelzelle und nicht von der Tumorart abhingen. Es handelt sich dabei also um generelle Phänomene zumindest für die *In-vitro*-Zellkultur.

Die Koloniengröße ihrerseits wird indirekt durch die Anzahl der geplateten Zellen mitbestimmt, wobei diese beiden Größen zueinander in einem inversen Verhältnis stehen [615]. Diese Beziehung zwischen Anzahl an geplateten Zellen und Koloniengröße ist am Beispiel der Ovarialkarzinomzellinie HEY [101] sichtbar. Unter zunehmender Kolonienanzahl kam es zur Abnahme der Koloniengröße (Abb. 13), unter steigender Zellzahl zu annähernd exponentieller Zunahme der Kolonienanzahl (Daten nicht gezeigt). Gleichzeitig konnte eine Verschiebung des durchschnittlichen Koloniendurchmessers durch Abnahme der Koloniengröße unter Zunahme der Kolonienanzahl beobachtet werden. Bei Überschreiten einer bestimmten Zellzahl (innerhalb des Petrischälchens) kam es nicht zum erwarteten weiteren Anstieg der Kolonienanzahl, sondern zu einer Abnahme. Dieses Verhalten läßt sich durch Erschöpfung an Nährstoffen innerhalb dieses begrenzten Systemes erklären [615]. Experimente mit neuerlicher Zugabe von Nährmedium führten jedoch zu keinem wesentlichen weiteren Wachstum der Kolonien [270, eigene Erfahrungen]. Die Wahl des Kulturgefäßes schien durch den damit festgelegten Raum bzw. Inhalt das durch Wachstum erreichbare Gesamtzellvolumen zu bestimmen, das im 2ml-Double layer-System von verschiedenen Autoren übereinstimmend mit $10^9 \, \mu m^3$ angegeben wurde [29, 615]. Darüber hinaus fanden verschiedene Arbeitsgruppen, daß im unteren Zellkonzentrationsbereich keine lineare Beziehung zwischen geplateter Zellzahl und gewachsenen Kolonien bestand, was als Mangel eines notwendigen Feeder-Effektes interpretiert wurde [441, 615, 632].

Ähnlich unterschiedlich wie die Definition von Kolonien ist auch die von Wachstum, insbesondere des suffizienten Wachstums, des Parameters, der Basis für die Beurteilung von Arzneimitteleffekten im Rahmen der Chemosensitivitätstestung ist (Tabelle 21). Auch hier wurde die Definition willkürlich festgelegt, wobei darauf Rücksicht genommen werden muß, daß die geforderte Mindestzahl an Kolonien so gewählt wird, daß trotz der biologischen Variation eine statistische Aussage getroffen werden kann (VanGlabbeke — persönliche Mitteilung). Die für alle Tumorentitäten gebräuchlichsten Definitionen lagen bei 20—30 Kolonien als unterem Grenzwert für suffizientes Wachstum, wobei das Entstehen von 5 oder mehr Kolonien pro Petrischälchen bereits als Wachstum eingestuft wurde [27, 63, 160, 313, 426, 667]. Die bei der Kultivierung von Ovarialkarzinomproben verwendeten Definitionen verschiedener Studiengruppen sind der Tabelle 21 zu entnehmen. Zum Teil müssen auch die variierenden Wachstumsergebnisse auf diese unterschiedlichen Definitionen zurückgeführt werden und sie gilt es auch bei der Analyse jeder Publikation zu berücksichtigen, was eine bessere Vergleichbarkeit von verschiedenen Studien ermöglicht.

Es besteht weitgehende Einigkeit darüber, daß es aus primär geplateten Zellklümpchen leichter und rascher zur Kolonienbildung kommt als aus Einzelzellen [6, 27, 29, 459, 484, 569, 615, 638], da bei der Monozellsuspension ein möglicher Feeder-Effekt wegfällt. Auf die Persistenz von Zellklümpchen, die nicht zum Wachstum beitragen, sich jedoch nach Einwirken von zytotoxischen

Substanzen am Ende der Kultivierungsperiode unverändert zeigen, wird auch die vor Einführung von Positiv-Kontrollen relativ hohe Anzahl an nicht-exponentiellen Dosis-Wirkungskurven unter Zytostatika-Exposition oder Bestrahlung zurückgeführt. Die Ausbildung von Plateaus der anfänglich exponentiell abfallenden Dosis-Wirkungskurven wurde damals häufig mit der Präsenz einer resistenten Subpopulation begründet, die auch unter Dosissteigerung nicht eliminiert werden konnte [27, 168, 540, 678]. Um derartige Artefakte möglichst zu reduzieren, wurde neben der Einführung von Positiv-Kontrollen — Kontrollen, bei denen es bei Vorhandensein von Kolonien, nicht aber von Klümpchen zu einer maximalen Kolonienreduktion im Vergleich zu den unbehandelten Kontrollen kommen muß — zusätzlich eine Vitalitätsbestimmung von Zellaggregaten am Ende der Kultivierungsphase eingeführt.

Bei der Vitalitätsbestimmung, die vor allem bei automatischer Auszählung durchgeführt werden sollte, wurden Supravitalfarbstoffe (Tetrazoliumsalze) eingesetzt. Diese werden nach ihrer Aufnahme in vitale Zellen von diesen metabolisiert — was an die funktionelle Unversehrtheit der Zellen gebunden ist — und in einen farbigen Metaboliten umgewandelt, der im Fall des im eigenen Labor verwendeten INT rötlich ist. So lassen sich nicht-vitale Zellgruppen, die Koloniengröße aufweisen, dadurch , daß sie sich nicht anfärben, von den vitalen Zellen unterscheiden. Ungefärbte Aggregate werden in der Endauswertung nicht mitgezählt, was zu einer Verringerung an falsch negativen Ergebnissen führt [27].

Die Auszählung der gewachsenen Kolonien stellt einen äußerst heiklen und arbeitsaufwendigen Vorgang dar. Um diesen Arbeitsaufwand zu verringern, wurden automatisierte Bildanalysensysteme konzipiert, die sich vor allem bei Experimenten mit Zellinien — wegen ihrer homogenen Kolonienstruktur — bewährt haben [28, 245, 252, 259, 649] und mit nur geringem Aufwand wiederholte Zählungen, die zur Erstellung von Wachstumskurven notwendig sind, ermöglichen [313, 553]. Zahlreiche Autoren [64, 397, 484] bevorzugten die visuelle Auszählung von individuellen Tumorpräparaten wegen der Inhomogenität der Kolonien in bezug auf Form und Größe der Einzelzellen sowie wegen Zellaggregaten, die teilweise aus Nekrose, Riesenzellen und Zysten bestehen.

Da es sich beim HTCA um einen biologischen Assay handelt, muß die Variationsbreite z.B. im Vergleich zu chemischen Testansätzen wesentlich größer sein. Für den HTCA wurden von Autoren, die über ein genügend großes Testmaterial für die Überprüfung von statistischen Parametern verfügten, ein Variationskoeffizient (VK) von 50% als oberer Grenzwert akzeptiert [118, 553]. Die eigenen Ergebnisse mit einem VK von 23% waren bezüglich der Variabilität mit denen anderer Gruppen gut vergleichbar. Shoemaker et al. [553] gaben den durchschnittlichen VK ihrer Kontrollen mit 30% und Bertelsen et al. [63] den durchschnittlichen VK aller Zytostatikatestungen mit 21% an. Rosenblum et al. [492] errechneten für die Kontrollen einen VK von 21% und für die *in vitro* behandelten Tumoren einen VK von 35%.

4.4 Identifikation der Zellen des Ausgangsmaterials und der gewachsenen Kolonien

4.4.1 Herstellung von Zytopräparaten und Permanent slides

Für die morphologische Beurteilung der aus Biopsien und Ergüssen hergestellten Ausgangszellsuspensionen für die *In-vitro*-Kultivierung wurden 0,1 ml der Zellsuspension für 5 Minuten bei 800 U/min in einer Zytozentrifuge auf einen Objektträger zentrifugiert. Pro Objektträger wurden etwa 20 000 bis 30 000 Zellen eingesetzt. Die so hergestellten Zytopräparate wurden mit May-Grünwald-Giemsa für die morphologische Beurteilung (Abb. 14) gefärbt und zytochemisch die Peroxydaseaktivität sowie die nicht-spezifische Esteraseaktivität der Zellen ermittelt, um den Gehalt an Granulozyten sowie den an Monozyten und Makrophagen festzustellen [354, 704].

Um im semisoliden Medium gewachsene Kolonien mit den Zellen der Ausgangszellsuspension vergleichen zu können, wurden Dauerpräparate von den im Upperlayer befindlichen Kolonien hergestellt (Permanent slides) [505]. Nach dem Waschen mit HBSS zur Entfernung von extrazellulären Proteinen und damit zur Verminderung der Hintergrundfärbung wurden die Kulturen mit 2,5% gepuffertem Glutaraldehyd für 10 Minuten bei Raumtemperatur fixiert. Anschließend wurde das Fixativ mit einer Pasteurpipette aus dem Petrischälchen abgesaugt, das Schälchen wieder mit Aqua dest. aufgefüllt und der Upperlayer durch vorsichtiges Schwenken vom Underlayer getrennt. In der Folge wurde der Upperlayer in ein Schälchen mit Aqua dest. übergeführt und bei Raumtemperatur stehen gelassen, um Salze und Fixativ zu entfernen. Nach 10 Minuten wurde das überschüssige Aqua dest. abgegossen und der Upperlayer auf einen Glasobjektträger so aufgebracht, daß die Agarschichte mit den darin eingebetteten Kolonien plan auf den Objektträger zu liegen kam. Anschließend wurde eine

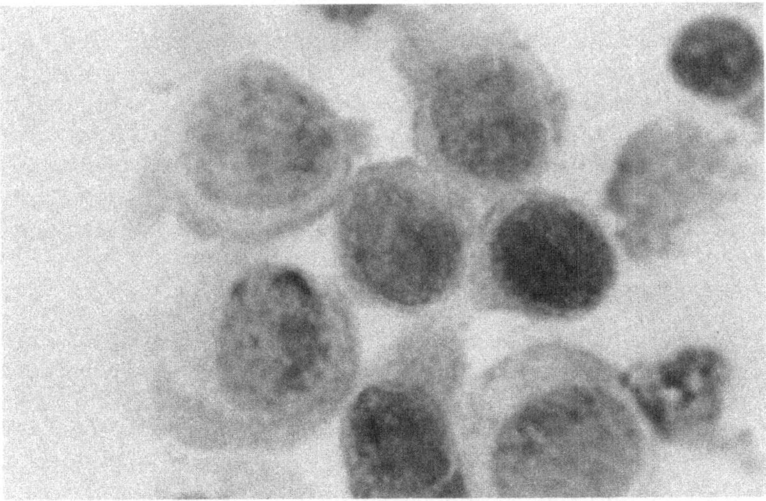

Abb. 14. Ausgangszellsuspension für das Plating einer Patientin (R. I.) mit Ovarialkarzinom, gefärbt mit May-Grünwald-Giemsa (1000 ×)

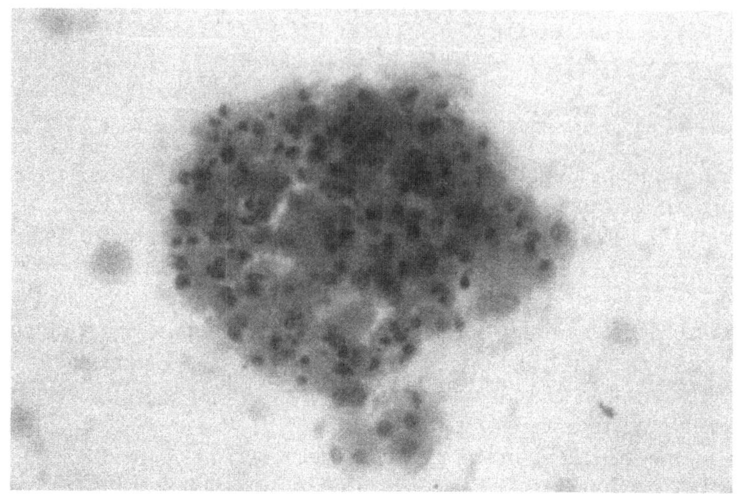

Abb. 15. "Permanent slide" einer gewachsenen Tumorzellkolonie einer Patientin (R. I.)
mit Ovarialkarzinom, gefärbt nach Papanicolaou (450 ×)

befeuchtete Zelluloseazetatmembran (Sartorius) auf den Upperlayer gelegt, um
ein gleichmäßiges Verdampfen des Wassers vom Agar zu gewährleisten. Nach 12
Stunden wurde der Zelluloseazetatstreifen durch Befeuchten mit Aqua dest. vom
Objektträger entfernt. Diese Dauerpräparate können zur morphologischen
Beurteilung nach verschiedenen Methoden gefärbt werden, wobei die Färbung
nach Papanicolaou [443] die geringste Hintergrundfärbung aufweist. Aus diesem
Grunde wurden im eigenen Labor alle Permanent slides mit dieser Methode
gefärbt (Abb. 15).

4.4.2 Differentialzellzählung der Ausgangszellsuspensionen

Der relative Gehalt an Tumorzellen einerseits sowie an Nicht-Tumorzellen
andererseits wurde durch Auszählung von 100 Zellen pro Zytopräparat, gefärbt
mit May-Grünwald-Giemsa, entsprechend der Vorgangsweise bei der Erstellung eines Differentialblutbildes und durch Angabe der jeweiligen Zellanteile in
Prozent ermittelt. Neben den Tumorzellen wurden Lymphozyten, Monozy-
ten/Makrophagen/Mesothelzellen, Granulozyten, lytisch-degenerative Zellen
sowie nicht näher identifizierbare Zellen in 118 Zytopräparaten bestimmt.

4.4.3 Ergebnisse

Der relative Tumorzellgehalt von Punktaten und Biopsien zusammen lag bei
22%. Die relativen Anteile an Lymphozyten, Monozyten/Makro-
phagen/Mesothelzellen, Granulozyten, lytisch-degenerativen Zellen sowie
nicht näher identifizierbaren Zellen lagen bei 35, 22, 5, 15 und 1%. Der
Tumorzellgehalt der in der Folge als inadäquat eingestuften Proben (N = 31) mit
einem Durchschnitt von 7% war extrem niedrig. In den Ausgangszellsuspensionen, aus denen Wachstum im HTCA (N = 41) hervorging, war der Tumorzellgehalt signifikant höher als in den nicht-gewachsenen Zellsuspensionen (N = 46)

(p < 0,001). Betrachtete man die unterschiedlichen Tumormaterialien, Punktate und Biopsien, getrennt in bezug auf den Einfluß ihres relativen Tumorzellgehaltes auf ihr Wachstumsverhalten *in vitro*, so zeigte sich, daß für die Gruppe der Punktate (N = 44) der Tumorzellgehalt in den gewachsenen Proben signifikant (p < 0,001) höher lag als in den nicht-gewachsenen. Bei getrennter Analyse der Biopsien (N = 43) war dieser sowohl für das gesamte Material als auch für die Ergüsse separat gefundene Zusammenhang nicht zu beobachten. Keine signifikante Korrelation konnte zwischen dem Tumorzellgehalt der Ausgangszellsuspensionen und der resultierenden CE gefunden werden, weder für alle Proben gemeinsam noch für Biopsien und Ergüsse getrennt.

4.4.4 Diskussion

So wie in den anderen, den Zusammenhang zwischen Tumorzellgehalt und Ausmaß des Kolonienwachstums analysierenden Publikationen [97, 269, 407] fand sich paradoxerweise auch im eigenen Material kein signifikanter Zusammenhang zwischen diesen beiden Größen. Während Hofmann et al. [269] keinen Zusammenhang zwischen Tumorzellzahl und Wachstum im HTCA bei der Analyse von 51 Ergüssen verschiedener Tumorentitäten fanden, konnte im eigenen Material ein hochsignifikanter Zusammenhang (p < 0,001) zwischen dem Tumorzellgehalt der Punktate und dem Wachstum im HTCA beobachtet werden, welcher bei soliden Ovarialkarzinomproben jedoch nicht nachzuweisen war. Dies steht auch im Gegensatz zu Moezzi und Murphy [407], welche zwar keinen Zusammenhang zwischen dem Tumorzellgehalt von malignen Ergüssen (N = 7) und deren CE *in vitro*, wohl aber einen solchen bei Primärtumoren (N = 22) sahen. Anhand der eigenen Daten konnte der zu erwartende Zusammenhang zwischen dem Tumorzellgehalt des Ausgangsmaterials und dessen Wachstumsverhalten im HTCA eindeutig nachgewiesen werden.

Neben der lichtmikroskopischen Untersuchung wurden in einigen Fällen elektronenoptische Untersuchungen sowohl mit der Transmissionselektronenmikroskopie als auch mit der Rasterelektronenmikroskopie durchgeführt.

4.4.5 Transmissionselektronenoptische Darstellung

Sowohl Zellen der Ausgangszellsuspension, die für den Ansatz im HTCA verwendet wurden, als auch daraus gewachsene Kolonien wurden mittels Transmissionselektronenmikroskopie nach der Methode von Persky et al. [454] dargestellt. Als Beispiel ist eine Patientin (W. H.) mit Ovarialkarzinom dokumentiert (Abb. 16 A/B). Morphologisch zeigte sich zwischen den Zellen der Ausgangszellsuspension (Abb. 16 A) und denen der daraus gewachsenen Kolonien (Abb. 16 B) kein wesentlicher Unterschied. Dadurch ist gleichzeitig auch eine Schädigung wesentlicher morphologischer Strukturen durch die Materialverarbeitung auszuschließen.

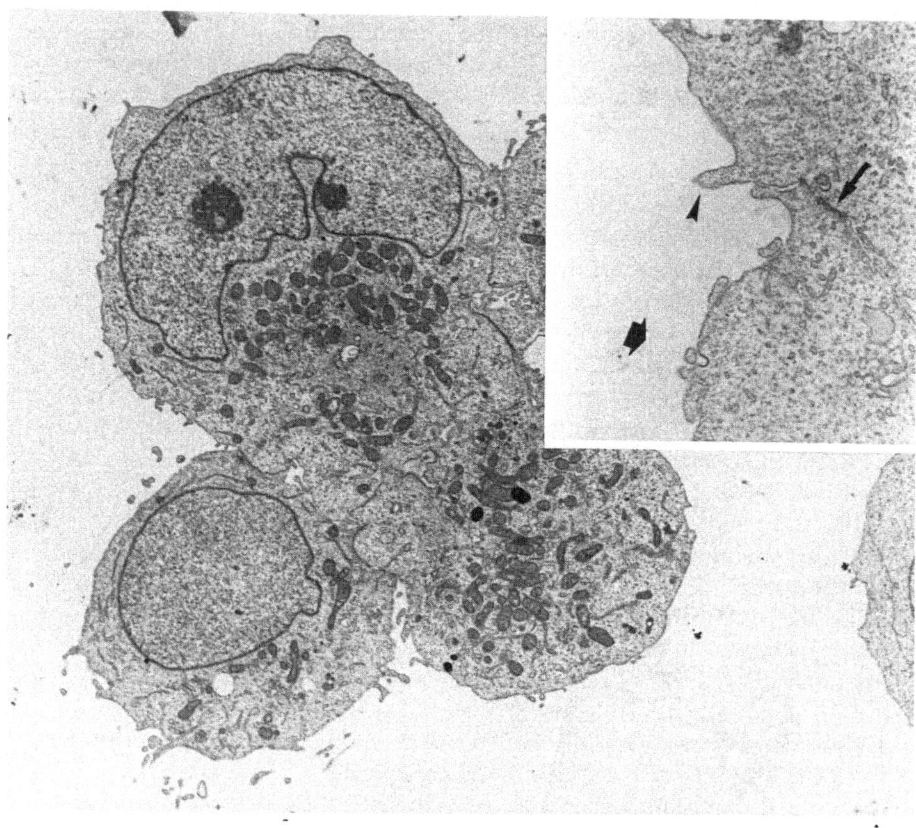

Abb. 16 A. Tumorzellverband aus einer Zellsuspension einer Patientin (W. H.) mit Ovarialkarzinom (5700 ×). Die Zellkerne unregelmäßig, vereinzelt mit Nukleolen; das Zytoplasma mäßig organellenreich. Inset: Die Tumorzellen sind durch Desmosomen untereinander verbunden (↑) und lassen oberflächenwärts Mikrovilli (▲) erkennen. Coated Pit (◆). (Dr. F. Wrba, Institut für Pathologische Anatomie, Universität Wien)

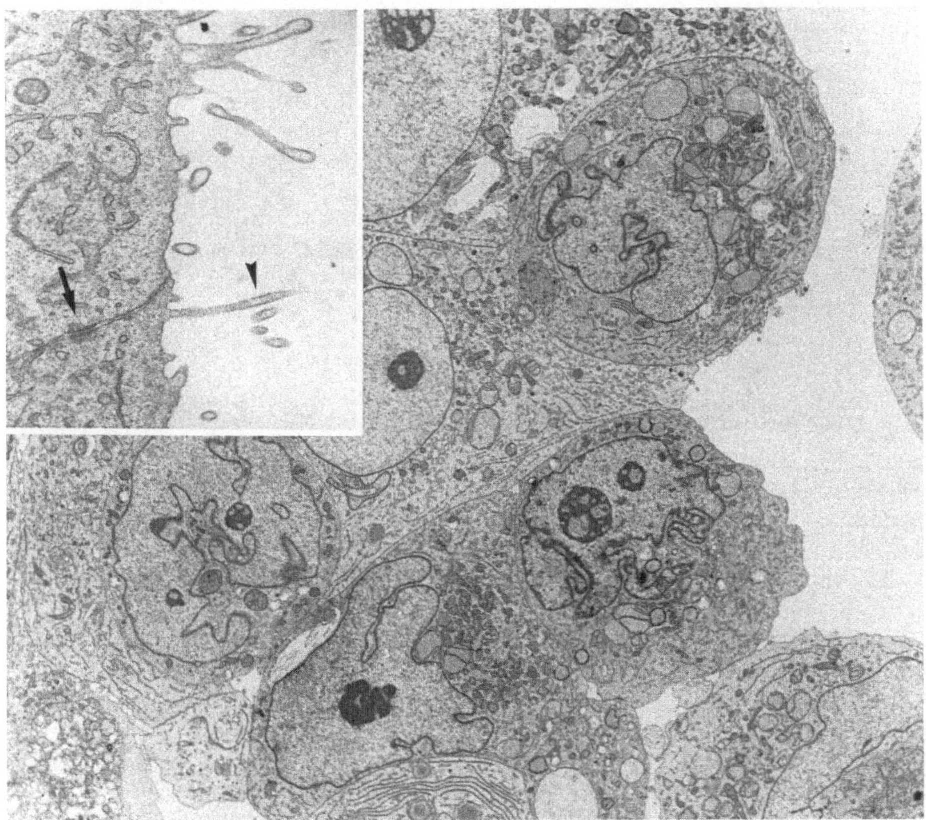

Abb. 16 B. Ausschnitt einer im HTCA gewachsenen Tumorzellkolonie einer Patientin (W. H.) mit Ovarialkarzinom (3900 ×). Die Zellkerne unregelmäßig, teilweise tief gekerbt, vereinzelt mit Nukleolen; das Zytoplasma mäßig organellenreich, gelegentlich mit Lipidtropfen. Inset: Desmosom (↑) und oberflächlich Mikrovilli (▲). (Dr. F. Wrba, Institut für Pathologische Anatomie, Universität Wien)

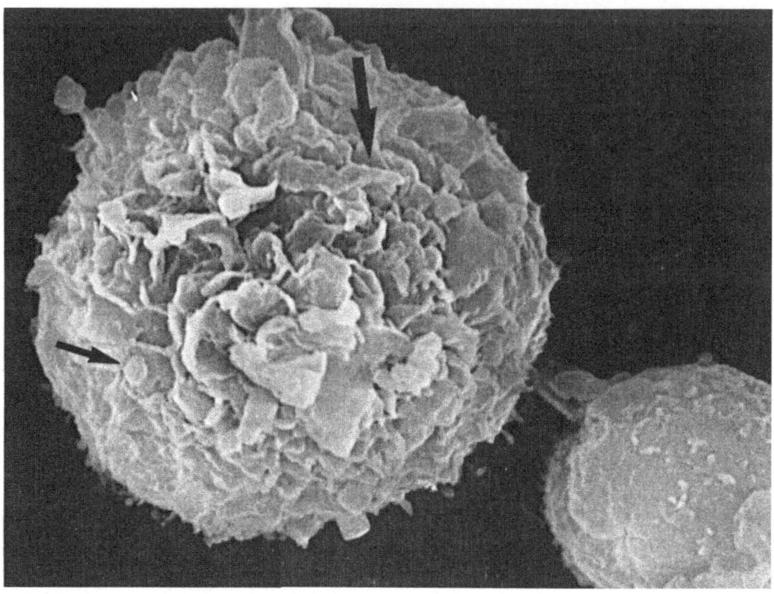

Abb. 17. Zellen aus dem Pleurapunktat einer Patientin (H. E.) mit Ovarialkarzinom (3500 ×). Leichte Anisozytose, stellenweise "surface blebs" (↑) und dichte, oft spiralig geformte "ruffles" (↑). (Dr. P. Zilla, II. Chirurgische Universitätsklinik, Wien)

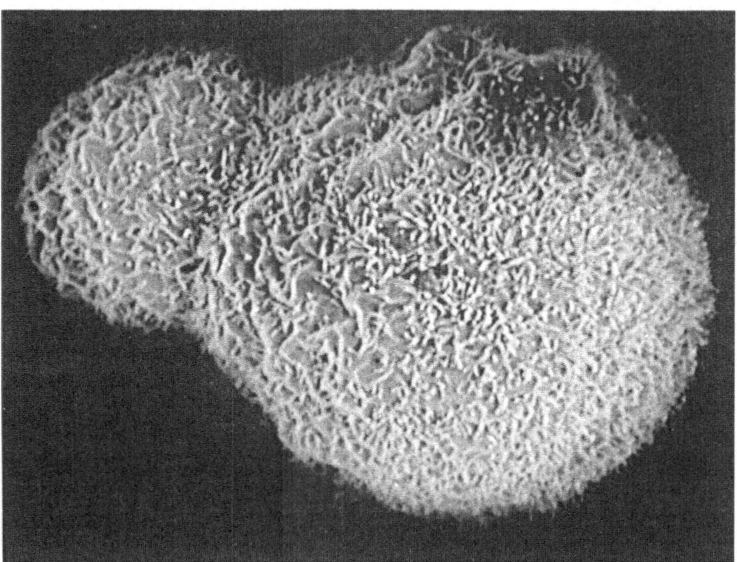

Abb. 18. Zellen aus dem Aszites einer Patientin (G. E.) mit Ovarialkarzinom (3500 ×). Ausgeprägte Anisozytose, zwei verschiedene Formen der Oberflächendifferenzierung: entweder vollkommen glatt oder mit dichten, teilweise haarig-zarten Mikrovilli. (Dr. P. Zilla, II. Chirurgische Universitätsklinik, Wien)

4.4.6 Rasterelektronenoptische Darstellung

Zusätzlich wurden von einigen Zellen der für das Plating herangezogenen Ausgangszellsuspension rasterelektronenmikroskopische Darstellungen durchgeführt (Abb. 17/18). Die Aufbereitung der Zellsuspension für diese Untersuchungen erfolgte nach der von Zilla et al. [714] beschriebenen Vorgangsweise.

4.4.7 Chromosomenanalyse

Als eines der wenigen absoluten Kriterien für Malignität ist die Aneuploidie anzusehen [521, 621]. Aus diesem Grunde wurden an den Zellen des für das Plating verwendeten Ausgangsmaterials Chromosomenanalysen durchgeführt, um die maligne Natur der eingesetzten Zellen beweisen zu können. Es wurde dabei nach der von Trent publizierten Methode [620] vorgegangen. Insgesamt konnte bei 27 verschiedenen Ovarialkarzinomen, bei denen genügend Material vorhanden war, eine Chromosomenanalyse durchgeführt werden. Ein Beispiel einer Mitose aus einer Aszites-Zellkultur einer Patientin (D. D.) mit Ovarialkarzinom sowie das korrespondierende Karyogramm ist in den Abb. 19 und 20 dargestellt.

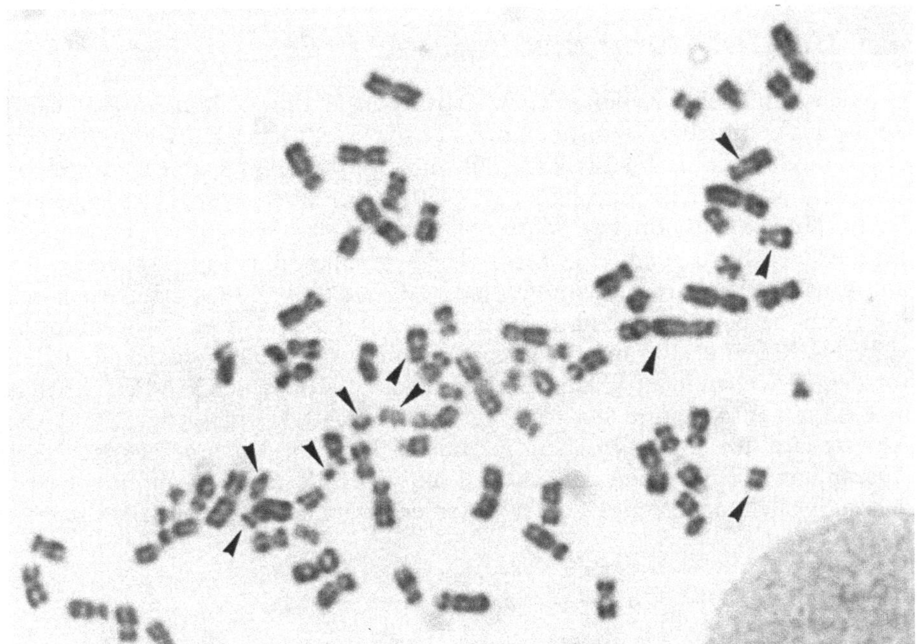

Abb. 19. Hyperploide Mitose mit 78 Chromosomen und zahlreichen Markerchromosomen (Pfeile) aus einer Asziteszellkultur einer Patientin (D. D.) mit Ovarialkarzinom. G-banding mit Trypsin. (Dr. O. Haas, St.-Anna-Kinderspital, Wien)

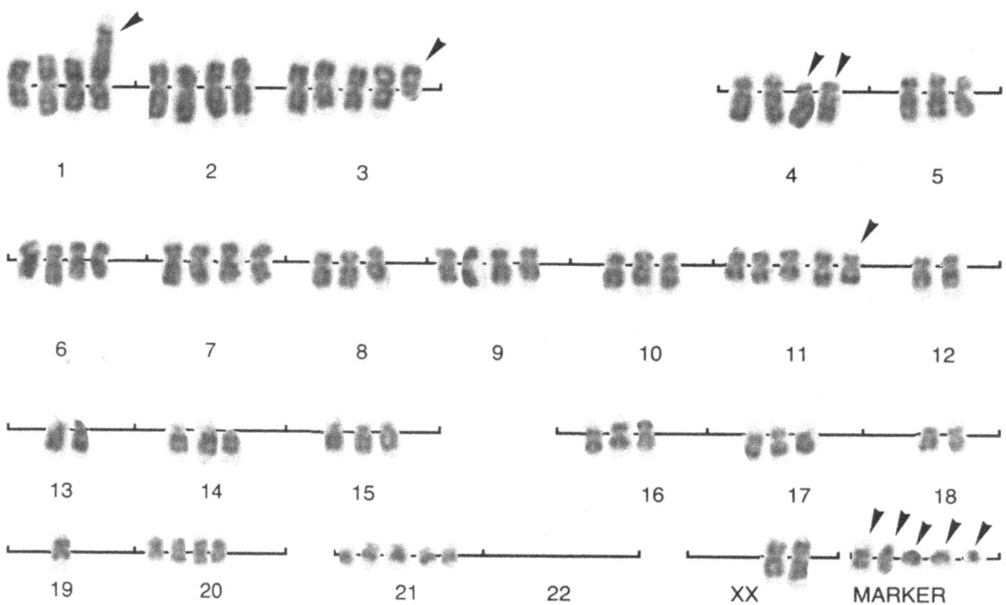

Abb. 20. Karyotyp einer Patientin (D. D.) mit Ovarialkarzinom mit 78 Chromosomen.
(Dr. O. Haas, St.-Anna-Kinderspital, Wien)

4.5 Bestimmung des Suicide Index

Um den Anteil jener Zellen in einer Zellsuspension, die sich in der S-Phase des
Zellzyklus befinden, zu ermitteln, d. h. um die Größe jenes Zellkompartimentes,
das zumindest für die Therapie mit zellzyklus-phasenabhängigen Medikamenten
von prognostischer Bedeutung ist [11, 470], zu erfassen, wurde der sogenannte
Suicide Index (SuI) durchgeführt.

$1,5 \times 10^6$ Zellen, suspendiert in McCoy's 5A-Medium plus 10% HIFCS, wurden
mit 40 uCi[methyl-^{3}H]-Thymidin (spez. Aktivität 40—60 Ci/mM; Amersham)
für 1 Stunde bei 37 °C inkubiert, anschließend mit McCoy's 5A-Medium plus
10% HIFCS und 100 µg/ml kaltem Thymidin zweimal gewaschen. Hierauf
wurden die Zellen in einer Konzentration von 5×10^5 Zellen pro Petrischälchen
in Kultur gebracht und bei 37 °C in einer feuchtigkeitsgesättigten 5%-CO_2-
Atmosphäre für 2—3 Wochen inkubiert. Die Auswertung erfolgte durch
Auszählung der Kolonien der mit radioaktiv-markiertem Thymidin vorbehandelten Schälchen im Vergleich zur Kolonienanzahl der unbehandelten Kontrollen.

5 Statistische Auswertung

Für nicht-normal verteilte Meßwerte wurde für den Vergleich zweier Gruppen der Mann-Whitney Rangsummentest, für den von mehr als zwei Gruppen der H-Test von Kruskal-Wallis [323] verwendet. Vergleiche von Häufigkeitsverteilungen erfolgten mittels chi^2-Tests [501]. Für den Vergleich *in vitro/in vivo* wurde der Vier-Felder-Korrelationskoeffizient und der chi^2-Test berechnet. Überlebenskurven wurden nach der Methode von Kaplan-Meier [298] erstellt und graphisch dargestellt. Für den Vergleich der Überlebenswahrscheinlichkeiten wurde der nicht-parametrische Vergleich der Überlebenszeiten nach Breslow und Mantel-Cox [165] herangezogen, die sich hinsichtlich der Gewichtung beobachteter Differenzen von Kurven unterscheiden. Bei normal-verteilten Werten wurde die Hypothese der Unterschiedlichkeit der Mittelwerte in den verschiedenen Subgruppen varianzanalytisch überprüft [501]. Zusammenhangshypothesen zwischen quantitativen Variablen wurden mittels des linearen Korrelationskoeffizienten beurteilt und auf Signifikanz getestet [501].

6 Wachstum im HTCA

6.1 Ergebnisse

Klonales Wachstum fand sich in 38% aller adäquaten Tumorproben (N = 111) (Tabelle 23), wobei Biopsien in 39% (23/59) und Ergüsse in 37% (19/52) Kolonienbildung im HTCA zeigten. Suffizientes Wachstum (Bildung von 20 oder mehr Kolonien im Kontrollansatz) lag bei solidem Tumormaterial in 25% (15/59) und bei Ergüssen in 29% (15/52) vor. Statistisch ließ sich zwischen Biopsien und Ergüssen hinsichtlich des Wachstumsverhaltens kein signifikanter Unterschied nachweisen. Der Median der Kolonienanzahl aller gewachsenen Proben (N = 42) lag bei 44 mit einem Range von 5—484, was einem Median der CE von 0,0088% und einem Range von 0,001—0,0968% entsprach (Tabelle 24). Zwischen der Kolonienbildung bei Biopsien (N = 23; Median 44, Range 6—484) und der bei Ergüssen (N = 19; Median 32, Range 5—469) zeigte sich kein signifikanter Unterschied (Tabelle 25).

Bei der Analyse, inwieweit sich das Ergebnis der zytologischen Untersuchung der Ausgangszellsuspension für die Kultivierung im HTCA mit der Histologie/Zytologie des bei therapeutischen oder diagnostischen Eingriffen gewonnenen Materials deckte, zeigte sich bei positiver Übereinstimmung in 40% Wachstum (Tabelle 26). In einem Fall eines Primärtumors und gleichzeitig negativer Zytologie kam es zu keinem Wachstum, jedoch wurde Wachstum in einem Fall bei umgekehrter Konstellation beobachtet. Drei zytologisch nicht auswertbare Fälle zeigten kein Wachstum, hingegen kam es bei einem Viertel der 12 zytologisch suspekten Präparate bei positiver Histologie zu suffizientem Wachstum.

Beim Vergleich der Vitalität von allen gewachsenen (N = 42; Median 91%, Range 17—100%) und allen nicht gewachsenen Tumorproben (N = 69, Median = 90%, Range 29—99%) ließ sich kein Unterschied feststellen (Tabelle 27). Bei der Analyse des Einflusses der Vitalität der einzelnen Tumorproben unabhängig von den eingesetzten Aufarbeitungsmethoden auf das Ausmaß des *In-vitro*-Wachstums zeigte sich eine signifikant höhere Vitalität der suffizient gewachsenen Proben gegenüber der der insuffizient gewachsenen (p < 0,05) (Tabelle 28). Betrachtete man die Vitalität in Abhängigkeit von der Aufarbeitungsmethode, so zeigte sich eine signifikant höhere Vitalität (p < 0,01) für Zentrifugation gegenüber enzymatischer Disaggregation (Tabelle 27). Der Vergleich der Vitalität innerhalb der enzymatisch und zusätzlich mit Dichtegradientenzentrifugation aufgearbeiteten Biopsien ließ keinen signifikanten Unterschied zwischen Proben mit Wachstum (N = 15; Median 85%, Range 79—95%)

Tabelle 23. Wachstum im HTCA in Abhängigkeit vom Tumormaterial von Patientinnen mit Ovarialkarzinom

Wachstum	Biopsien			Ergüsse			Gesamt Biopsien + Ergüsse
	Primär-tumor	Rezi-div	Meta-stase	Aszi-tes	Pleura-punktat	Spül-flüssig-keit	
Gesamt	19	1	3	15	3	1	42 (38%)
suffizient[a]	14	0	1	12	2	1	30 (71%)
insuffizient[b]	5	1	2	3	1	0	12 (29%)
Kein	29	1	6	30	3	0	69 (62%)

[a] ⩾ 20 Kolonien pro Petrischälchen.
[b] ⩾ 5 < 20 Kolonien pro Petrischälchen.

Tabelle 24. Wachstum des Tumormaterials von Patientinnen mit Ovarialkarzinom im HTCA

	Suffizientes Wachstum ($\geqslant$ 20 Kolonien pro Petrischälchen)	Insuffizientes Wachstum ($\geqslant$ 5 < 20 Kolonien pro Petrischälchen)	Wachstum Gesamt (suffizient und insuffizient)
Anzahl an Proben	30	12	42
Kolonienanzahl			
Median	60	9	44
Range	20—484	5—15	5—484
Cloning efficiency [a]			
Median	0,0120	0,0018	0,0088
Range	0,004—0,0968	0,001—0,003	0,001—0,0968

$$^{a}\ \text{Cloning efficiency (\%):}\ \frac{\text{Anzahl gewachsener Kolonien}}{\text{Anzahl mononukleärer vitaler Zellen}} \times 100$$

und jenen ohne Wachstum (N = 22; Median 86%, Range 44—97%) erkennen (Daten nicht gezeigt). Durch zusätzliche Dichtegradientenzentrifugation konnte bei den soliden Tumorproben keine signifikante Wachstumssteigerung festgestellt werden. Während Proben mit Dichtegradientenzentrifugation in 15 Fällen Wachstum und in 22 Fällen kein Wachstum zeigten, war dieses bei den 18 Proben ohne Dichtegradientenzentrifugation in 5 Fällen positiv und in 13 Fällen negativ. Die Analyse eines möglichen Einflusses der Dichtegradientenzentrifugation auf die CE ließ keinen wesentlichen Vorteil gegenüber der enzymatischen Aufarbeitung ohne anschließenden Einsatz des Ficoll-Paque-Gradienten erkennen. Die entsprechenden Werte für die CE ohne Gradientenzentrifugation lagen bei einem Median von 0,005% (Range 0,0012—0,0310; N = 5), die für die CE unter Ficoll-Paque bei 0,0096% (Range 0,0012—0,0968; N = 15) (Daten nicht gezeigt).

Bei 11 Biopsien und 10 Ergüssen mit Wachstum konnte der SuI bestimmt werden (Tabelle 29). Der SuI der Biopsien und der Ergüsse unterschieden sich nicht signifikant voneinander. Während der SuI der suffizient gewachsenen Proben (N = 18) bei einem Median von 88% (Range 19—117%) lag, wiesen die drei insuffizient gewachsenen Proben einen Median von 64% (Range 56—122%) auf. Wegen der in der Gruppe mit insuffizientem Wachstum zu kleinen Fallzahl konnte keine statistische Auswertung durchgeführt werden. Insgesamt lag der in der S-Phase befindliche Zellanteil aller Proben bei etwa 10%.

Tabelle 25. Kolonienanzahl und Cloning efficiency in Abhängigkeit vom Tumormaterial von Patientinnen mit Ovarialkarzinom

Wachstum	Biopsien			Ergüsse		
	Primär-tumor	Rezidiv	Metastase	Aszites	Pleura-punktat	Spül-flüssig-keit
Anzahl an Proben	19	1	3	15	3	1
Kolonienanzahl						
Median	46	6	15	32	21	136
Range	6—484	—	9—299	5—469	14—51	—
Cloning efficiency[a]						
Median	0,0092	0,0012	0,003	0,0064	0,0042	0,0272
Range	0,0012—0,0968	—	0,0018—0,0598	0,001—0,0938	0,0028—0,0102	—

[a] Cloning efficiency (%): $\dfrac{\text{Anzahl gewachsener Kolonien}}{\text{Anzahl mononukleärer vitaler Zellen}} \times 100.$

Tabelle 26. Wachstum im HTCA in Abhängigkeit von Histologie/Zytologie des Testmaterials von Patientinnen mit Ovarialkarzinom

	Histologie/Zytologie				
	positiv/positiv	positiv/negativ	positiv/suspekt	positiv/nicht evaluierbar	negativ/positiv
Biopsien + Ergüsse	N = 94	N = 1	N = 12	N = 3	N = 1
Kein Wachstum	56	1	9	3	0
Wachstum	38	0	3	0	1
suffizient[a]	26	0	3	0	1
insuffizient[b]	12	0	0	0	0
Biopsien	N = 49	N = 1	N = 5	N = 3	N = 1
Kein Wachstum	29	1	3	3	0
Wachstum	20	0	2	0	1
suffizient[a]	12	0	2	0	1
insuffizient[b]	8	0	0	0	0

[a] Wachstum ≥ 20 Kolonien pro Petrischälchen.
[b] Wachstum $\geq 5 < 20$ Kolonien pro Petrischälchen.

Tabelle 27. Wachstum von Tumormaterial im HTCA in Abhängigkeit von Vitalität und Aufarbeitungsmethode

Wachstum	Vitalität[a] (%)			
	Gesamt	Zentri-fugation	Disaggregation	
			mechanisch	enzymatisch
Kein (N)	69	33	1	35
Median	90	97	29	83
Range	29—99	65—99	—	31—94
Gesamt (N)	42	19	3	20
Median	91	96	41	84
Range	17—100	86—100	17—80	24—95
Suffizient[b] (N)	30	15	0	15
Median	93	97	—	85
Range	24—100	86—100	—	24—95

[a] Supravitalfärbung mittels Trypanblau.
[b] Wachstum ≥ 20 Kolonien pro Petrischälchen.

In Tabelle 30 sind die Zusammenhänge zwischen der Kombination aus E_2R und PgR und dem Wachstumsverhalten der Tumoren im HTCA detailliert, wobei die sich auf Patientinnen, bei denen in 54 Fällen Hormonrezeptorwerte vorhanden waren und die sich auf Testmaterial, bei dem in 73 Fällen die entsprechenden Kombinationswerte zur Verfügung standen, beziehenden Hormonrezeptor-Kombinationswerte getrennt angegeben sind. Zwischen den unterschiedlichen Hormonrezeptor-Kombinationen und dem Wachstumsverhalten ließ sich kein statistisch signifikanter Zusammenhang feststellen. Berücksichtigte man alle jene Fälle von Patientinnen, bei denen zumindest ein Hormonrezeptor positiv (E_2R/PgR: $+/+$, $+/—$, $—/+$) war, und verglich diese Fälle bezüglich des Wachstums im HTCA mit E_2R/PgR negativen Fällen ($—/—$), so zeigte sich kein signifikanter Unterschied. Bezog man den Gehalt an Hormonrezeptor-Kombinationen auf das Testmaterial (N = 73), so lagen ähnliche Verhältnisse vor (Tabelle 30). Betrachtete man die Hormonrezeptor-Kombinationen der Tumorproben und die dazugehörigen Werte der CE dieser Tumoren, so ließ sich im vorliegenden Material auch diesbezüglich kein Zusammenhang erkennen (Tabelle 31).

Bei der Betrachtung der Höhe des SuI und des Hormonrezeptorgehaltes der Proben fiel auf, daß der SuI der E_2R-positiven Tumoren (N = 4; Median 37%, Range 19—96%) signifikant (p = 0,05) unter dem der E_2R-negativen (N = 7; Median 98%, Range 56—122%) lag. Zwischen PgR-positiven und PgR-negativen Tumoren war kein signifikanter Unterschied zu sehen (Daten nicht gezeigt).

Tabelle 28. Cloning efficiency in Abhängigkeit von der Vitalität unabhängig von den Aufarbeitungsmethoden

Wachstum	N	Vitalität [a]		Cloning efficiency [b]	
		Median	Range	Median	Range
Suffizient [c]	30	93	24—100	0,0120	0,004—0,0968
Insuffizient [d]	12	85	17—96	0,0018	0,001—0,0030
Gesamt	42	91	17—100	0,0088	0,001—0,0968

[a] Zellvitalität in % (Supravitalfärbung mit Trypanblau).

[b] Cloning efficiency (%): $\dfrac{\text{Anzahl gewachsener Kolonien}}{\text{Anzahl mononukleärer vitaler Zellen}} \times 100$.

[c] Wachstum $\geqslant 20$ Kolonien pro Petrischälchen.

[d] Wachstum $\geqslant 5 < 20$ Kolonien pro Petrischälchen.

Tabelle 29. Erfassung des Suicide-Index [a] gewachsener Tumorproben von Patientinnen mit Ovarialkarzinom

Kolonien-Überleben (%)	Biopsien N = 11	Ergüsse N = 10	Gesamt N = 21
Median	66	88	87
Range	19—117	32—122	19—122

[a] Der Suicide-Index gibt den Prozentsatz überlebender kolonienbildender Zellen nach Inkubation mit radioaktiv-markiertem Thymidin und damit indirekt den Anteil an klonogenen, sich in der S-Phase des Zellzyklus befindlichen Zellen an.

Die Analyse, inwieweit eine vorausgegangene Antitumortherapie von Einfluß auf das Wachstumsverhalten dieser Tumorproben im HTCA war, ergab keinen signifikanten Unterschied zwischen den Gruppen mit und ohne Vorbehandlung (Tabelle 32). Auch für das Ausmaß des Wachstums — die Cloning efficiency — fand sich kein signifikanter Unterschied in Abhängigkeit von der vorausgegangenen Therapie.

Eine detaillierte Angabe über Zusammenhänge von als für die Prognose von Patientinnen mit Ovarialkarzinom anerkannten Risikofaktoren und dem Wachstumsverhalten der entsprechenden Ovarialkarzinomproben im HTCA findet sich in Tabelle 33. Bei 42% aller Patientinnen, von denen Material zur Testung eingesandt worden war, kam es zu Wachstum im HTCA, wobei dieses bei zwei Drittel der Patientinnen suffizient war. Unterteilte man die Patientinnen nach dem bei der Erstoperation zurückgebliebenen Resttumor in kein Resttumor, Resttumor mit einem größten Einzeldurchmesser von maximal 2 cm und solche mit größerem Resttumor, so zeigte sich für diese Untergruppen eine ähnliche Verteilung bezüglich Wachstum und fehlendem Wachstum im HTCA. Von den

Tabelle 30. Hormonrezeptorgehalt — Wachstum im HTCA — Östrogenrezeptor kombiniert mit Progesteronrezeptor bei Ovarialkarzinomen

Wachstum	Patientinnen (N = 54) Östrogenrezeptor/Progesteronrezeptor				Testmaterial (N = 73) Östrogenrezeptor/Progesteronrezeptor			
	+/+	+/—	—/+	—/—	+/+	+/—	—/+	—/—
Kein								
E_2R^a/PgR^b	9	10	4	11	12	14	7	18
$E_2R\,T^c/PgR\,T^d$	7	9	3	7	8	10	3	7
Gesamt								
E_2R/PgR	4	7	2	7	4	8	2	8
$E_2R\,T/PgR\,T$	4	6	1	5	4	6	1	5
Suffizient[e]								
E_2R/PgR	2	5	2	4	2	6	2	4
$E_2R\,T/PgR\,T$	2	4	1	3	2	4	1	3
Insuffizient[f]								
E_2R/PgR	2	2	—	3	2	2	—	4
$E_2R\,T/PgR\,T$	2	2	—	2	2	2	—	2

[a] E_2R +/— Östrogenrezeptorgehalt $>/\leqslant 10\,fmol/mg$ Protein im Zytosol (unabhängig davon, ob das gleiche Material im HTCA getestet wurde).

[b] PgR +/— Progesteronrezeptorgehalt $>/\leqslant 10\,fmol/mg$ Protein im Zytosol (unabhängig davon, ob das gleiche Material im HTCA getestet wurde).

[c] $E_2R\,T$ +/— Östrogenrezeptorgehalt des im HTCA getesteten Materials $>/\leqslant 10\,fmol/mg$ Protein im Zytosol.

[d] PgR T +/— Progesteronrezeptorgehalt des im HTCA getesteten Materials $>/\leqslant 10\,fmol/mg$ Protein im Zytosol.

[e] Wachstum von $\geqslant 20$ Kolonien pro Petrischälchen.

[f] Wachstum von $\geqslant 5 < 20$ Kolonien pro Petrischälchen.

Tabelle 31. Cloning efficiencies von Ovarialkarzinomproben im HTCA, getrennt nach Hormonrezeptorkombinationen

Hormon-Rezeptor-Kombination	Cloning efficiencies[a] (%)								
	Gesamtes Wachstum			Suffizientes Wachstum[b]			Insuffizientes Wachstum[c]		
	N	Median	Range	N	Median	Range	N	Median	Range
$E_2R+/PgR+$ [d]	4	0,0060	0,0012—0,0158	2	0,0126	0,0092 / 0,0158	2	0,0020	0,0012 / 0,0026
E_2R+ [e]$/PgR—$ [d]	8	0,0288	0,0018—0,0968	6	0,0308	0,0088—0,0968	2	0,0022	0,0018 / 0,0026
$E_2R—$ [e]$/PgR+$	2	0,0074	0,0050 / 0,0098	2	0,0074	0,0050 / 0,0098	0	—	—
$E_2R—/PgR—$	8	0,0038	0,0012—0,0128	4	0,0070	0,0046—0,0128	4	0,0026	0,0012—0,0030

[a] Cloning efficiency (%): $\dfrac{\text{Anzahl gewachsener Kolonien}}{\text{Anzahl mononukleärer vitaler Zellen}} \times 100$.

[b] Cloning efficiency $\geqslant 0,004\%$.

[c] Cloning efficiency $\geqslant 0,001\% < 0,004\%$.

[d] *PgR+/PgR—* Progesteronrezeptor: $>/\leqslant 10\,\text{fmol/mg}$ Protein im Zytosol.

[e] $E_2R+/E_2R—$ Östrogenrezeptor: $>/\leqslant 10\,\text{fmol/mg}$ Protein im Zytosol.

Tabelle 32. Wachstum von Ovarialkarzinomen im HTCA in Abhängigkeit von der Vorbehandlung der Patientinnen

Wachstum	Material von Patientinnen (N = 111)	
	Mit Vortherapie N = 31	Ohne Vortherapie N = 80
Positiv[a]	13 (12%)	29 (26%)
Negativ	18 (16%)	51 (46%)

[a] $\geqslant$ 5 Kolonien pro Petrischälchen.

Tabelle 33. Anerkannte Risikofaktoren für Patientinnen mit Ovarialkarzinom in Abhängigkeit vom Wachstumsverhalten der korrespondierenden Tumorproben im HTCA

Risikofaktor- verteilung der 84 Patientinnen		Wachstum			
		Suffizient[a]	In- suffizient[b]	Gesamt	Kein
		N 24	N 11	N 35	N 49
Postoperativer	0	2	3	5	11
Resttumor (cm)	$\leqslant 2$	5	—	5	9
	> 2	17	8	25	29
Grading	G 1	2	0	2	4
	G 2	3	2	5	13
	G 3	9	5	14	17
	G x	10	4	14	15
FIGO-Stadium	I	2	2	4	5
	II	0	0	0	2
	III	15	8	23	34
	IV	7	1	8	8
Histologie					
	serös	19	9	28	28
	muzinös	2	—	2	5
	endometrioid	1	—	1	3
	hellzellig	—	—	—	1
	undifferenziert	1	2	3	7
	Mischtyp	—	—	—	5
	negativ	1	—	1	—
Alter	Median	58	55	56	62
(Jahre)	Range	24—86	38—84	24—86	39—76

[a] $\geqslant$ 20 Kolonien pro Petrischälchen.
[b] $\geqslant$ 5 < 20 Kolonien pro Petrischälchen.

30 Patientinnen mit Resttumor zeigten 22 (73%) suffizientes Wachstum, wobei dieses zu 77% in der Gruppe der Patientinnen mit großem postoperativem Resttumor (Durchmesser > 2 cm) anzutreffen war. Undifferenzierte Tumore (G 3) zeigten zu etwa gleichen Anteilen Wachstum bzw. fehlendes Wachstum während bei den höher differenzierten Fällen ein Übergewicht zugunsten von Nicht-Wachstum vorherrschte. Aufgrund des Wachstumsverhaltens entsprachen die Tumoren mit unbekanntem Grading denen des undifferenzierten Stadiums. 89% aller gewachsenen Tumoren gehörten den FIGO-Stadien III/IV an. Auch für die in den beiden Gruppen FIGO I/II und FIGO III/IV zusammengefaßten Patientinnen konnte kein statistisch differentes Wachstumsverhalten errechnet werden. Bei der Hälfte der Patientinnen mit serösem Ovarialkarzinom zeigte sich in 68% suffizientes Wachstum im HTCA. Bei den übrigen Histologien waren die Fallzahlen für eine statistische Auswertung zu klein. Keine der 5 Tumorproben mit gemischter Histologie führte zu Kolonienbildung. In einem Fall negativer Histologie, jedoch gleichzeitig positiver Zytologie, kam es zu suffizientem Wachstum. In Hinblick auf das Alter der Patientinnen bestand kein Unterschied zwischen den Patientinnen mit und ohne Wachstum im HTCA (Tabelle 33).

6.2 Diskussion

Das Ovarialkarzinom gilt als einer jener Tumoren, die besonders gutes Wachstum im HTCA aufweisen. Dennoch schwankten die Angaben der einzelnen Gruppen, die Werte von 12% Wachstum [64] bis zu 91% Wachstum [681] angaben, deutlich. Die eigenen Ergebnisse mit 38% Wachstum lagen so wie die zahlreicher anderer Gruppen [64, 277, 440, 503, 637, 639, 650, 690] unter 50%, während vergleichbar viele Arbeitsgruppen eine mitunter wesentlich höhere Wachstumsrate bis 91% angaben [12, 35, 63, 187, 284, 307, 497, 559, 667, 681, 692]. Wie bereits unter Auswertung (4.3) angeführt, beruhen diese Angaben auf zum Teil sehr unterschiedlichen Definitionen für das Wachstum im HTCA. Darüber hinaus gingen die einzelnen Arbeitsgruppen von sehr unterschiedlich definiertem Ausgangsmaterial aus, was im Extremfall dazu führen kann, daß gleichlautende Ergebnisse bezüglich Wachstum in Wirklichkeit mehr differieren als dies bei numerisch voneinander abweichenden Ergebnissen der Fall sein kann. Wie bereits ausgeführt, basiert der HTCA auf dem von einer Monozellsuspension ausgehenden Kolonienwachstum. Um dieser Forderung nachzukommen, wurde die Aufarbeitung des eigenen Materials möglichst konsequent durchgeführt, wobei zusätzlich jene Proben, bei denen die Qualität der geplateten Zellsuspension als nicht adäquat eingestuft wurde (> 10 Klümpchen von 30 µm Durchmesser pro Petrischälchen), von der Auswertung ausgeschlossen wurden (N = 8). Agrez et al. [6] beobachteten in einer Untersuchung, in der das Wachstum von Kolonien im HTCA mittels Mikrophotographie dokumentiert wurde, daß Kolonienbildung ausschließlich von präformierten Klümpchen, nicht aber von Einzelzellen ausgegangen war. Alley und Lieber [29] hielten die Herstellung einer Monozellsuspension als nur in wenigen Fällen erreichbar. Arbuck et al. [35] beobachteten, daß es bei Vorliegen einer Monozellsuspension nie zu Kolonienwachstum kam. Sowohl Slocum et al. [569], Umbach et al. [638] und auch Kirkels et al. [312] bemerkten wesentlich häufiger von Klümpchen als von Einzelzellen ausgehendes Kolonienwachstum im HTCA. Dies stimmte auch mit den Beobachtungen von Pierce [459] überein, daß Einzelzellen langsamer als Zellhäufchen wuchsen, da ihnen sogenannte Environmental conditions fehlten. Aufgrund der eigenen Erfahrungen soll nachdrücklich auf die Notwendigkeit, eine möglichst gute Einzelzellsuspension als Ausgangsmaterial für den HTCA anzustreben, hingewiesen werden, selbst wenn dies zur Verminderung von Kolonienwachstum im HTCA führt. Diese Forderung ist insbesondere dann, wenn der HTCA als prädiktives Testsystem eingesetzt werden soll, zu erheben. Die unterschiedlichen Definitionen für eine Kolonie können sich auf die Wachstumsergebnisse im HTCA auswirken. Die für die Koloniendefinition bei Ovarialkarzinomproben verwendeten Kriterien schwankten zwischen ≥ 20 bis ≥ 50 Zellen einerseits und zwischen ≥ 50 bis $\geq 100\,\mu m$ Durchmesser andererseits (Tabelle 21). Als Kriterium für die eigenen Ergebnisse wurde ein Durchmesser von $\geq 60\,\mu m$ für eine Zellgruppe gefordert, damit sie als Kolonie gezählt wurde. Entsprechend den Angaben von Von Hoff et al. [667] wurden 20 oder mehr Kolonien pro Petrischälchen gefordert, um Wachstum als suffizient einzustufen.

Ein für das Wachstum bzw. Nicht-Wachstum von Tumorproben im HTCA entscheidender Faktor ist die Art des Ausgangsmaterials. Während mehrerer Untersuchungen wesentlich besseres Wachstum bei Ergüssen als bei soliden Tumoren fanden [268, 511, 658, 659], ließ das eigene Material einen derartigen Schluß nicht zu (Tabelle 23). So wie bei Runge et al. [496] und auch bei Sikic et al. [556] zeigte sich auch im eigenen Material keine signifikant höhere CE für Ergüsse gegenüber soliden Tumoren (Tabellen 23 und 25) und auch kein signifikanter Unterschied für suffizientes und insuffizientes Wachstum für diese beiden Gruppen (Tabelle 23).

Um sicher zu gehen, daß es sich bei dem im HTCA verarbeiteten Material um Tumormaterial handelte, das für den Tumor repräsentativ war, wurde von jeder Ausgangszellsuspension ein zytologisches Dauerpräparat für den Vergleich mit dem histologischen Befund hergestellt. Diskrepanzen zwischen histologischem und zytologischem Befund waren im vorliegenden Material mit 2% äußerst selten (Tabelle 26). In einem Fall trat bei positiver Histologie und negativer Zytologie kein Wachstum auf. Das könnte dadurch erklärt werden, daß der zur Testung im HTCA verwendete Gewebeanteil benign war und dadurch nicht für den histologisch als malign identifizierten Gewebeanteil repräsentativ war, und deshalb auch kein Wachstum zeigte. Der andere Fall, bei dem entgegengesetzte Befunde für Histologie und Zytologie vorlagen, stammte ebenfalls von einem soliden Gewebestück und zeigte im Gegensatz zum ersten Fall suffizientes Wachstum im HTCA. Auch hier kann der Umstand als Erklärung herangezogen werden, daß eventuell nicht benachbarte und damit, was die Dignität betrifft, unterschiedliche Gewebestücke beurteilt wurden. In diesem zweiten Fall kam dem HTCA daher diagnostische Bedeutung zu, insofern, als erst das Wachstum im HTCA sowie die Überprüfung des Zytopräparates vom Versuchsansatz zur Malignitätsdiagnostik führte. Die zytologische Diagnostik ist zwar prinzipiell heikler als die histologische, die Tatsache des Wachstums in Agar bestätigte im vorliegenden Fall die Richtigkeit des zytologischen Befundes. Darüber hinaus gibt es Untersuchungsergebnisse verschiedener Arbeitsgruppen, die in seltenen Fällen Kolonienwachstum im HTCA bei negativer Zytologie aufwiesen [581, 650]. Während Verheijen [650] in zwei von neun zytologisch negativen Lavagen im Rahmen einer Second-look-Operation bei Ovarialkarzinom Wachstum im HTCA beobachtete, lag die Rate an zytologisch falsch negativen Ergebnissen von Sridhar et al. [581] bei 16%. Nicht jedoch darf das negative Wachstumsergebnis im HTCA als Beweis für das Fehlen von Tumorzellen herangezogen werden. So berichtete Verheijen [650] bei 80% positiven zytologischen Befunden, daß diese nur in 16% auch mit Wachstum im HTCA einhergingen.

Widersprüchliche Ergebnisse findet man bezüglich des Tumorzellgehaltes von Zellsuspensionen und deren CE. Während Alonso [31] seine hervorragenden Wachstumsergebnisse von 91% bei einem von verschiedensten Tumorentitäten abstammenden Material dadurch erklärte, daß er seine CE auf den Gehalt an vitalen Tumorzellen bezog, fanden andere Autoren paradoxerweise keinen Zusammenhang zwischen Tumorzellgehalt der Ausgangszellsuspension und dem Wachstumsverhalten dieser Proben im HTCA [35, 97, 269]. Demgegenüber fanden Moezzi und Murphy [407] zwar keinen signifikanten Zusammenhang zwischen Tumorzellgehalt und CE bei Ergüssen, wohl aber bei soliden Tumoren. Obwohl im eigenen Material der Zusammenhang zwischen Tumorzellgehalt und CE keine statistische Signifikanz erreichte (p = 0,132), konnte ein hochsignifikanter Zusammenhang (p < 0,001) zwischen Tumorzellgehalt und Wachstum gefunden werden. Dieser Befund könnte dahingehend gedeutet werden, daß klonales Wachstum in höherem Ausmaß von qualitativen als von rein quantitativen Faktoren abhängen dürfte.

Bei der Analyse von Ergebnissen müssen alle Details, die sich auf das Wachstum im HTCA auswirken können, berücksichtigt werden. Bereits die Materialgewinnung im weitesten Sinn kann von entscheidendem Einfluß auf das Wachstumsverhalten der Proben sein. Das für die vorliegende Untersuchung eingesetzte Material wurde teilweise von auswärtigen Abteilungen zugesandt, was zur Folge hatte, daß es zwischen Probenentnahme und Verarbeitung mitunter zu längeren Verzögerungen gekommen war, was der generellen Anforderung für eine erfolgreiche Kultivierung à priori nicht entsprach. Auch andere multizentrisch kooperierende Zentren erkannten, daß Proben aus dem eigenen Haus viel besseres Wachstum zeigten als von auswärts zugesandtes Material und lehnten deshalb einen längeren Transport prinzipiell ab [681, Welander und Berens — persönliche Mitteilung]. Ein zu erwartender, durch längeren Probentransport bedingter vitalitätssenkender Einfluß wurde im vorliegenden Material nicht objektiviert, da die Vitalitätsbestimmung der Zellsuspension erst nach Dichtegradientenzentrifugation, und damit nach Selektion der vitalen Zellen, durchgeführt wurde.

Die statistisch signifikant geringere Vitalität (p < 0,05) der insuffizient gewachsenen Proben gegenüber den suffizient gewachsenen könnte darauf zurückgeführt werden, daß drei Proben, die ausschließlich mechanisch aufgearbeitet worden waren und die daher eine geringere Vitalität aufwiesen, der Gruppe mit insuffizientem Wachstum angehörten (Tabelle 28). Zur Anreicherung von vitalen mononukleären Zellen wurde von Gaines et al. [210] die Dichtegradientenzentrifugation mit Ficoll-Paque eingesetzt. Diese

Autoren fanden neben der Vitalitätssteigerung sowohl bei soliden Tumoren als auch bei Ergüssen eine durchschnittliche Anhebung um das Zweifache. Obwohl diese Autoren keine Korrelation zwischen Vitalität und CE gefunden hatten, wurde die Dichtegradientenzentrifugation seit dieser Publikation eingesetzt, um zumindest ein einheitliches Ausgangsmaterial (keine oder nur wenige membrangeschädigte Zellen) zu erhalten. So wie bei Gaines et al. [210] und auch bei anderen Autoren [378, 488, 567, 568] kam es trotz Vitalitätssteigerung zu keiner signifikanten Zunahme des Wachstums im HTCA. Von den 55 enzymatisch aufgearbeiteten soliden Tumoren waren die 35 nicht-gewachsenen Proben von gleicher Vitalität wie die 20 gewachsenen und auch die 15 suffizient gewachsenen (Tabelle 27). Zog man nur jene Proben heran, die enzymatisch und mit Dichtegradientenzentrifugation aufgearbeitet worden waren, so fand sich auch hier kein signifikanter Unterschied zwischen der Gruppe mit Wachstum und der Gruppe ohne Wachstum. Verglich man die CE innerhalb der unterschiedlich aufgearbeiteten Präparate in der Gruppe mit Wachstum (N = 20), so zeigte sich zwischen der CE der Gruppe ohne Dichtegradientenzentrifugation, also in der Subgruppe mit geringerer Vitalität, und der CE der Gruppe mit Dichtegradienten, also in der Subgruppe mit deutlich höherer Vitalität, kein signifikanter Unterschied (Daten nicht gezeigt). Dies läßt den Schluß zu, daß Zellen, die sich mit Trypanblau nicht anfärben, nicht mit klonogenen Zellen gleichzusetzen sind. Die Ansicht anderer Autoren [248], daß die Vitalität der wichtigste Faktor für Wachstum im HTCA sei, steht dazu nur in scheinbarem Widerspruch. Diese Autoren fanden nie Wachstum im Vitalitätsbereich unter 20%. Im eigenen Material befand sich auch nur ein einziger Fall mit Wachstum, und zwar insuffizientem, mit einer Vitalität unter 20%. Daraus kann lediglich geschlossen werden, daß ein Mindestgehalt an vitalen Zellen vorhanden sein muß, damit es überhaupt zu Wachstum im HTCA kommt. Analysiert man mögliche Ursachen, warum es trotz Steigerung der Vitalität zu keiner signifikanten Zunahme von Wachstum und CE im eigenen Material kam, so ergeben sich folgende Interpretationsmöglichkeiten. Die Tumorzellen reicherten sich nicht an der Interphase, die durch Verwendung des Dichtemediums vorgegeben ist, an, sondern waren von anderer Dichte bzw. falls sie heterogen waren, reicherten sie sich sowohl im Überstand als auch im Pellet an, was zu einem Verlust an potentiell klonogenen Tumorzellen geführt haben mag [241]. Bei zu zellreichen Suspensionen kann es darüber hinaus zur Aggregatbildung, zu der Tumorzellen à priori neigen und zur Sedimentation kommen; letzteres vor allem bei älteren und daher dichteren Zellen.

Der SuI ist jener Prozentsatz kolonienbildender Zellen, die nach Inkubation mit radioaktiv-markiertem Thymidin überleben und gibt damit indirekt den Anteil an klonogenen, sich in der S-Phase des Zellzyklus befindlichen Zellen an [285]. Das in Tabelle 29 beschriebene Material zeigte ein ähnliches Verhalten, wie es von Hamburger et al. [237] für 6 Ovarialkarzinome beschrieben worden war. Unter der Annahme, daß der SuI den Anteil proliferierender Zellen widerspiegelt, würde man erwarten, daß der SuI bei suffizient gewachsenen Proben unter dem von insuffizient gewachsenen Proben liegt. Darauf darf jedoch aus den vorliegenden Daten nicht geschlossen werden, da die Gruppe von 3 insuffizient gewachsenen Proben für eine derartige Aussage zu klein ist. Durie et al. [171] stellten einen

fehlenden Zusammenhang zwischen SuI und Labeling Index (LI) beim Myelom
fest. Letzterer war signifikant mit dem Wachstum *in vitro* korreliert. Der LI, bei
dem jene Zellen, die aktiv am Nukleinsäurestoffwechsel teilnehmen und daher
radioaktiv-markierte Nukleinsäure- oder Eiweißpräkursoren aufnehmen, mittels
Autoradiographie dargestellt werden, gilt als Maß für proliferierende Zellen. Da
die meisten soliden Tumoren einen niedrigen LI aufweisen ($< 5\%$), sind laut
Zittoun et al. [715] Unterschiede mitunter schwierig zu erkennen.

Für das Ovarialkarzinom ist bisher weder die therapeutische noch die
prognostische Bedeutung der Hormonrezeptoren genügend bewiesen [333, 415,
534, 610]. Die Analyse der Hormonrezeptor-Konstellationen der gewachsenen
und der nicht-gewachsenen Proben ließ keinen signifikanten Unterschied
feststellen (Tabelle 30). Da weder bei den Tumorproben mit, noch bei denen
ohne Wachstum im HTCA ein wesentlicher Unterschied in der Häufigkeit von
Überlebenden und Gestorbenen zwischen den einzelnen Hormonrezeptor-
Kombinationen ($E_2R+/PgR+$, $E_2R+/PgR—$, $E_2R—/PgR+$, $E_2R—/PgR—$)
zu erkennen war, darf angenommen werden, daß der Hormonrezeptor-Konstellation keine wesentliche Bedeutung zukommt (Daten nicht gezeigt). Ebensowenig ließ die Analyse bezüglich einer möglichen Abhängigkeit der CE vom E_2R-
Gehalt oder PgR-Gehalt noch von der Kombination beider Hormonrezeptoren
einen Zusammenhang erkennen (Tabelle 31). Runge et al. [496] berichteten
ebenfalls über das Fehlen eines Zusammenhanges zwischen CE und Hormonrezeptor-Konstellationen beim Ovarialkarzinom. Eidtmann et al. [182] fanden
sowohl bei negativem E_2R-Gehalt als auch bei negativem PgR-Gehalt relativ
häufiger Wachstum im HTCA für Ovarial- und Mammakarzinomproben. Für
das Mammakarzinom, jener Tumor, für den der Hormonrezeptorgehalt einen
akzeptierten prognostischen Parameter darstellt [384], ließen eigene Daten
keinen Zusammenhang zwischen E_2R und Wachstum, jedoch einen Trend
zwischen fehlendem PgR und Wachstum erkennen [160]. Weder Aapro et al. [1]
noch Benard et al. [53] noch Schlag et al. [529] noch Sandbach et al. [517] fanden
eine Korrelation zwischen dem Hormonrezeptorgehalt und dem Wachstum von
Mammakarzinomproben im HTCA.

Die Betrachtung der SuI-Werte in Abhängigkeit vom Hormonrezeptorgehalt der Tumoren zeigte, daß E_2R-positive Tumoren signifikant häufiger mit
kleineren SuI-Werten einhergingen. Die Interpretation dieses Ergebnisses
macht insofern Schwierigkeiten, als die hormonrezeptorpositiven Tumoren über
ein zusätzliches Differenzierungsprodukt verfügen, und somit als relativ höher
differenzierte Zellen proliferativ geringer aktiv sein sollten. Ein ähnliches
Ergebnis liegt von Meyer et al. [390] vor, die eine inverse Beziehung zwischen
E_2R und LI beschrieben.

Als weiterer Faktor von möglichem Einfluß auf das Wachstum im HTCA
sind Art und Intensität der Vorbehandlung des zu testenden Materials anzuführen. Prinzipiell kann man zwischen lokaler Vorbehandlung wie Strahlentherapie
oder Hyperthermie einerseits und systemischer Therapie mit Zytostatika und
Hormonen andererseits unterscheiden. Durch diese unterschiedlichen therapeutischen Maßnahmen werden zumindest zum Teil bekannte spezifische Zellschädigungen gesetzt sowie auch gleichzeitig Repair-Mechanismen ausgelöst. Für
eine Reihe von Zytostatika ist darüber hinaus die Entwicklung von spezifischen

Resistenzen und Kreuzresistenzen bekannt [339]. Daraus kann gefolgert werden, daß die Art und Intensität von prätherapeutischen Einflüssen sich möglicherweise auch im Ergebnis des HTCA widerspiegeln könnten. Die vorliegenden Daten von 111 Ovarialkarzinomproben gaben keinerlei Hinweis für eine Reduktion des Wachstums im HTCA nach vorheriger Therapie (Tabelle 32). Diese fehlende Auswirkung von Vortherapien auf das Wachstumsverhalten von Tumorproben im HTCA konnte sowohl für das Wachstum im allgemeinen als auch für das Ausmaß desselben, die CE, verzeichnet werden. Im Gegensatz dazu beobachteten Epstein und Marcus [187], daß es nie zu Wachstum von Material von Ovarialkarzinomen *in vitro* kam, wenn die entsprechenden Patientinnen innerhalb der letzten 4 Wochen vorbehandelt worden waren. Andere Autoren wie Willemze et al. [689] oder Carney et al. [110] oder Alberts et al. [16], die Ovarialkarzinome, aber auch andere Tumoren bearbeiteten, schlossen Patientinnen mit Therapie innerhalb der letzten 3—4 Wochen vor der Materialgewinnung deshalb von vornherein von der Testung aus. Hug et al. fanden in einer Publikation aus dem Jahre 1984 [276] — entsprechend den eigenen Ergebnissen — keinen Unterschied in der CE von vorbehandelten (0,0154%) und nicht-vorbehandelten Patientinnen (0,0144%). In einer späteren Publikation aus 1986 [278] fanden dieselben Autoren sogar eine auf das Doppelte gesteigerte Kolonienanzahl bei den Testpräparaten von vorbehandelten Patienten gegenüber Präparaten von nicht-vorbehandelten Patienten (Median 174 bzw. 60). Williams et al. [690] fanden keinerlei Einfluß der Vortherapie auf Ovarialkarzinomproben im HTCA, Kaufmann et al. [303] dagegen eine Verminderung des Wachstums nach Vortherapie bei Ovarial- und Mammakarzinomproben im HTCA. Auch Edelstein et al. [177], die sich allerdings eines *In-vivo*-Testsystemes, nämlich der Xenotransplantation von individuellem Tumorgewebe auf Nacktmäuse oder unter die Nierenkapsel von immunkompetenten Tieren bedienten, fanden keinen Einfluß einer vorausgegangenen Chemotherapie auf das Wachstumsverhalten des Tumortransplantates. Eigene diesbezügliche Untersuchungen am Mammakarzinom ergaben, daß von 17 Proben mit metastasiertem Mammakarzinom in 7 Fällen nach vorheriger Therapie und in 6 weiteren Fällen unter simultaner, mit oder ohne vorausgegangener Therapie, Wachstum zu verzeichnen war, hingegen lediglich in 4 Fällen ohne jede Vortherapie oder simultane Therapie. Die entsprechenden Werte für die nicht gewachsenen Tumorproben waren 6, 4 und 22. Sikic et al. [556] beschrieben keine wesentliche Änderung der CE nach vorausgegangener Therapie. Die unterschiedlichen angeführten Ergebnisse spiegeln zumindest zum Teil die Verschiedenheit der vorausgegangenen Therapien wider. Auch das Intervall von der letzten Therapie-Applikation bis zur Testung im HTCA dürfte von Einfluß auf das Wachstumsverhalten der Tumorprobe sein, wobei manche Autoren von vornherein eine Selektion vornahmen, insofern, als sie nur Proben von Patienten verarbeiteten, die bis zu 4 Wochen vorher keine Therapie erhalten hatten.

In der Folge soll auf mögliche Zusammenhänge zwischen dem Wachstum von Ovarialkarzinomproben im HTCA und als Risikofaktoren anerkannten prognostischen Variablen eingegangen werden [138] (Tabelle 33). Der postoperativ verbliebene Resttumor gilt heute, international anerkannt, als der wesentlichste prognostische Parameter für das Ovarialkarzinom [138]. Doch obwohl in

25 von 35 Fällen, in denen Wachstum im HTCA auftrat, der postoperative Resttumor < 2 cm war und Resttumor in gleicher Größe in 29 von 49 Fällen mit keinem Wachstum einherging, konnte kein signifikanter Unterschied des Wachstumsverhaltens im HTCA in Abhängigkeit vom postoperativ verbliebenen Resttumor festgestellt werden. Bisher berücksichtigten nur Alberts et al. [22] den Zusammenhang zwischen Klonierungsergebnissen mit dem HTCA und dem postoperativen Resttumor als Einteilungskriterium. Dem Grading kommt nach dem postoperativ verbliebenen Resttumor die zweitwichtigste prognostische Bedeutung für das Ovarialkarzinom zu [138]. Während doppelt so viele Tumoren mit G3 Wachstum zeigten als mit G1/2 zusammen, war das Verhältnis der nicht-gewachsenen G3-Tumoren zu den nicht-gewachsenen G1/2-Tumoren zusammengenommen wie 1 : 1. Gleich viele Tumoren unbekannten Gradings zeigten Wachstum bzw. Fehlen desselben (Tabelle 33). Während die eigenen Daten keine Unterschiede für die einzelnen Untergruppen erkennen ließen, gibt es bisher keine anderen publizierten Analysen für das Ovarialkarzinom. Die bezüglich Grading im Zusammenhang mit Wachstum im HTCA publizierten Daten beziehen sich auf Mammakarzinome [54, 160, 619], Magenkarzinome [328], Blasenkarzinome [96, 161, 422] und Tumore des Hals- und Kopfbereiches [290, 378] und sind einander teilweise widersprechend. Ähnliches gilt auch für den Zusammenhang zwischen Tumorstadium und Wachstum im HTCA (Tabelle 33). 89% der gewachsenen Tumoren gehörten den FIGO-Stadien III und IV an, während 86% der Tumoren dieser beiden Stadien kein Wachstum zeigten. Diese Daten stehen im Gegensatz zu denen von Simmonds et al. [559], die stets schlechtes Wachstum für diese beiden Stadien angaben. Weder früher publizierte eigene Daten [160] noch die anderer [1, 595] zeigten einen signifikanten Zusammenhang zwischen Tumorstadium und Wachstum im HTCA bei Mammakarzinomen. Der weitaus überwiegende Anteil der untersuchten Ovarialkarzinomproben war dem serösen Typ zuzuordnen, die je zur Hälfte Wachstum bzw. Nicht-Wachstum im HTCA zeigten (Tabelle 33). Die restlichen Tumoren unterschiedlicher Histologie verteilten sich auf 5 weitere histologische Typen und ließen daher keinerlei Aussage zu. Auch beim Alter als weiteren prognostisch bedeutsamen Faktor für Patientinnen mit Ovarialkarzinom fand sich kein Unterschied bezüglich gewachsener und nicht-gewachsener Tumorproben (Tabelle 33).

7 Konventionelle Prognoseparameter beim Ovarialkarzinom

Jede therapeutische Maßnahme in der Medizin wird wesentlich von der prognostischen Einschätzung mitbestimmt bzw. auf diese hin abgestimmt. Daher kommt einer möglichst genauen, der Realität entsprechenden Voraussage bezüglich natürlichem Krankheitsverlauf entscheidende Bedeutung für die Therapieplanung und Führung der Kranken zu. Für das Ovarialkarzinom wird bis heute die FIGO-Klassifikation als Stadieneinteilung herangezogen, wenn auch durch sie keine Angabe über etwaigen Lymphknotenbefall gewährleistet ist [318]. Neben der Stadieneinteilung sind histologische Klassifikation sowie Alter als konventionelle Parameter für die Prognoseerstellung anzuführen. Darüber hinaus konnte gezeigt werden, daß beim Ovarialkarzinom dem nach Tumorreduktion verbleibenden Resttumor und an zweiter Stelle dem Grading eine Vorrangstellung als prognostische Faktoren zukommt [138, 212, 369, 533, 574]. In der multivariaten Analyse von Dembo und Bush [138] an 430 Patientinnen wurden zunächst der postoperativ verbliebene Resttumor, gefolgt vom Grading, Alter der Patientinnen und Tumorstadium als voneinander unabhängige prognostische Variable beschrieben, während die histologischen Typen mit dem Tumorgrading verknüpft erschienen. In einer weiteren multivariaten Analyse von 152 Patientinnen war die Gewichtung derselben prognostischen Faktoren nur teilweise unterschiedlich [533].

Alle Klassifikationssysteme sind Ergebnisse von Analysen retrospektiver und prospektiver Studien und bedürfen regelmäßig der Überprüfung und Anpassung. Darüber hinaus ist die klinische Forschung ständig bemüht, den Wert weiterer biologischer Größen in Hinblick auf deren Eignung als Prognoseparameter zu prüfen. So konnte unter anderem die prognostische Bedeutung des Labeling Index für solide Tumoren [125, 269, 558, 593] und die des Suicide Index im Rahmen des HTCA beim multiplen Myelom [171] erkannt werden. Da in vielen Untersuchungen ein heterogenes Verhalten im HTCA, sei es in Form von Wachstum überhaupt, sei es, was dessen Ausmaß betrifft, festgestellt werden konnte, stellt sich die Frage, inwieweit mit dem Wachstumsverhalten *in vitro* ein Tumor-immanenter und damit eigenständiger prognostischer Parameter vorliegt.

Zumal der Analyse von Dembo und Bush [138] schon durch die ihr zugrundeliegende Fallzahl besondere Bedeutung hinsichtlich der Beurteilung von prognostisch relevanten Faktoren zukommt, erschien ein Vergleich des eigenen Patientengutes mit dem des von dieser Arbeitsgruppe beschriebenen sinnvoll. Zunächst muß betont werden, daß die eigenen Daten zu einem Drittel an Patientinnen erhoben wurden, die im Rahmen von Second-line-Therapien behandelt worden waren und damit von vornherein einer prognostisch ungünstigen Gruppe angehörten [12, 162, 583, 709], während es sich bei den in der kanadischen Studie erfaßten Patientinnen ausschließlich um Patientinnen einer prospektiven Studie handelte. Bei Betrachtung des postoperativ verbliebenen Resttumors — wobei der Unterteilung in völlige Tumorfreiheit und Trennung in $\leqslant$ respektive > 2 cm Einzeldurchmesser haltenden Resttumor signifikante Bedeutung zuzukommen schien — fiel auf, daß im eigenen Patientengut nach 5 Jahren noch 93% der Patientinnen ohne postoperativen Resttumor am Leben waren und bei Dembo und Bush nach dem gleichen Zeitraum 79%. Für jene Patientinnen mit einem Resttumor $\leqslant 2$ cm betrug die mediane Überlebenswahrscheinlichkeit 32 Monate (Abb. 3), jene von Dembo und Bush 48 Monate. Von den Patientinnen mit großem operativem Resttumor war nach 4 Jahren keine Patientin der kanadischen Studie am Leben und eine einzige in der eigenen Studie. Nahm man den postoperativen Resttumor als Diskriminante, so ergaben sich in der eigenen sowie in der kanadischen Referenzstudie hoch signifikante Unterschiede für die Überlebensprognose. Die weitaus überwiegende Mehrheit der Patientinnen der eigenen Untersuchung wies Tumoren mittlerer (21%) oder geringer Differenzierung (37%) auf, wobei diese bei 35% nicht eruierbar war. Lediglich 7% der untersuchten Tumoren waren hoch differenziert. Selbst wenn man die Patientinnen mit Tumoren hohen und mittleren Differenzierungsgrades zusammenfaßte, so war für diese Patientengruppe die mediane Überlebenszeit noch nicht erreicht, während sie für die Gruppe der undifferenzierten Karzinome 18 Monate betrug (Abb. 4). Die Angabe bezüglich der Gruppe mit niedriger Differenzierung (G3) erschien durchaus vergleichbar mit der von Dembo und Bush und, wenn man berücksichtigte, daß diese Autoren unter Zusammenfassung von G3 und G2 ein medianes Überleben von weniger als 2 Jahren beschrieben und das mediane Überleben der eigenen Gruppe mit G3 bei 18 Monaten lag (Abb. 4), so ließen sich die Ergebnisse für hoch differenzierte Tumoren schon deshalb nicht vergleichen, weil das eigene Kollektiv mit nur 6 Patientinnen in dieser Gruppe nicht repräsentativ war. Durch das Übergewicht der Patientinnen mit Tumoren mittlerer Differenzierung wurde der Median der Gesamtüberlebenszeit negativ beeinflußt. Darüber hinaus war die Gruppe der Patientinnen mit unbekanntem Grading, zumindest was deren Risikofaktoren betraf, als prognostisch ungünstig einzuschätzen (Tabelle 12). Insgesamt bedeutete dies, daß im eigenen Patientengut ein starkes Übergewicht von Patientinnen mit schlechter Prognose vorlag. Während gemäß der multivariaten Analyse der kanadischen Studie dem Alter an dritter Stelle prognostische Bedeutung zukam und auch die univariate Analyse einen signifikanten Unterschied im Überleben zwischen Patientinnen unter und über 50 Jahren zeigte, ergab die Analyse der eigenen Daten unter Verwendung von 60 Jahren als Diskriminante einen ausschließlich im späten Beobachtungszeitraum signifikanten Unterschied (Abb. 6). Der Modalwert der eigenen Patientinnen mit 65 Jahren entsprach der typischen Altersverteilung des Ovarialkarzinoms mit einem Plateau in der 6. Dekade [58, 679]. Obwohl das Tumorstadium das vordergründigste Einteilungskriterium darstellt, kam diesem in der multivariaten Analyse der Daten von Dembo und Bush nur der 4. Rang als Prognoseparameter zu. Weder im eigenen Patientengut noch in den Daten aus der Literatur war die mediane Überlebenszeit der FIGO-Stadien I und II nach 5 Jahren erreicht (Abb. 5). Die Angaben über das mediane Überleben für die FIGO-Stadien III und IV mit ca. 1 ½ Jahren bzw. ca. ½ Jahr fanden sich im eigenen Patientengut mit 19 Monaten und 5 Monaten bestätigt. Die Analyse der Daten von Dembo und Bush ließ einen Zusammenhang zwischen Grading und histologischem Typ erkennen. Das mediane Überleben der Patientinnen mit serösem Ovarialkarzinom, die die Mehrzahl der Patientinnen dieser Studie darstellten, lag bei ca. 2 ½ Jahren, das der vergleichbaren Gruppe der eigenen Studie bei 19 Monaten, während das mediane Überleben sämtlicher nicht-seröser Ovarialkarzinome der eigenen Studie 27 Monate betrug (Abb. 7).

Die Hormonrezeptoren haben im Gegensatz zu ihrer Stellung im Rahmen der Prognoseerstellung und Therapieentscheidung bei Patientinnen mit Mammakarzinom [24, 119, 257, 384] keine ausreichend untersuchte und damit bisher keine rationale Bedeutung beim Ovarialkarzinom [333, 415, 610]. Im eigenen Patientengut schien der Hormonrezeptor-Konstellation keine signifikante prognostische Bedeutung für die Überlebenszeit der entsprechenden Patientinnen mit Ovarialkarzinom zuzukommen (Abb. 8), wenngleich die mediane Überlebenszeit der rezeptorpositiven (E_2R und/oder PgR) Patientinnen mit 32 Monaten deutlich über der der rezeptornegativen mit 15 Monaten lag.

Obwohl einige Arbeiten [125, 171, 391, 558] die prognostische Bedeutung des Suicide Index (SuI) und/oder Labeling Index (LI) unterstrichen, können diese nicht als etablierte Parameter angesehen werden. Der SuI konnte insgesamt bei nur 18 Patientinnen bestimmt werden. In Hinblick auf die Überlebenszeiten zeigte sich kein Unterschied zwischen Tumoren mit hohem oder niedrigem SuI — die Grenze wurde willkürlich bei 70% angenommen (Daten nicht gezeigt).

7.1 Wachstum im HTCA als Prognoseparameter

Die vorliegende Analyse ließ erkennen, daß Wachstum im HTCA bei Proben von Ovarialkarzinomen nicht in unmittelbarer Abhängigkeit von den bekannten, für das Ovarialkarzinom akzeptierten, prognostischen Parametern stand und daher einen eigenständigen Prognosefaktor darstellen dürfte. Ähnliches wurde von Aapro et al. [1] für das Mammakarzinom zur Diskussion gestellt. Die Untersuchung der Überlebenswahrscheinlichkeit für Patientinnen mit Ovarialkarzinom, gerechnet ab dem Zeitpunkt der Testung im HTCA, zeigte, daß die Überlebensdauer dieser Patientinnen in signifikantem Ausmaß vom Wachstum im HTCA abhing (p < 0,05) (Abb. 21). Faßte man die Gruppe insuffizienten und suffizienten Wachstums zusammen, so konnte ein noch höherer Grad der Abhängigkeit zwischen Wachstum im HTCA sowie Überleben der jeweiligen Patientinnen beobachtet werden (p < 0,01). Jedoch ließ sich dieser Zusammenhang nicht wiedererkennen, wenn man anstelle von Wachstum im allgemeinen die CE betrachtete (Abb. 22). Polyzos et al. [466] hatten einen signifikanten Zusammenhang zwischen Wachstum im HTCA und Prognose beim Mammakarzinom beschrieben, wobei diese Autoren ein Wachstum von 50 Kolonien pro Petrischälchen als Diskriminante zwischen gutem und schlechtem Wachstum annahmen. Allerdings fanden diese Autoren auch keine Korrelation zwischen Kolonienanzahl im HTCA und Prognose dieser Patientinnen.

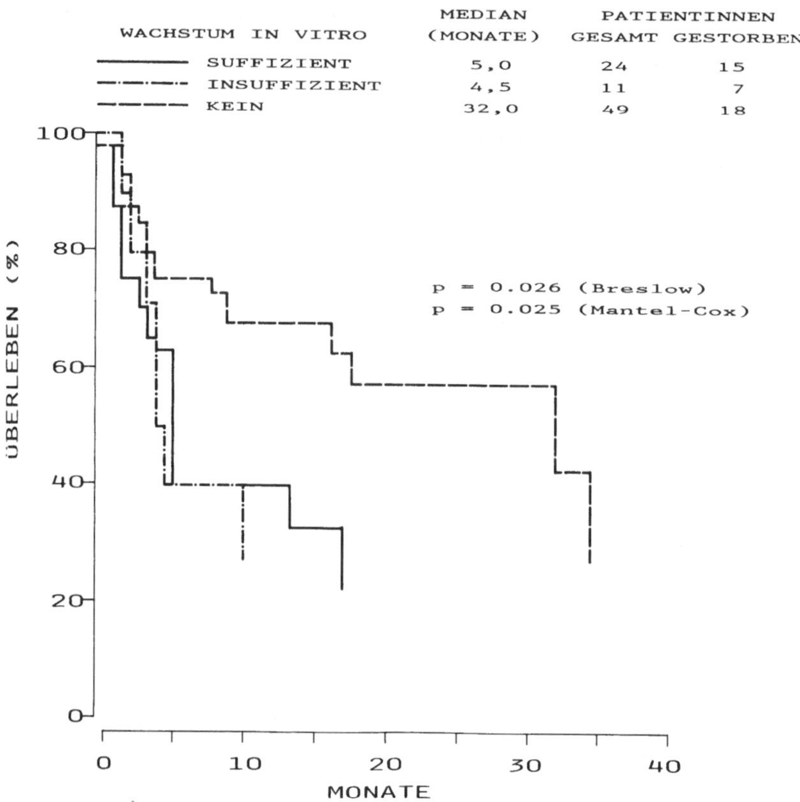

Abb. 21. Überleben (nach Kaplan-Meier) der Patientinnen mit Ovarialkarzinom vom Zeitpunkt der Testung im HTCA an, getrennt nach suffizientem Wachstum (≥ 20 Kolonien pro Petrischälchen), insuffizientem Wachstum ($\geq 5 < 20$ Kolonien pro Petrischälchen) und fehlendem Wachstum

Die vorliegenden Ergebnisse bezüglich Wachstum oder Nicht-Wachstum im HTCA und der Langzeitprognose der entsprechenden Patientinnen stellen nach Wissen des Autors die ersten diesbezüglichen Ergebnisse beim Ovarialkarzinom dar. Für das Mammakarzinom liegen mehrere Studienergebnisse vor, wobei die Autoren entweder nur für Subgruppen [2, 54, 595] positive Zusammenhänge erkennen konnten oder aber, wie der Autor selbst [160], keinen diesbezüglichen Zusammenhang fanden. Auch eigene Untersuchungen der prognostischen Bedeutung des Wachstums beim Blasenkarzinom [161] zeigten ebenso wie die anderer Autoren [584, 647] keinerlei Zusammenhang. Ähnlich fielen die Untersuchungen von Callahan et al. [103] beim Magenkarzinom aus, während Preisler et al. [470] eine geringere Wahrscheinlichkeit der Remissionsinduktion von Leukämien bei Wachstum *in vitro* beobachteten. Bertoncello et al. [64] beschrieben eine signifikante Korrelation zwischen Höhe der CE und der Überlebenszeit von Patientinnen mit Ovarialkarzinom, wobei kürzere Überlebenszeit mit höherer CE einherging. Ein damit übereinstimmendes Ergebnis fanden Benard et al. [54] an einer allerdings extrem kleinen Gruppe von Patientinnen mit

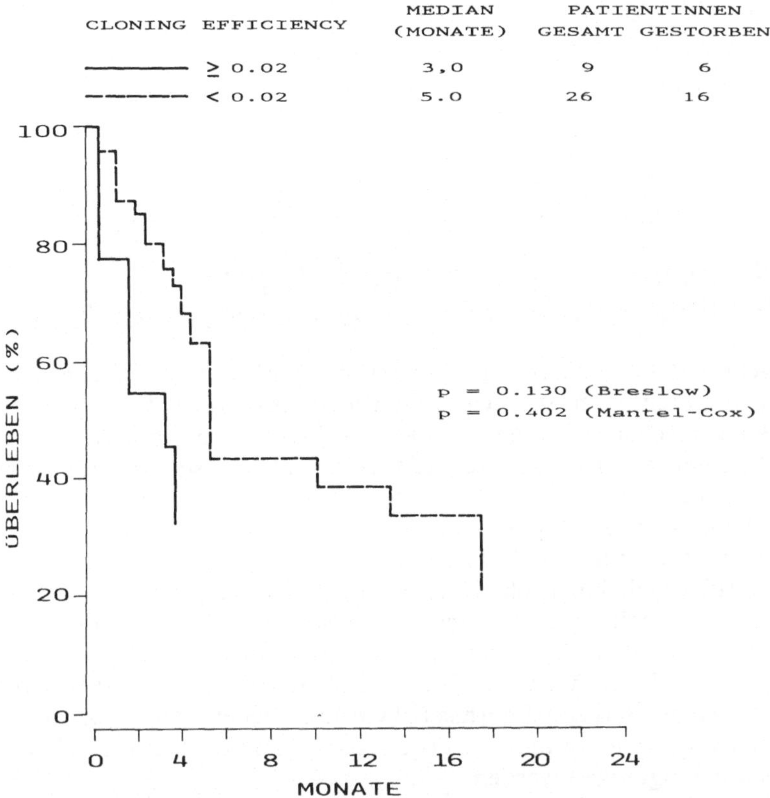

Abb. 22. Überleben (nach Kaplan-Meier) der Patientinnen mit Ovarialkarzinom vom Zeitpunkt der Testung im HTCA an, getrennt nach hoher Cloning efficiency (CE ≥ 0,02) und niedriger Cloning efficiency (CE < 0,02)

Ovarialkarzinom. Zu einem ähnlichen Schluß kamen Mattox und Von Hoff [377] für Tumoren des Kopf- und Halsbereiches und Rey et al. [476] für eine aus verschiedenen Tumorentitäten bestehende Gruppe von Patienten. Buick et al. [94] erkannten die sogenannte Secondary CE (CE_2) — jene CE, die man erst nach dem zweiten gleichartigen Kultivierungsvorgang erreicht — für Leukämien als prognostisch bedeutsam. Als Äquivalent für die CE verwendeten mehrere Autoren die Kolonienanzahl. Neben dem auch von Polyzos et al. [466] beschriebenen Zusammenhang, der an einer Fallzahl von 212 Patientinnen mit Mammakarzinom erarbeitet wurde, beschrieben Von Hoff et al. [655] ein ähnliches Verhalten bei allerdings nur 7 Neuroblastomen. Sutherland et al. [595] beobachteten einen positiven Zusammenhang (von Trendstärke) zwischen Kolonienanzahl einerseits und Dauer des rezidivfreien Intervalles andererseits sowie einen signifikanten Zusammenhang zwischen Zunahme der Kolonienanzahl und Abnahme der Überlebenswahrscheinlichkeit (p < 0,05). Keinen Zusammenhang jedoch fanden Von Hoff et al. [667] zwischen Kolonienanzahl und Überleben von 470 Patienten mit verschiedenen soliden Tumoren.

8 Chemosensitivitätstestung

8.1 Pharmakologische Grundlagen für die Chemosensitivitätstestung im HTCA

Das Ergebnis der Chemosensitivitätstestung wird wesentlich von der Wahl geeigneter Testbedingungen sowie der Berücksichtigung der Eigenschaften bzw. des Wirkungsmechanismus der getesteten Substanzen beeinflußt.

Die Konzentration der getesteten Medikamente soll so gewählt werden, daß dadurch die therapeutische Situation beim Patienten so gut, wie dies durch ein *In-vitro*-Testsystem möglich ist, simuliert wird. Das setzt voraus, daß über die Substanz bereits ausreichend klinische Ergebnisse vorliegen und darüber hinaus begleitende pharmakokinetische Untersuchungen durchgeführt wurden. Die aus derartigen Untersuchungen resultierenden Ergebnisse dienen als Grundlage für die Wahl der Testkonzentration und der Expositionsdauer im HTCA. Bei Substanzen, für die es noch keine oder keine ausreichenden klinischen Daten gibt, wie dies beim Screening mittels HTCA nach neuen Zytostatika der Fall ist, müssen stellvertretend für humane Daten solche von tierexperimentellen Untersuchungen herangezogen werden.

Zur Definition von toxischen Substanzen gehört es, daß deren Wirkung unter anderem dosisabhängig ist [247]. Wenn auch die Abhängigkeit der Toxizität von Zytostatika von den Plasmaspiegeln bzw. insbesondere von den höchsten Plasmakonzentrationen (Plasma Peak Concentration = PPC) als am einfachsten zugängliche meßbare Größen anerkannt ist, so läßt sich die Wirkung von Zytostatika und noch viel weniger die von Hormonen und Immunmodulatoren unmittelbar auf deren durchschnittliche oder maximale Konzentrationen zurückführen. Während z. B. von Yesair et al. [708] berichtet wurde, daß die zytotoxische Aktivität von Anthrazyklinen an die Höhe des intrazellulären Anthrazyklinspiegels gebunden sei, wurde dies von anderen Autoren bereits als grobe Verallgemeinerung empfunden, da sich Anthrazykline intrazellulär nicht homogen verteilen, sondern in einzelnen Zellorganellen stark variierende Konzentrationen vorliegen (Borst — persönliche Mitteilung). Nichtsdestoweniger stellt das Produkt aus Konzentration (C) und Einwirkungszeit (T), das sogenannte CxT, eine der wesentlichsten Größen dar, die für die Einschätzung der Zytotoxizität zur Verfügung stehen und für deren Plausibilität es Daten aus Untersuchungen an Zellkulturen, aus Mäusetumormodellen und aus klinischen Untersuchungen gibt [7, 11, 438, 499]. Dieses CxT wird durch die Berechnung aus der Konzentrations-Zeitkurve, die ihrerseits durch Plasmaspiegelbestimmung *in vivo* gewonnen wird, errechnet. Durch zahlreiche retrospektive Vergleiche hat sich die Wahl der niedrigsten *In-vitro*-Zytostatikakonzentrationen mit 5—10% der erreichbaren PPC bzw. 5—10% der Area Under Curve (AUC; i. e. Plasmakonzentrationskurve) als günstigste Annahme erwiesen [509]. Diese Annahme wird durch mehrere theoretische Überlegungen gestützt. Die Zytostatikakonzentrationen in den Tumorzellen, die durch Konzentrationsbestimmungen aus Tumorzellhomogenaten und mittels fluoreszenzoptischen Einzeluntersuchungen [220, 481] bestimmt wurden, liegen häufig weit unter den therapeutisch erreichbaren Plasmakonzentrationen. Noch stärker als bei intravenös applizierten Zytostatika schwanken die PPC-Werte bei oraler Aufnahme mancher Substanzen [9, 123]. Darüber hinaus unterliegt das CxT der Metabolisierung und Eliminationsgeschwindigkeit beim einzelnen Patienten entsprechend dessen renaler und hepataler Situation. Dem AUC-Wert auf der *In-vivo*-Seite steht die Fläche der Kolonien-Überlebenskurve des HTCA (AUC-TCFU; TCFU = Tumor Colony Forming Unit) gegenüber, wobei diese von der *In-vitro*-Konzentration Null (mit einem Kolonienüberleben von 100%) bis zu einem oberen, willkürlich zu bestimmenden Cut off-Wert reicht. In vergleichenden Untersuchungen konnte festgestellt werden, daß die genaue Wahl des Cut off-Wertes, die üblicherweise mit 10% des *In-vivo*-PPC angenommen wird, nicht so entscheidend ist, solange gewährleistet ist, daß der anfängliche Konzentrationsabfall und der Scheitelpunkt der Plasmaeliminationskurve des Zytostatikums erfaßt sind, wodurch der überwiegende Flächenanteil der AUC bestimmt wird [410].

Für viele Substanzen entsprechen diese 10% des maximalen CxT einer Konzentration von 0,1 µg/ml [10]. Durch Zuordnung der *In-vitro*-Sensitivitätsdaten (% Kolonien-Überleben bzw. AUC-TCFU) zu dem entsprechenden klinischen Verlauf unter dem entsprechenden Zytostatikum als Monochemotherapie konnten zunächst mittels Diskriminanzanalyse jene Bereiche gefunden werden, für die aufgrund der *In-vitro*-Ergebnisse jeweils mit *In-vivo*-Ansprechen bzw. -Progredienz gerechnet werden mußte [411]. Wurden zunächst 38% als Diskriminante zwischen Resistenz und Sensitivität für die *In-vitro*-Ergebnisse erkannt — als Grundlage diente die Analyse von korrespondierenden *In-vitro*- und *In-vivo*-Daten von 156 großteils intensiv vorbehandelten Patientinnen mit Ovarialkarzinom, Myelom oder Melanom — so mußte man später erkennen, daß dieser Grenzwert von der jeweiligen Tumorentität, der Vorbehandlung und den getesteten Zytostatika beeinflußt wurde und im allgemeinen zwischen 30% und 50% lag. Wie die eigenen Daten zeigten, fand sich für die Annahme von 50% TCFU als Diskriminante zwischen *In-vitro*-Resistenz bzw. *In-vitro*-Sensitivität ein den klinischen Verhältnissen entsprechendes Resistenz- bzw. Sensitivitätsmuster *in vitro*. Wenn auch die Konzentrationen von 0,1 µg/ml in Hinblick auf ihre Größenordnung für viele Zytostatika, die im Milligramm-Bereich dosiert werden (Tabelle 34), zutrifft, so kann dies für solche, die im Gramm- oder Mikrogramm-Bereich dosiert werden, nur im übertragenen, nach oben (für g) und nach unten (für µg) korrigierten Sinn gelten. Die *in vitro* eingesetzten Konzentrationen müssen sinngemäß auf die klinische Dosierung und die *In-vitro*-Expositionszeit und auf den klinischen Applikationsmodus (z. B. Kurzzeitinfusion oder kontinuierliche Infusion) abgestimmt werden.

Tabelle 34. Pharmakokinetische Daten für die Testung im HTCA

Pharmakon	Applikation *in vivo*	Plasma peak concentration (PPC) µg/ml	Area under curve (AUC) µg × hr/ml	Cut off concentration µg/ml	Zitat
Cisplatin	100 mg/m² i.v.	2,49 ± 0,41	1,94	0,1	[10]
Carboplatin	77 mg/m² i.v.	7,0	19,62	1,0	[644]
Iproplatin	—	—	—	1,0	—
Cyclophosphamid[a]	10 mg/kg i.v.	29,4 ± 13	109,29	1,0	[122]
Ifosfamid[b]	130 mg/kg i.v.	221,96 ± 44,67	3 175,40	1,0	[10]
Mafosfamid	—	—	—	1,0	—
Melphalan	0,6 mg/kg i.v.	3,38 ± 1,92	2,47	0,1	[10]
Hexamethylmelamin[c]	200 mg/m² p.o.	20,8	60,11	1,0	[152]
Doxorubicin	60 mg/m² i.v.	0,36	1,56	0,1	[56]
EPI-Doxorubicin	90 mg/m² i.v.	0,4	2,5	0,1	[417]
THP-Doxorubicin	40 mg/m² i.v.	0,5	2,5	0,01	[399]
Mitoxantron	12 mg/m² i.v.	0,1—1,0	0,03	0,01	[20]
Bleomycin	15 U/m² i.v.	2,0—4,0	4,99	0,005	[8]
Mitomycin C	20 mg i.v.	1,5	0,36	0,1	[131]
Methotrexat	30 g/m² i.v.	2,75	5,34	0,1	[68]
5-Fluorouracil	15 mg/kg i.v.	60,0	16,33	5,0	[196]
Cytarabin	10 mg/kg i.v.	250,0	15,23	0,05	[135]
Vinblastin	0,2 mg/kg i.v.	0,78	0,17	$0,01/5 \times 10^{-5}$ [d]	[10]
Vincristin	0,025 mg/kg i.v.	0,37	0,06	$0,05/2,5 \times 10^{-5}$ [d]	[435]
Vindesin	1,5 mg/m² i.v.	0,60	0,15	$0,01/5 \times 10^{-5}$ [d]	[435]
Etoposid	170 mg/m² i.v.	30,52 ± 3,19	115,18	0,005	[25]
Interferon alpha	36 MU[e] i.m.	> 1,0[g]	0,027[g]	100 U/ml	[691]
Interferon gamma	0,5 mg/m² i.v.	0,05	0,034	100 U/ml	[327]
Medroxyprogesteronazetat	1 000 mg i.m.	0,08	5,22	10^{-5} M[f]	[599]
Tamoxifen	20 mg p.o.	0,04	2,60	10^{-6} M[f]	[5]
Prednisolon	75 mg i.v.	1,0	4,5	10^{-6} M[f]	[145]
Prednimustin	20 mg p.o.	0,0	0,0	10^{-6} M[f]	[213]

[a,b,c] Anstelle der *in-vitro*-inaktiven Ausgangssubstanz wurden die *in-vitro*-aktiven Metabolite 4-OOH-Cyclophosphamid (a), 4-OOH-Ifosfamid (b) sowie Trimelamol (c) eingesetzt.

[d] Cut-off-Konzentration für einstündige/kontinuierliche Exposition.

[e] Mega Units = 1 × 106 Units

Tabelle 35A. Phasenunspezifische Zytostatika
[90, 167, 589]

Nitrosoharnstoffe (BCNU, CCNU, Methyl-CCNU)
Alkylantien vom Nitrogenmustard-Typ (Mechlorethamin)

Proliferationsunabhängig	Zellen werden in allen Abschnitten des Generationszyklus abgetötet
Repräsentiert durch	Dosis-Wirkungskurve vom Exponentialtyp
Applikation *in vivo*	Bolusinjektion (Dosisabhängigkeit)
Testung *in vitro*	1-Stunden-Inkubation
Wirkung *in vivo*	nicht selektiv auf benigne und maligne Zellen

Tabelle 35B. Zellzyklus-phasenspezifische Zytostatika „Phasenspezifisch"
[90, 167, 589]

Antimetabolite (Cytarabin, Methotrexat)
Vincaalkaloide (Vincristin, Vinblastin, Vindesin)
Podophyllotoxine (Etoposid, Teniposid)
Bleomycin

Proliferationsabhängig	Zellen werden in einem Abschnitt des Generationszyklus abgetötet
Repräsentiert durch	Dosis-Wirkungskurve vom Plateautyp
Applikation *in vivo*	Langzeitinfusion (Dosisunabhängigkeit)
Testung *in vitro*	kontinuierliche Inkubation
Wirkung *in vivo*	maximal bei kleiner Tumormasse, da hier Wachstumsfraktion, Labeling-Index und Mitose-Index groß

Tabelle 35C. Zellzyklus-phasenunspezifische Zytostatika „Zyklusspezifisch"
[90, 167, 381, 589]

Alkylantien (Cyclophosphamid, Melphalan, Chlorambucil)
Antibiotika (Doxorubicin, Mitomycin C, Actinomycin D)
Cisplatin

Proliferationsabhängig	Zellen werden in allen/meisten Abschnitten des Generationszyklus abgetötet
Repräsentiert durch	Dosis-Wirkungskurve vom Exponentialtyp
Applikation *in vivo*	Bolusinjektion (Dosisabhängigkeit)
Testung *in vitro*	1-Stunden-Inkubation
Wirkung *in vivo*	unabhängig von Tumormasse

Aus Gründen der Praktikabilität wurde die Inkubationsdauer primär mit 1 Stunde festgelegt, um eine für möglichst viele verschiedenartige Substanzen akzeptable Expositionszeit zu erreichen. Bei der Wahl einer wesentlich kürzeren Exposition schien die ausreichende Aufnahme der eingesetzten Zytostatika in die Zelle nicht gewährleistet. Für die Festlegung der Inkubationsdauer mit 1 Stunde spricht die Erkenntnis, daß der Hauptteil der Exposition gegenüber den meisten Medikamenten, zumindest bei der i.v.-Applikation, während der ersten Stunde nach deren Applikation stattfindet [11]. Die Inkubationsdauer muß besonders auf den Wirkungsmechanismus der eingesetzten Zytostatika abgestimmt sein (Tabellen 35 A—C). Während zellzyklus-phasenspezifische (Klasse II) Zytostatika nur geringe Wirkungszunahme bei Dosissteigerung während der Einstunden-Inkubation aufweisen, was an der plateauartigen Dosis-Wirkungskurve ersichtlich ist, erfahren sie eine starke Wirkungssteigerung bei kontinuierlicher Exposition — erkennbar an einer Kurve vom Exponentialtyp [18, 352]. Demgegenüber weisen zellzyklus-phasenunspezifische (Klasse III) Zytostatika sowohl für die einstündige als auch für die kontinuierliche Exposition Kolonienüberlebenskurven vom Exponentialtyp auf. Aus diesen, durch Experimente mit Zellinien gewonnenen Erkenntnissen ergibt sich, daß zellzyklus-phasenspezifische Zytostatika (Klasse II) in der Klinik entweder in fraktionierten Gaben oder besser in einer kontinuierlichen Infusion appliziert werden und daher *in vitro* auch in kontinuierlicher Inkubation getestet werden sollen. Zellzyklus-phasenunspezifische Substanzen zeigen dagegen eine unmittelbare Dosis-Abhängigkeit und können in Form einer einstündigen Inkubation getestet werden. Diese beiden Phänomene schließen einander jedoch nicht völlig aus. So konnte Vinblastin, ein der Klasse II zugehöriges zellzyklus-phasenabhängiges Zytostatikum, welches Zellen vor allem in deren S-Phase abtötet, in hohen Konzentrationen Zellen jedoch auch in einer anderen Phase des Zellzyklus abtöten [364]. In Experimenten mit HeLa-Zellen wurde beobachtet, daß diese Vinblastin zunächst intrazellulär aufnahmen und dann allmählich wieder in das Medium abgaben, wodurch ein einer kontinuierlichen Inkubation entsprechender Zu-

Tabelle 36. Faktoren, die die chemische Stabilität von Zytostatika für *In-vitro*-Testungen beeinflussen
[18, 57, 79, 80, 201, 256, 353, 452, 500, 705]

Faktor	Beispiele
pH-Wert	Doxorubicin, Trimelamol
Konzentration	Cisplatin, 5-Fluorouracil
Lösungsmittel	Mitomycin C, Chlorambucil
Temperatur	Melphalan, 5-Fluorouracil
Proteine	BCNU, Melphalan
Licht	Methotrexat, Bleomycin
Adsorption an Filtermembranen	Doxorubicin, Vincristin
Adsorption an Glas/Plastik	5-Fluorouracil, Actinomycin D
Adsorption an Metalle	Bleomycin, Doxorubicin
Selbstzersetzung	Doxorubicin, Daunorubicin
Konservierungsmittel	Cyclophosphamid, Actinomycin D

Tabelle 37. Konzentrationen von im HTCA getesteten Substanzen

Pharmakon	Exposition	Testkonzentrationen (μg/ml)			Firma
Cisplatin	S[a]	1,0	0,1	0,01	Bristol Myers/Laevosan
Carboplatin	S	10,0	1,0	—	Bristol Myers/Laevosan
Iproplatin	S	10,0	1,0	—	Bristol Myers/Laevosan
Hydroperoxy-Cyclophosphamid	S	10,0	1,0	0,1	Asta/Panchemie
Hydroperoxy-Ifosfamid	S	10,0	1,0	0,1	Asta/Panchemie
Mafosfamid	S	10,0	1,0	0,1	Asta/Panchemie
Melphalan	S	1,0	0,1	0,01	Wellcome
Trimelamol	S	1,0	0,1	0,01	Royal Marsden Hospital
Doxorubicin	S	1,0	0,1	0,01	Farmitalia
EPI-Doxorubicin	S	1,0	0,1	0,01	Farmitalia
THP-Doxorubicin	S	1,0	0,1	0,01	Behring
Mitoxantron	S	0,01	0,001	—	Cyanamid
Bleomycin	K[b]	0,005	5×10^{-4}	5×10^{-5}	Lundbeck
Mitomycin C	S	1,0	0,1	0,01	Immuno
Methotrexat	S	10,0	1,0	0,1	Ebewe
5-Fluorouracil	S	5,0	0,5	—	Hofmann-La Roche/Abic
Cytarabin	K	0,05	0,005	—	Upjohn
Vinblastin	S	0,1	0,01	—	Eli Lilly
	K	5×10^{-5}	5×10^{-6}	—	
Vincristin	S	0,05	0,005	—	Eli Lilly
	K	$2,5 \times 10^{-5}$	—	—	
Vindesin	S	0,1	0,01	—	Eli Lilly
	K	5×10^{-5}	—	—	
Etoposid	K	0,005	5×10^{-4}	—	Bristol Myers/Laevosan
Interferon alpha	K	1 000[c]	100[c]	10[c]	Schering/Bender
Interferon gamma	K	1 000[c]	100[c]	10[c]	Bender
Medroxyprogesteronazetat	K	10^{-4} [d]	10^{-5} [d]	—	Upjohn
Tamoxifen	K	10^{-6} [d]	10^{-7} [d]	—	ICI
Prednisolon	K	10^{-5} [d]	10^{-6} [d]	—	Merck
Prednimustin	K	10^{-5} [d]	10^{-6} [d]	—	Leo

[a] Einstündige Exposition.
[b] Kontinuierliche Exposition (14—21 Tage)

stand vorlag [338, 499, 633]. Fan et al. [189] versuchten dieser Situation dadurch zu begegnen, daß sie alle Proben sowohl der einstündigen als auch der kontinuierlichen Inkubation aussetzten, da sie befürchteten, daß es bei ausschließlich kontinuierlicher Inkubation zur Bindung der Zytostatika an Agar kommt, andererseits aber mehrere Zytostatika mehr als eine Stunde benötigen, um den maximalen Influx zu erreichen — Doxorubicin z. B. 3—4 Stunden.

Bei der *In-vitro*-Testung muß neben dem Wirkungsmechanismus der Zytostatika auch auf die *In-vitro*-Stabilität der Substanzen unter den gewählten Kulturbedingungen (Tabelle 36) sowie auf das Vorliegen der Zytostatika in ihrer aktiven Wirkform Rücksicht genommen werden. Von verschiedenen antitumoral wirksamen Substanzen ist bekannt, daß sie *in-vitro*-inaktiv sind, so daß für *In-vitro*-Testungen jeweils deren aktivierte Metabolite eingesetzt oder aktivierende Systeme co-kultiviert werden müssen. Während man sich beim Einsatz von aktiven Metaboliten bewußt auf ein einzelnes Folgeprodukt der jeweiligen Muttersubstanz beschränkt, wie z. B. beim 4-OOH-Cyclophosphamid oder 4-OOH-Ifosfamid, so trachtet man mit dem Einsatz von aktivierenden Systemen die ganze Vielfalt von aus einer Stammsubstanz hervorgehenden Metaboliten und deren Wirkung zu erfassen. Welches von den zur Verfügung stehenden Aktivierungssystemen wie z. B. gereinigte Mikrosomen, Ratten-Leberscheibchen oder die S-9-Fraktion von Rattenleber am geeignetsten ist, blieb bisher unbeantwortet [16, 166, 342, 386].

Des weiteren muß sich die gewählte Testkonzentration nach dem Ziel der Testung richten. Soll Sensitivität richtig *in vitro* erfaßt werden, so müssen Konzentrationen entsprechend den therapeutisch erreichbaren eingesetzt werden. Soll jedoch ausschließlich die Resistenzsituation erfaßt werden, so erscheint eine untherapeutisch hohe Testkonzentration gerechtfertigt [468]. Bei erprobten Zytostatika wird allgemein eine sich über 2—3-log-Stufen erstreckende Dosis-Wirkungskurve erhoben (Tabelle 37), um einerseits sicher zu gehen, daß die therapeutische Konzentration erfaßt wird und andererseits eine Aussage über eine etwaige Dosis-Wirkungsabhängigkeit getroffen werden kann (Abb. 23).

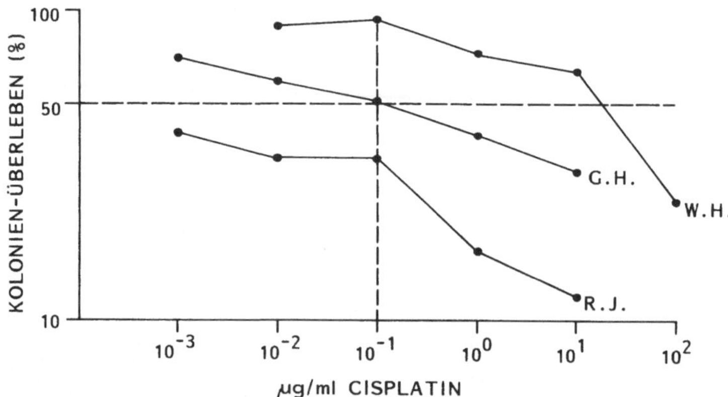

Abb. 23. Kolonien-Überleben (%) im HTCA von 3 verschiedenen Patientinnen mit Ovarialkarzinom in Abhängigkeit von steigender Cisplatinkonzentration in µg/ml. --- *50%:* Diskriminante zwischen *in-vitro*-sensitiv (≤ 50%) und *in-vitro*-resistent (> 50%). ⦙ *10⁻¹:* Cut off-Konzentration

Nicht befriedigend geklärt ist die Testung von Polychemotherapie *in vitro*. Beim Vergleich der Ergebnisse der direkten gemeinsamen Inkubation von Zellen mit zwei oder mehreren Zytostatika mit Ergebnissen, die rechnerisch nach der Methode von Momparler [408] und nach Valeriote und Lin [641] errechnet wurden, erkennt man häufig Diskrepanzen. Das Prinzip der angeführten Berechnungen beruht auf dem Vergleich der Überlebensfraktionen (ÜF), die mittels Einzeltestung (ÜFA, ÜFB) oder mittels Kombinationstestung (ÜFA + B) erhalten werden, mit dem errechneten Produkt aus (ÜFA × ÜFB). Wenn (ÜFA + B) gleich dem Produkt aus (ÜFA × ÜFB) ist, dann liegt ein *additiver* Effekt vor. Wenn (ÜFA + B) < (ÜFA × ÜFB) ist, wird der Effekt der Kombination mehr als additiv, i. e. *synergistisch*, bezeichnet, bei einem Wert von (ÜFA + B) > (ÜFA × ÜFB) ist der Effekt der Kombination als weniger als additiv, i. e. *inhibitorisch*, anzusehen. Während Alberts et al. [15] signifikante Wirkungssteigerungen durch die Kombination von Cisplatin mit Doxorubicin sowie von Cisplatin mit Vinblastin beobachten konnten, fehlte eine solche für die von Vinblastin mit Bleomycin. Eine chemische Inaktivierung von Bleomycin durch Vinblastin konnte als Erklärung dafür ausgeschlossen werden [13]. Darüber hinaus ergab die *In-vitro*-Kombination der für die Behandlung von Ovarialkarzinomen klinisch mit gutem Erfolg in Kombination eingesetzten Substanzen Cisplatin, Cyclophosphamid und Doxorubicin weder einen additiven noch einen synergistischen Effekt in 13 Testungen an Ovarialkarzinomproben von unvorbehandelten Patientinnen [18]. Demnach kann es im HTCA zu einer ungenügenden Erfassung von Polychemotherapieeffekten kommen (Salmon — persönliche Mitteilung). Da die *In-vitro*-Interaktion von mehreren, gleichzeitig applizierten Substanzen nicht ausgeschlossen werden kann, ist von der kombinierten Form der Austestung von Individualpräparaten Abstand zu nehmen. Obwohl die in der Literatur angegebene Methode zur Errechnung von Kombinationseffekten *in vitro* als allgemein akzeptiert erscheint [15, 408, 641], muß zu bedenken gegeben werden, daß durch diese Methode, bei der Produkte aus den Überlebensfraktionen der einzelnen getesteten Substanzen gebildet werden, bei einer nur genügend großen Anzahl an einzelnen unwirksamen Substanzen stets ein im Bereich sensitiv gelegener Gesamteffekt entsteht. Zwar könnte tatsächlich ein derartiger Effekt entstehen, jedoch wäre in einem solchen Fall die Zytotoxizität *in vivo* aufgrund der kumulativen Myelotoxizität die limitierende Größe, und die für das Erreichen des Sensitivitätsbereiches *in vitro* notwendige Zytostatikazusammenstellung könnte vom Patienten nicht mehr toleriert werden.

Während klinisch bereits bekannte Zytostatika der Klasse III jeweils in mindestens 2—3 Konzentrationsstufen, die auf der Basis der zuvor angestellten Überlegungen gewählt wurden, ausgetestet werden, muß man sich bei der präklinischen Testung auf tierexperimentelle Daten stützen. Trotz aller bekannten Unterschiede im Metabolismus von manchen Tieren, wie z. B. bei Nagetieren, den üblichen Versuchstieren, zum Menschen, die ihrerseits Ursache für die unterschiedliche Wirksamkeit von Substanzen bei Tier und Mensch sein können [483], scheint die LD 50 von Mäusen als Richtwert für die Anfangsdosis für das *In-vitro*-Drug-Screening von neuen antitumoral wirksamen Substanzen eine klinisch repräsentative Ausgangskonzentration darzustellen [527]. Laut

Freireich et al. [205] entspricht die Maus-Dosis in mg/kg einem Drittel der Human-Dosis in mg/m^2 — der Mäuse-Konversionsfaktor ist damit 3. Eine viel rationalere, jedoch sehr aufwendige Methode besteht in der Ermittlung der „optimalen" Zytostatikakonzentration *in vitro* durch Ableitung von pharmakokinetischen Analysen unter Einsatz des Nacktmausmodelles, basierend auf dem AUC-Konzept [287]. Jedoch gibt es auch kritische Stimmen, wie die von Wright [702], die einen Mangel an Vergleichbarkeit des Einsatzes von Zytostatika gegen Tumoren bei Mäusen und Menschen sieht, zumal Mäuse zwar die zwanzigfache Dosis vom Menschen tolerieren, die Sensitivität von murinen Tumoren und menschlichen Tumoren in der Zellkultur jedoch vergleichbar ist.

Eine Möglichkeit, den Mangel an pharmakokinetischen Daten zu überbrücken bzw. gleichzeitig eine Einschätzung der im allgemeinen für Zytostatika wesentlichsten Zytotoxizität durchzuführen, besteht darin, die für die *In-vitro-*Testung eingesetzten Konzentrationen nach den medianen Letaldosen für menschliches Knochenmark zu wählen [276]. Diese Vorgangsweise wird auch von der E.O.R.T.C. — CASSG (Clonogenic Assay Screening Study Group; unveröffentlichtes Protokoll) für das Screening favorisiert.

8.2 Durchführung

Für die Einstundenvorinkubation der Zytostatika wurden aliquote Anteile an Zellsuspension $(0,5\,\text{ml} = 1,5 \times 10^6$ Zellen für Dreifachansätze bzw. $1,0 \times 10^6$ Zellen für Zweifachansätze) auf sterile Röhrchen verteilt, so daß in jedem Röhrchen — sowohl für die Kontrollen als auch für die Testung — eine Endkonzentration von 1×10^6 vitalen mononukleären Zellen erreicht wurde. In Abhängigkeit von der eingestellten Ausgangszellkonzentration $(3 \times 10^6$ bzw. 2×10^6 vitale mononukleäre Zellen pro ml für einen Dreifachansatz bzw. für einen Zweifachansatz) wurde mit der entsprechenden Menge an Kulturmedium (McCoy's 5 A plus 10% HIFCS und 1% Pen/Strep sowie 10 mM Hepes) aufgefüllt, so daß das Endvolumen pro Röhrchen zusammen mit den Zytostatikavolumina 1,5 ml für den Dreifachansatz bzw. 1,0 ml für den Zweifachansatz ergab. 0,15 ml bzw. 0,1 ml der vorbereiteten Zytostatikaverdünnungen wurden in die entsprechenden Teströhrchen einpipettiert, wobei in jenen Röhrchen, die als Kontrolle bzw. für die spätere kontinuierliche Zytostatikainkubation herangezogen wurden, die gleiche Menge an Medium zugegeben wurde. Nach leichtem Schwenken wurden die Röhrchen für eine Stunde in den Inkubator (37 °C/5% CO_2) gestellt. Nach der Inkubation wurden die Zellen zweimal je 5 min bei 1500 U/min gewaschen, um die Zytostatika von den Zellen zu entfernen und anschließend im Plating-Medium (supplementiertes CMRL 1066) resuspendiert. Den Kontrollen und den mit Zytostatika vorinkubierten Testansätzen wurden 2,7 ml bzw. 1,8 ml Medium zugefügt, den für die kontinuierliche Testung bestimmten Ansätzen 2,1 ml bzw. 1,4 ml Medium und überdies 0,6 ml bzw. 0,4 ml der entsprechenden Zytostatikaverdünnungen. Als letzter Schritt wurde der auf 42 °C vortemperierte, flüssige 3% Agar den Röhrchen in einem Verdünnungsverhältnis von 1 : 10 beigemengt, so daß eine Endkonzentration des Agars von 0,3% sowie ein Endvolumen von 3,0 bzw. 2,0 ml pro Röhrchen erreicht wurde. Je 1,0 ml davon wurde auf einen 1 ml-Underlayer pro Petrischälchen geplatet, so daß drei bzw. zwei Petrischälchen pro Zytostatikakonzentration resultierten.

8.3 Zytostatika

Die Auswahl der Zytostatika richtete sich einerseits nach der für die jeweilige Tumorentität üblichen Zusammensetzung der Standardtherapien und andererseits sollte im speziellen die Wirksamkeit von Substanzen, die in den konventionellen Therapien nicht enthalten waren bzw. die sich noch in Entwicklung oder früher Prüfung befanden, erfaßt werden. Für die Testung wurden die Zytostatika entweder in der Handelsform oder als Reinsubstanz eingesetzt. Handelspräparate konnten in gelöster Form als wäßrige, stabilisierte Lösung oder als Trockensubstanz vorliegen. Sie durften keine Konservierungsmittel und/oder andere zytotoxische Substanzen enthalten, andernfalls waren sie für die Testung nicht verwendbar. Reinsubstanzen und Lyophilisate wurden den Firmenangaben entsprechend gelöst, wobei als Lösungsmittel vor allem physiologische Kochsalzlösung und Aqua dest. bei leicht löslichen Substanzen und organische Lösungsmittel wie Äthanol und DMSO (Dimethylsulfoxid; Merck) für schwer bzw. nicht in wäßrigen Lösungsmitteln löslichen Substanzen verwendet wurden. Lösungsmittel-Kontrollen wurden beim Testansatz mitgeführt, um zytotoxische Effekte, die nicht durch Zytostatika bedingt waren, zu erfassen. Maximale tolerable Konzentrationen für Äthanol und DMSO im HTCA waren 0,05% bzw. 0,1% [79].

Beim Lösen der Substanzen war zu beachten, daß die Stabilität einiger Substanzen sowohl vom pH-Wert als auch von der Temperatur sowie von Licht und von der Konzentration und überdies durch Adsorption an Filtermembranen, Metalle und Plastikröhrchen beeinflußt wird (Tabelle 36). Diese Faktoren mußten auch beim Einsatz für die Testung berücksichtigt werden. Daher wurden die einzelnen Pharmaka in Abhängigkeit von ihrer chemischen Stabilität entweder erst kurz vor jedem Ansatz gelöst oder in einer 100fachen Stammkonzentration in kleinen Portionen bei —196 °C eingefroren und erst kurz vor der Testung aufgetaut.

Anstelle der *in-vitro*-inaktiven Substanzen Cyclophosphamid, Ifosfamid und Hexamethylmelamin wurden deren aktive Metabolite 4-OOH-Cyclophosphamid (Hydroperoxycyclophosphamid) [18], 4-OOH-Ifosfamid (Hydroperoxyifosfamid) [26] sowie Trimelamol [152, 500] eingesetzt.

Die Zytostatika bzw. Hormone wurden in McCoy's 5A-Medium plus 10% HIFCS, 1% Pen/Strep und 10 mM Hepes zu einer 10fachen Stammkonzentration für die Einstundeninkubation und zu einer 5fachen Stammkonzentration für die kontinuierliche Inkubation weiter verdünnt. Bei genügend hoher Zellzahl wurde jedes Zytostatikum und Hormon in mehreren pharmakologisch erreichbaren Konzentrationsstufen in Dreifachansätzen getestet, wobei als Ausgangskonzentration $^1/_{10}$ des CxT oder des PPC gewählt wurde, sowie das 10fache über bzw. 0,1fache unter dieser Konzentration für die Testung eingesetzt wurde (Tabelle 37). Die Wahl des Testmodus (entweder einstündige Vorinkubation oder 14 bis 21tägige kontinuierliche Inkubation während des gesamten Kultivierungsvorganges) für die einzelnen Zytostatika war abhängig von deren Wirkungsmechanismus (proliferationsabhängig bzw. -unabhängig) (Tabelle 38)

sowie von deren chemischen Stabilität (Tabelle 36) und von deren von
Kulturbedingungen abhängigen Zytotoxizität (Tabelle 39). Prinzipiell wurde die
einstündige Inkubationsdauer für alle Zytostatika, die proliferationsunabhängig
und/oder chemisch und biologisch instabil sind (Alkylantien), gewählt, die
kontinuierliche Inkubation für alle jene, die proliferationsabhängig und/oder
chemisch und biologisch stabil sind (Hormone, Antimetabolite).

Tabelle 38. Kinetische Klassifikation der Zytostatika nach Bruce et al. [90]

Klasse I	Phasenunspezifisch (proliferationsunabhängig) Nitrosoharnstoffe
Klasse II	Zellzyklus-phasenspezifisch (proliferationsabhängig) Vincaalkaloide, Bleomycin, Methotrexat
Klasse III	Zellzyklus-phasenunspezifisch (proliferationsabhängig) Doxorubicin, Cyclophosphamid

Tabelle 39. Faktoren, die die Zytotoxizität von Zytostatika im HTCA beeinflussen
[18, 79, 80, 190, 227, 253, 353, 420, 430, 499, 500, 577, 705]

pH-Wert
Hyperthermie
Albumin
Zelldichte
Hypoxie
Medium/Serum-Interaktionen
Inaktivität *in vitro*
Inkubationsdauer

8.4 Auswertung

8.4.1 Allgemeine Kriterien

Prinzipiell mußten die allgemeinen unter 4.3.1 angeführten Kriterien für
Wachstum erfüllt sein. Als Voraussetzung für eine Zytostatikaevaluierung wurde
suffizientes Wachstum ($\geq$ 20 Kolonien pro Petrischälchen in den Kontrollen),
eine akzeptable Dosis-Wirkungskurve (linearer Zusammenhang zwischen Kolonien-Überleben und Zytostatikakonzentration über mehrere Log-Stufen) sowie
eine lineare Zellkonzentrationsreihe (Kolonienwachstum in Abhängigkeit von
der eingesetzten Zellzahl) gefordert. Die mitgeführten Lösungsmittelkontrollen
durften keine deutliche Kolonienreduktion zeigen, andernfalls wurden Testan-
sätze von Zytostatika oder Hormonen, die mit diesem Lösungsmittel gelöst
worden waren, nicht zur Beurteilung der Chemosensitivität herangezogen.

8.4.2 In-vitro-Sensitivität/In-vitro-Resistenz; Korrelationen

Ein Zytostatikum wurde als *in vitro* sensitiv gewertet, wenn eine Kolonienreduktion von $\geq 50\%$ nach Zytostatikaexposition in bezug auf die Kontrollen vorlag, als *in vitro* resistent bei Kolonienreduktion von $< 50\%$. Die *In-vitro*-Sensitivitätsangaben beruhen auf der prozentuellen Kolonieninhibition unter der für das jeweilige Zytostatikum gewählten Cut off-Konzentration (Tabellen 34, 37). Die einzelnen Therapeutika wurden ausschließlich als Monotherapie *in vitro* getestet. Daraus folgt, daß im Falle der Testung verschiedener Pharmaka an einem Tumor verschiedene *In-vitro-/In-vivo*-Korrelationen für dieselbe Tumorprobe resultierten, wobei jedoch ausschließlich die *In-vitro*-Chemosensitivitätsbeurteilung variieren konnte. Für die Erstellung von *In-vitro-/In-vivo*-Korrelationen mußte eine Gesamtbeurteilung der *In-vitro*-Chemosensitivität sämtlicher getesteter und auch applizierter Therapeutika erfolgen. Von *in vitro* sensitiv wurde in jenen Fällen gesprochen, in denen mindestens eine der getesteten und applizierten Substanzen in der Testung beim Cut off-Wert den mit sensitiv definierten Bereich (Kolonienreduktion $\geq 50\%$) erreichte.

8.4.3 Sensitivität/Spezifität des HTCA

Zur quantitativen Erfassung des HTCA als prädiktives Testsystem wurden die Größen Sensitivität und Spezifität herangezogen. Sensitivität ist das Vermögen eines Tests, jene Patientinnen zu identifizieren, die auf eine Therapie ansprechen; Spezifität hingegen erfaßt jene, die klinisch nicht ansprechen [319, 494].

$$\text{Sensitivität } (\%) = \frac{\text{Sensitivität } in\ vitro \text{ und } in\ vivo}{\text{Sensitivität } in\ vivo} \times 100 = \frac{\text{S/S}}{\text{S/S} + \text{R/S}} \times 100$$

$$\text{Spezifität } (\%) = \frac{\text{Resistenz } in\ vitro \text{ und } in\ vivo}{\text{Resistenz } in\ vivo} \times 100 = \frac{\text{R/R}}{\text{R/R} + \text{S/R}} \times 100$$

8.4.4 Sensitivitätsindex/Resistenzindex

Als Maß für die Richtigkeit der Sensitivitäts- bzw. Resistenzvorhersage wurde der Sensitivitätsindex (SI) bzw. Resistenzindex (RI) herangezogen, welche in der Originalliteratur als PV + (Positive predictive value) bzw. PV — (Negative predictive value) bezeichnet wurden [646]. Der prädiktive Wert eines positiven Tests (PV + , SI) gibt die Wahrscheinlichkeit an, daß ein Patient mit einem positiven Test auch klinisch anspricht; der prädiktive Wert eines negativen Tests (PV —, RI) hingegen jene Wahrscheinlichkeit, daß ein Patient mit einem negativen Test klinisch nicht anspricht.

$$\text{SI } (\%) = \frac{\text{Sensitivität } in\ vitro \text{ und } in\ vivo}{\text{Sensitivität } in\ vitro} \times 100 = \frac{\text{S/S}}{\text{S/S} + \text{S/R}} \times 100$$

$$\text{RI } (\%) = \frac{\text{Resistenz } in\ vitro \text{ und } in\ vivo}{\text{Resistenz } in\ vitro} \times 100 = \frac{\text{R/R}}{\text{R/R} + \text{R/S}} \times 100$$

Jedoch muß bedacht werden, daß SI und RI nicht direkt von der Sensitivität bzw. Spezifität ablesbar sind, sondern, daß diese Werte von der für die zur

Diskussion stehenden Patientengruppe bekannten Responsewahrscheinlichkeit mitbestimmt werden. Diese Information muß im allgemeinen aus entsprechenden historischen Kontrollgruppen abgeleitet werden [115, 646].

8.4.5 Klinische Beurteilung

Für die klinische Erfolgsbeurteilung wurden die folgenden, international üblichen Kriterien herangezogen [400]. Objektives Ansprechen umfaßte komplette Remission (CR) und partielle Remission (PR). Die CR bestand in der vollständigen Rückbildung sämtlicher meßbarer und evaluierbarer Tumormanifestationen für mindestens ein Monat, wobei die Tumorrückbildung entweder — wie im Fall der klinischen kompletten Remission (cCR) — durch physikalische, apparative und blutchemische Untersuchungen erfaßt werden konnte oder aber durch eine Second-look-Operation — wie im Fall der pathologischen kompletten Remission (pCR). Bestand bereits vor Beginn der Systemtherapie (Chemo-, Hormon-, Interferontherapie), sei es im Anschluß an radikales Debulking im Rahmen der Erstoperation oder der Second-look-Operation, Tumorfreiheit, so lag definitionsgemäß NED (No evidence of disease) vor. Als PR wurde jede Tumorrückbildung um mindestens 50% für die Dauer von mindestens einem Monat eingestuft. Dies bedeutete im Fall von zweidimensionalen meßbaren Tumormanifestationen eine Rückbildung des Produktes aus dem größten Tumoreinzeldurchmesser mal dem darauf senkrecht stehenden Durchmesser bzw. aus der Summe derselben bei multiplen Tumormanifestationen. Bei nur unidimensional erfaßbaren Tumoren bezog sich die geforderte Rückbildung auf lediglich eine Achse. Darüber hinaus durfte es weder zur Progression einer bestehenden noch Neubildung einer Tumormanifestation kommen. Als No change (NC) wurde jede geringergradige als 50% Rückbildung sowie geringergradige als 25% Vergrößerung bestehender Tumormanifestationen beurteilt. Jede Zunahme um 25% oder mehr von bereits bestehender sowie jedes Auftreten neuer Tumormanifestationen wurde als PD (Progressive disease) eingestuft.

Für den Vergleich mit den *In-vitro*-Ergebnissen wurden die klinischen Einstufungen NED, pCR, cCR sowie PR zusammen als *in vivo*-sensitiv gewertet, die beiden Beurteilungen NC sowie PD zusammen als *in vivo*-resistent.

8.5 Ergebnisse

Insgesamt wurden 222 Testungen von Zytostatika, Hormonen und Interferonen an 25 verschiedenen Tumorproben von 22 verschiedenen Patientinnen mit Ovarialkarzinom durchgeführt. Während unter den 22 Testungen mit *In-vitro/In-vivo*-Korrelationen nur drei keine einzige getestete Substanz als sensitiv *in vitro* erkennen ließen, konnten in einem Drittel etwa 2 bis 3 getestete Zytostatika und/oder Hormone als sensitiv *in vitro* erkannt werden, in über 40% sogar mehr als 3 Medikamente. Betrachtete man die Hormone getrennt, so zeigte sich, daß diese in mehr als der Hälfte der Fälle keine Wirkung *in vitro* erkennen ließen. 86% der Testungen (Tumoren) waren zumindest auf eines der getesteten Medikamente *in vitro* sensitiv. In 81 der 222 Testungen (37%) waren die entsprechenden Patientinnen mit Chemotherapie vorbehandelt, in 141 Fällen (63%) handelte es sich um Material von nicht-vorbehandelten Patientinnen. Die

Therapie der vorbehandelten Patientinnen war in 25 Fällen (31%) mit den getesteten Chemotherapeutika ident und in zwei Dritteln unterschiedlich. In 72 dieser 222 Einzeltestungen von Medikamenten konnten, da die getesteten Substanzen mit denen, die die Patientinnen erhalten hatten, übereinstimmten, *In-vitro-/In-vivo*-Korrelationen angestellt werden, während in 150 Einzeltestungen die entsprechenden Patientinnen entweder keine oder andere Zytostatika erhielten. Diese 72 *In-vitro/In-vivo*-Korrelationen wurden bei 19 verschiedenen Patientinnen, von denen 5 vorbehandelt waren, erhoben.

Für 27 verschiedene Zytostatika, Hormone und Interferone konnten *In-vitro*-Ergebnisse im HTCA erarbeitet werden (Tabelle 40, s. S. 94/95). In Fällen mit größerer Testanzahl wie z. B. Cisplatin, Doxorubicin, Cyclophosphamid oder Methotrexat zeigte sich eine gute Übereinstimmung zu den entsprechenden klinischen Daten. Im speziellen spiegelten auch die für die Second-line-Therapie ermittelten *In-vitro*-Sensitivitätsergebnisse, die gegenüber den First-line-Ergebnissen meistens geringe zytotoxische Aktivität anzeigten, sehr gut die therapeutische Situation wider. Neben Substanzen, die zu den Standardtherapeutika für das Ovarialkarzinom gehören wie Cisplatin, Cyclophosphamid oder Doxorubicin, wurden Analoga dieser Basistherapeutika wie z. B. Carboplatin und Iproplatin oder Ifosfamid und Mafosfamid oder EPI-Doxorubicin und THP-Doxorubicin (Tetrahydropyranyl-Adriamycin) und Mitoxantron getestet. Die resultierenden Ergebnisse ließen zumindest bedingt eine vergleichende Beurteilung der einzelnen Analoga zu (Abb. 24 A—C). Darüber hinaus gab es auch *In-vitro*-Testergebnisse für Substanzen, die im Rahmen der Ovarialkarzinombehandlung bisher nicht etabliert waren wie z. B. Etoposid oder Cytarabin (Abb. 24 D, E).

Die 72 *In-vitro/In-vivo*-Korrelationen, die auf 22 Testungen basierten, zeigten in 23 Fällen eine korrekte Voraussage der Sensitivität und in 34 Fällen eine richtige Einschätzung der Resistenz (Tabelle 41). Während es in keinem einzigen Fall zu einer falsch negativen Voraussage kam, lag in 15 Fällen (21%) fälschlicherweise ein auf Sensitivität lautendes *In-vitro*-Ergebnis vor, obwohl sich der Tumor *in vivo* resistent verhielt. Insgesamt bestand eine relativ hohe

Tabelle 41. Kumulative *In-vitro-/In-vivo*-Korrelationen sowie Richtigkeit der Sensitivitätsvorhersage für alle einzelnen Testungen

S^a/S^b N	S^a/R^b N	R^a/S^b N	R^a/R^b N	SI^c %	RI^d %
23	15	0	34	61	100

[a] *in vitro:* S sensitiv = Kolonien-Überleben $\leqslant 50\%$; R resistent = Kolonien-Überleben $> 50\%$.

[b] *in vivo:* S sensitiv = NED, pCR, cCR, PR; R resistent = NC, PD.

[c] *SI* Sensitivitätsindex (%) $\dfrac{\text{Anzahl S/S}}{\text{Anzahl S/S} + \text{Anzahl S/R}} \times 100.$

[d] *RI* Resistenzindex (%) $\dfrac{\text{Anzahl R/R}}{\text{Anzahl R/R} + \text{Anzahl R/S}} \times 100.$

Tabelle 40. *In-vitro*-Sensitivitätsraten getrennt für First- und Second-line-Monochemotherapien beim Ovarialkarzinom im Vergleich zu den klinischen Ergebnissen *in vivo*

		First-line-Therapie			Pharmakon	Second-line-Therapie				
Zitat	Autor	*In-vivo-* Response	*In-vitro-* Sensitivität	*In-vitro-* Test		*In-vitro-* Test	*In-vitro-* Sensitivität	*In-vivo-* Reponse	Autor	Zitat
		%	%	N		N	%	%		
[91]	Bruckner	35	38	16	Cisplatin	6	0	31	Bruckner	[92]
[697]	Wiltshaw	50	17	6	Carboplatin	1	0[a]	21—56	Calvert	[104]
[85]	Bramwell	50	0	7	Iproplatin	1	0[a]	18	Sessa	[543]
[108]	Carmo-Pereira	38—64	50	12	Cyclophosphamid[b]	6	0	0	Sessa	[542]
[137]	De La Garza	65	67	3	Ifosfamid[c]	1	100[a]	48	Yakushiji	[703]
—	—	—	40	5	Mafosfamid	2	100[a]	—	—	—
[84]	Brady	33	33	3	Melphalan	1	0[a]	11	Stanhope	[583]
[684]	Wharton	31	29	7	Hexamethylmelamin[d]	3	33	19	Johnson	[291]
[144]	DePalo	50	44	16	Doxorubicin	6	33	8	Bolis	[75]
[624]	Tropé	30	75	4	EPI-Doxorubicin	1	0[a]	17	Tropé	[624]
—	—	—	100	3	THP-Doxorubicin	—	—	36	Majima	[367]
—	—	—	50[a]	2	Mitoxantron	2	0[a]	0	Raghavan	[475]
—	—	—	—	—	Bleomycin	1	0[a]	0	Cohen	[124]
[40]	Baker	27	—	—	Mitomycin C	2	50[a]	27	Baker	[40]

Tabelle 40 (Fortsetzung)

		First-line-Therapie			Pharmakon		Second-line-Therapie			
Zitat	Autor	In-vivo-Response %	In-vitro-Sensiti-vität %	In-vitro-Test N		In-vitro-Test N	In-vitro-Sensiti-vität %	In-vivo-Reponse %	Autor	Zitat
[300]	Katz	20	19	16	Methotrexat	7	14	12	Barlow	[46]
[300]	Katz	20	20	5	5-Fluorouracil	5	20	2	Menczer	[387]
—	—	—	50[a]	2	Cytarabin	4	100	0	Misset	[406]
—	—	—	0[a]	2	Vinblastin	2	0[a]	0	Shah	[545]
—	—	—	53	15	Vincristin	4	0	0	Jobson	[289]
—	—	—	—	—	Vindesin	2	0[a]	33	Miller	[403]
—	—	—	75	4	Etoposid	3	33	29	Kühnle	[324]
—	—	—	100[a]	1	Interferon alpha	1	100[a]	40	Berek	[59]
—	—	—	—	—	Interferon gamma	1	100[a]	—	—	—
—	—	—	17	6	Medroxy-Progesteronazetat	5	60	15	Mangioni	[371]
—	—	—	33	3	Tamoxifen	3	33	23	Campbell	[107]
—	—	—	—	—	Prednisolon	2	100[a]	—	—	—
[292]	Johnsson	38	—	—	Prednimustin	2	50[a]	18	Johnsson	[292]

[a] Prozentwerte beziehen sich auf weniger als 3 Einzeltestungen.

[b,c,d] Anstelle der *in-vitro*-inaktiven Ausgangssubstanz wurden die *in-vitro*-aktiven Metabolite 4-OOH-Cyclophosphamid (b), 4-OOH-Ifosfamid (c) sowie Trimelamol (d) eingesetzt.

Assoziation (p < 0,01; Korrelationskoeffizient: 0,87) zwischen den vorliegenden *In-vitro-* und *In-vivo-*Ergebnissen. Die entsprechenden Werte für SI sowie für RI als Maß für die Richtigkeit der Vorhersage von Sensitivität und Resistenz lagen bei 61% respektive 100%, wobei die Resistenz signifikant häufiger (p < 0,01) richtig vorhergesagt werden konnte als die Sensitivität.

Tabelle 42. Richtigkeit der Voraussage für Sensitivität und Resistenz einzelner Zytostatika im HTCA

Zytostatika	Anzahl	Sensitivitäts-Index[a] (%)	Resistenz-Index[b] (%)
Cisplatin	10	40	100
Doxorubicin	13	83	100
Cyclophosphamid[c]	10	100	100
Methotrexat	8	67	100
Fluorouracil	4	100	100
Vincristin	7	67	100
Etoposid	4	67	100

$$^a \quad \frac{\text{Anzahl } S^*/S^\circ}{\text{Anzahl } S^*/S^\circ + \text{Anzahl } S^*/R^\circ} \times 100.$$

$$^b \quad \frac{\text{Anzahl } R^*/R^\circ}{\text{Anzahl } R^*/R^\circ + \text{Anzahl } R^*/S^\circ} \times 100.$$

(*S oder *R/$^\circ$S oder $^\circ$R: sensitiv oder resistent *in vitro*/sensitiv oder resistent *in vivo*.)

[c] Anstelle des *in-vitro*-inaktiven Cyclophosphamid wurde der *in-vitro*-aktive Metabolit 4-OOH-Cyclophosphamid eingesetzt.

Die Richtigkeit der Voraussage für die Sensitivität der einzelnen Zytostatika schwankte in dieser Auswertung zwischen 40% und 100%, während die für die Resistenz durchwegs bei 100% lag (Tabelle 42). Für die Berechnung von SI und RI wurden ausschließlich Substanzen berücksichtigt, bei denen Ergebnisse von zumindest 4 Testungen vorlagen.

Bezog man die Testergebnisse des HTCA auf jene 19 Patientinnen, bei denen die getesteten Substanzen auch in der Behandlung eingesetzt worden waren, so ergab sich für die Testung im HTCA eine Sensitivität von 100% bei einer Spezifität von 78%, wobei die Werte für SI und RI bei 83% bzw. 100% lagen (Tabelle 43).

Betrachtete man das klinische Verhalten der Patientinnen unter jener Therapie, für die es gleichzeitig auch *In-vitro-*Ergebnisse gab, so zeigte sich, daß die mediane Kolonienreduktion sehr gut dem jeweiligen klinischen Verhalten entsprach (Tabelle 44). War die Kolonieninhibition bei klinischer Remission im Median über 60%, so lag sie bei Progression der Erkrankung um 20%. Statistisch konnte ein signifikanter Unterschied (p < 0,01) in der Kolonienreduktion in Abhängigkeit vom klinischen Ansprechen festgestellt werden, wobei klinisch progrediente Fälle mit einer signifikant niedrigeren medianen Kolonienreduktion einhergingen.

Tabelle 43. Sensitivität, Spezifität und prädiktiver Wert des HTCA

In-vitro-/In-vivo-Korrelationen[a]	N = 19
Sensitivität[b]	100%
Spezifität[c]	78%
Sensitivitäts-Index[d]	83%
Resistenz-Index[e]	100%

[a] *In-vitro-/In-vivo*-Korrelationen: S oder R/S oder R = sensitiv oder resistent *in vitro*/sensitiv oder resistent *in vivo*.

$$^\text{b} \quad \frac{\text{Anzahl S/S}}{\text{Anzahl S/S + Anzahl R/S}} \times 100.$$

$$^\text{c} \quad \frac{\text{Anzahl R/R}}{\text{Anzahl R/R + Anzahl S/R}} \times 100.$$

$$^\text{d} \quad \frac{\text{Anzahl S/S}}{\text{Anzahl S/S + Anzahl S/R}} \times 100.$$

$$^\text{e} \quad \frac{\text{Anzahl R/R}}{\text{Anzahl R/R + Anzahl R/S}} \times 100.$$

Tabelle 44. Vergleich zwischen Ansprechen *in vivo* und Kolonienreduktion *in vitro*

Ansprechen *in vivo*	Anzahl an Testungen	Hemmung der Kolonienbildung *in vitro*	
		Median	Range
Komplette Remission	10	62	51—85
Partielle Remission	14	69	51—86
No Change	10	58	6—84
Progression	38	21	0—78

Die Analyse, wie sich die Patientinnen, deren Tumoren Wachstum bzw. fehlendes Wachstum im *In-vitro*-Assay aufwiesen, klinisch verhielten, zeigte keinen statistisch signifikanten Unterschied im Wachstumsverhalten zwischen der Gruppe der klinischen Responder und der der Non-Responder (Tabelle 45). Auch für die Subgruppen mit suffizientem und insuffizientem Wachstum ließen die Ergebnisse keinen wesentlichen Unterschied erkennen.

Die Analyse des Einflusses vorausgegangener Therapien auf das Chemosensitivitätsmuster der getesteten Proben (N = 222) ließ keinen Unterschied im Verhältnis der resistenten zu den sensitiven Proben in Abhängigkeit von vorausgegangener oder nicht-vorausgegangener Therapie erkennen (Tabelle 46). Betrachtete man die Proben mit vorausgegangener Therapie (N = 81) aufgeschlüsselt danach, ob die getesteten Zytostatika mit den verabreichten Zytostatika ident waren (N = 25) oder nicht (N = 56), so zeigte sich für die Gruppe mit identen Zytostatika in 88% Resistenz gegenüber 59% bei differenten Zytostatika (p < 0,05).

Tabelle 45. Kolonienwachstum *in vitro* von Patientinnen mit Ovarialkarzinom getrennt nach ihrem klinischen Verhalten

Wachstum *in vitro*	Responder[a]	Non-Responder[b]
	N (%)	N (%)
Suffizient[c]	10 (16)	9 (14)
Insuffizient[d]	2 (3)	6 (9)
Kein	25 (38)	13 (20)

[a] Patientin mit Ansprechen *in vivo*.
[b] Patientin ohne Ansprechen *in vivo*.
[c] Wachstum von ≥ 20 Kolonien pro Petrischälchen.
[d] Wachstum von $\geq 5 < 20$ Kolonien pro Petrischälchen.

Tabelle 46. Sensitivitäts- bzw. Resistenzverhalten im HTCA von Tumorproben von Patientinnen mit Ovarialkarzinom getrennt nach Vorbehandlung und Nicht-Vorbehandlung

	Alberts		Ozols		Welander		Inoue		Dittrich	
Anzahl der Einzeltestungen	44		30		564		258		222	
Keine Vorbe-handlung	R%[a]	S%[a]	R%[b]	S%[c]	R%[b]	S%[c]	R%[b]	S%[c]	R%[b]	S%[c]
	R < S		71	29	79	21	65	35	62	38
Vorbehandlung[d]	R > S		96	4	78	22	78	22	67	33
Zitat	14		438		681		284		—	

[a] Resistenz *in vitro*/Sensitivität *in vitro* definiert durch Sensitivitätsindex-Werte — getrennt errechnet für jedes einzelne Zytostatikum.

[b] Resistenz *in vitro* = Kolonien-Überleben > 50% im Vergleich zur unbehandelten Kontrolle.

[c] Sensitivität *in vitro* = Kolonien-Überleben $\leq$ 50% im Vergleich zur unbehandelten Kontrolle.

[d] Vorbehandlung unabhängig davon, ob applizierte und *in vitro* getestete Pharmaka ident waren.

Für 22 der 27 verschiedenen getesteten Zytostatika ist das Kolonien-Überleben (%) getrennt nach Vorbehandlung sowie Nicht-Vorbehandlung sowie die vorbehandelte Gruppe unterteilt in idente versus nicht-idente Vorbehandlung dargestellt (Abb. 24 A—F). Während in 38% (6/16) der Tumoren von unvorbehandelten Patientinnen Sensitivität *in vitro* gegenüber Cisplatin zu beobachten war, waren alle Tumorproben von vorbehandelten Patientinnen *in vitro* resistent. Beide Analoga, Carboplatin und Iproplatin, zeigten gegenüber der originären Substanz jeweils geringere Zytotoxizität *in vitro*, wobei Iproplatin die geringste Aktivität aufwies (Abb. 24 A). Der *In-vitro*-Vergleich der Zytotoxizität von 5 im wesentlichen alkylierend wirkenden Substanzen ergab eine vergleichbare Zytotoxizität der einzelnen Substanzen untereinander sowie im Vergleich mit den klinischen Daten. Die durchschnittliche *In-vitro*-Responserate aller Alkylantien zusammen lag für die First-line-Therapie bei über 40% (Abb. 24 B).

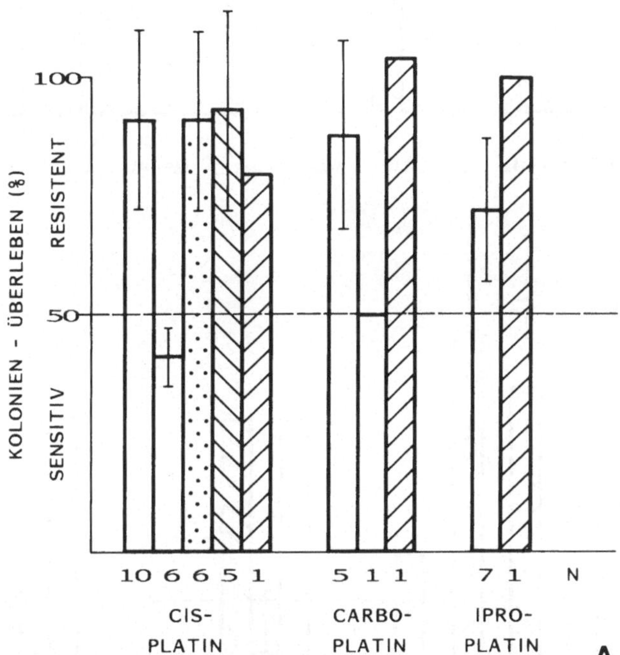

Abb. 24 A—F. *In-vitro*-Chemosensitivität bzw. -Chemoresistenz von Ovarialkarzinomproben *in vitro* erfaßt durch das Kolonien-Überleben (%), getrennt für *in-vitro*-sensitive Proben (Kolonien-Überleben ≤ 50%) bzw. für *in-vitro*-resistente Proben (> 50%) sowie getrennt nach Vorbehandlung und Nicht-Vorbehandlung (x̄ ± SD). ☐ keine Vorbehandlung, ▦ Vorbehandlung gesamt, ▨ Vorbehandlung ident mit *in vitro* getesteten Pharmaka, ▧ Vorbehandlung nicht ident mit *in vitro* getesteten Pharmaka. Chemosensitivitätsbeurteilung basierend auf den für die einzelnen Pharmaka in Tabelle 34 angegebenen Cut off-Konzentrationen: N = Anzahl von *In-vitro*-Testungen, A = Cisplatin und Analoga, B = Alkylantien, C = Anthrazykline und Anthrazendion, D = Vincaalkaloide und Epipodophyllotoxin, E = Antimetabolite, F = Hormone

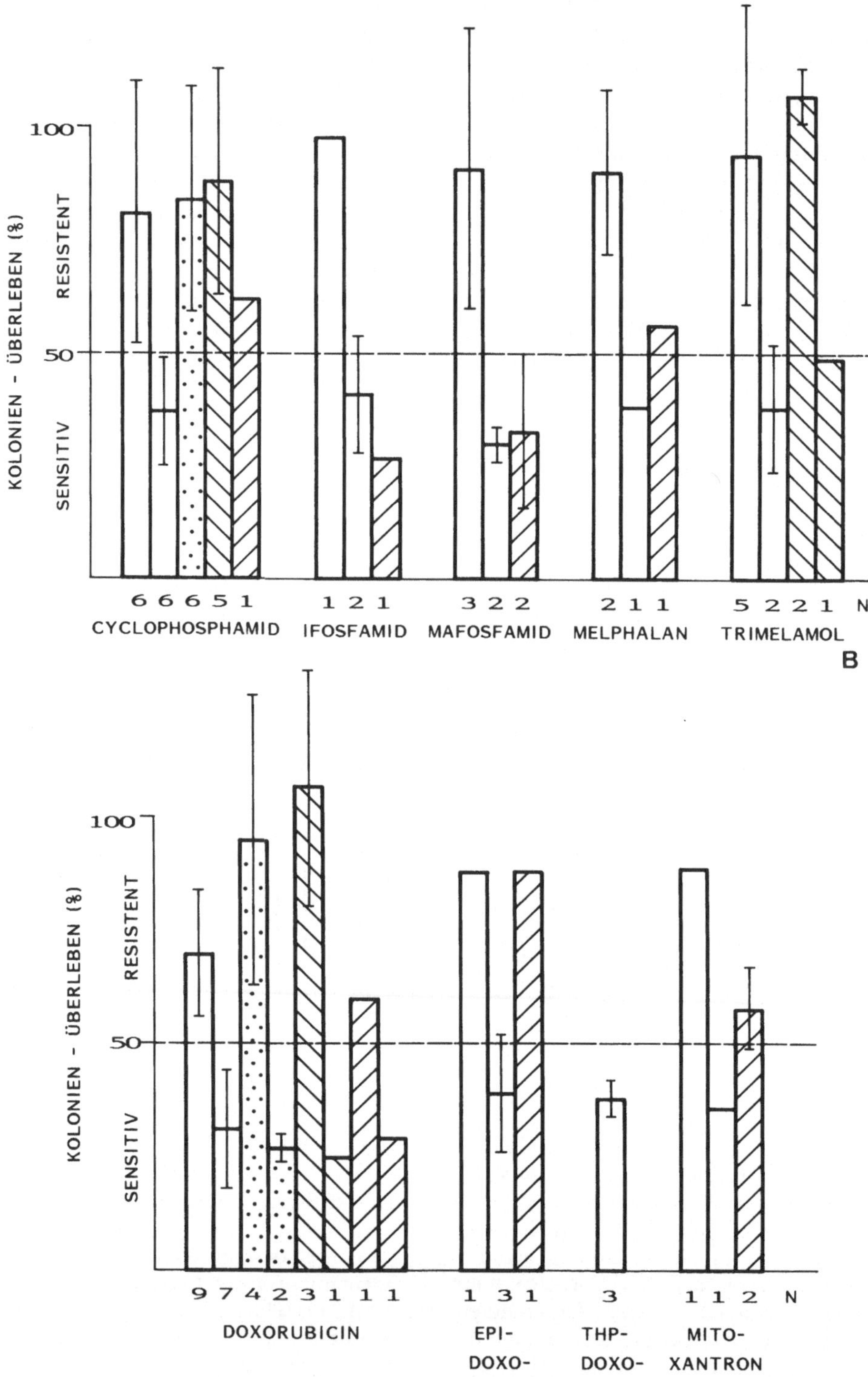
KOLONIEN - ÜBERLEBEN (%)
RESISTENT
SENSITIV
100
50
6 6 6 5 1
CYCLOPHOSPHAMID
1 2 1
IFOSFAMID
3 2 2
MAFOSFAMID
2 1 1
MELPHALAN
5 2 2 1
TRIMELAMOL
N
B
KOLONIEN - ÜBERLEBEN (%)
RESISTENT
SENSITIV
100
50
9 7 4 2 3 1 1 1
DOXORUBICIN
1 3 1
EPI-
DOXO-
RUBICIN
3
THP-
DOXO-
RUBICIN
1 1 2
MITO-
XANTRON
N
C

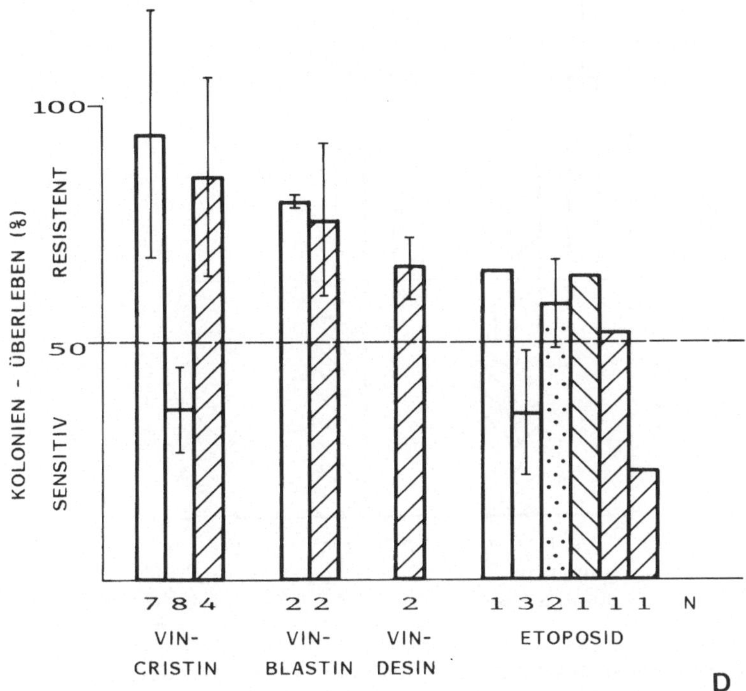
KOLONIEN - ÜBERLEBEN (%)
RESISTENT
SENSITIV
100
50
7 8 4
VIN-
CRISTIN
2 2
VIN-
BLASTIN
2
VIN-
DESIN
1 3 2 1 1 1
ETOPOSID
N
D

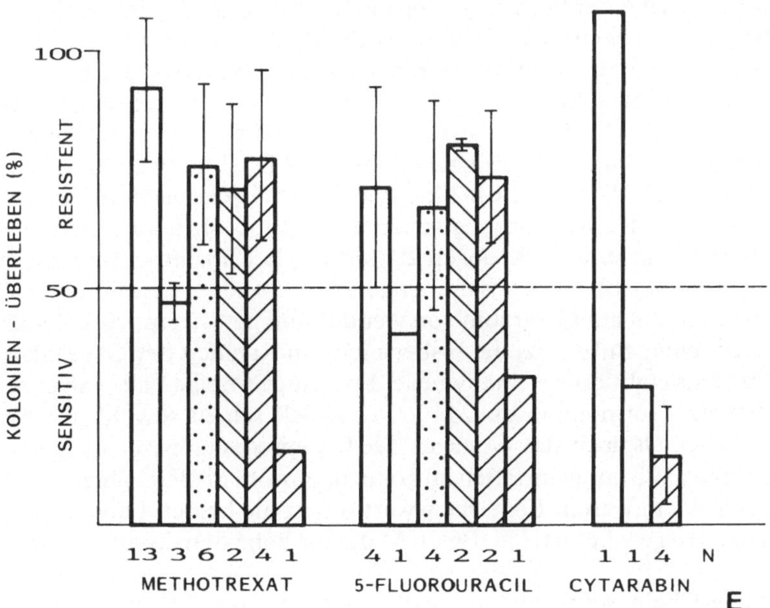
KOLONIEN - ÜBERLEBEN (%)
RESISTENT
SENSITIV
100
50
13 3 6 2 4 1
METHOTREXAT
4 1 4 2 2 1
5-FLUOROURACIL
1 1 4
CYTARABIN
N
E

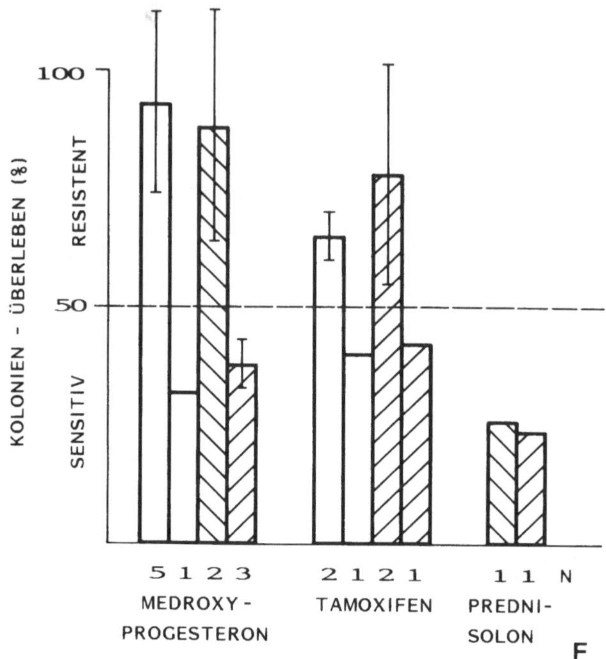

Neben dem Referenz-Anthrazyklin Doxorubicin (DXR) wurden zwei weitere Anthrazykline sowie ein Anthrazendion *in vitro* getestet. Von den 16 unvorbehandelten Ovarialkarzinomproben waren 7 (44%) *in vitro* gegen DXR sensitiv. Die *In-vitro*-Sensitivität der beiden Analoga EPI-DXR mit 75% und von THP-DXR mit 100% war jeweils viel größer als die der Ausgangssubstanz DXR, jedoch war die relativ intensivste Zytotoxizität *in vitro* (gemessen am Kolonien-Überleben) bei DXR zu sehen (Abb. 24 C). Im Gegensatz zu den Ergebnissen von klinischen Studien wurde eine *In-vitro*-Sensitivität von 53% für Vincristin bei unvorbehandelten Tumoren beobachtet (Abb. 24 D). Für Vinblastin hingegen, das nur zweimal als First-line-Therapie *in vitro* getestet wurde, war in beiden Fällen *In-vitro*-Resistenz zu registrieren. Für Etoposid konnte in drei von vier Fällen Sensitivität *in vitro* beobachtet werden. Die *In-vitro*-Aktivität von Antimetaboliten ist in Abb. 24 E zusammengefaßt. Besondere Erwähnung sollte die *In-vitro*-Sensitivität auf Cytarabin von vier der fünf getesteten, vorbehandelten Fälle finden, einer Substanz, die bisher nicht im Rahmen der Ovarialkarzinombehandlung als etabliert erachtet wurde. Für einige wenige Fälle gab es auch *In-vitro*-Daten für Hormone (Abb. 24 F). Prinzipiell schien sowohl das Antiöstrogen Tamoxifen als auch das Gestagen Medroxyprogesteronazetat gegenüber Ovarialkarzinomen Wirkung entfalten zu können, obwohl die Fallzahlen für eine Beurteilung sehr klein waren. Bemerkenswert waren die beiden Fälle, in denen Prednisolon *in vitro* getestet wurde. Beide Male war hohe Sensitivität *in vitro* zu beobachten.

Das *In-vitro*-Chemosensitivitätsverhalten, getrennt für E_2R und PgR sowie für die Kombinationen E_2R/PgR ist in Tabelle 47 detailliert, wobei Rezeptor-Positivität (E_2R/PgR: $+/+$, $+/—$, $—/+$) mit signifikant höherer Chemosensitivität einherging.

Tabelle 47. Chemosensitivität *in vitro* in Abhängigkeit vom Hormonrezeptorgehalt von Ovarialkarzinomen

Hormonrezeptor	N[g]	*In-vitro*-resistent[a]		*In-vitro*-sensitiv[b]	
		N[h]	(%)	N[h]	(%)
E_2R+[c]	7	31	(51)	30	(49)
E_2R—[d]	5	24	(69)	11	(31)
P_gR+[e]	3	9	(38)	15	(62)
P_gR—[f]	9	46	(64)	26	(36)
E_2R+/P_gR+	2	7	(33)	14	(67)
E_2R+/P_gR—	5	24	(60)	16	(40)
E_2R—$/P_gR+$	1	2	(67)	1	(33)
E_2R—$/P_gR$—	4	22	(69)	10	(31)

[a] Kolonien-Überleben $> 50\%$.
[b] Kolonien-Überleben $\leqslant 50\%$.
[c] Östrogenrezeptor $> 10\,$fmol/mg Protein im Zytosol.
[d] Östrogenrezeptor $\leqslant 10\,$fmol/mg Protein im Zytosol.
[e] Progesteronrezeptor $> 10\,$fmol/mg Protein im Zytosol.
[f] Progesteronrezeptor $\leqslant 10\,$fmol/mg Protein im Zytosol.
[g] Anzahl getesteter Tumore.
[h] Anzahl getesteter Pharmaka.

Neben der Evaluierung von *In-vitro*-Chemosensitivitätsergebnissen in bezug auf das klinische Verhalten der entsprechenden Patientinnen, also einer Untersuchung mit der Absicht, zu evaluieren, ob der Wert von *In-vitro*-Testergebnissen für therapeutische Entscheidungen herangezogen werden kann, wurde auch eine Analyse unternommen, ob und inwieweit sich prognostische Schlüsse aus den entsprechenden *In-vitro*-Ergebnissen ziehen lassen. Bei der Beurteilung der Überlebenswahrscheinlichkeiten von Patientinnen, deren Tumoren als *in-vitro*-sensitiv bzw. -resistent eingestuft wurden, zeigte sich ein Trend einer größeren Überlebenswahrscheinlichkeit für die *in vitro* als sensitiv eingestuften Patientinnen ($p < 0,01$) (Abb. 25). Ein Vergleich der Überlebenskurven der Patientinnen mit *in-vivo*-sensitiven und *in-vivo*-resistenten Tumoren ergab eine Signifikanz ($p < 0,05$) der zu den *In-vitro*-Ergebnissen konkordant gelagerten Ergebnisse (Abb. 26; s. S. 105). Die Analyse des Überlebens der Patientinnen, die aufgrund der *In-vitro*-Testung als sensitiv eingestuft wurden und die klinisch Ansprechen zeigten, mit dem derjenigen Patientinnen, die klinisch Ansprechen zeigten, ohne daß für die eingesetzten Substanzen auf sensitiv lautende *In-vitro*-Daten vorlagen, ergab ein prognostisch ungünstigeres Ergebnis für die erste Gruppe (Breslow: $p = 0,05$) (Abb. 27; s. S. 106).

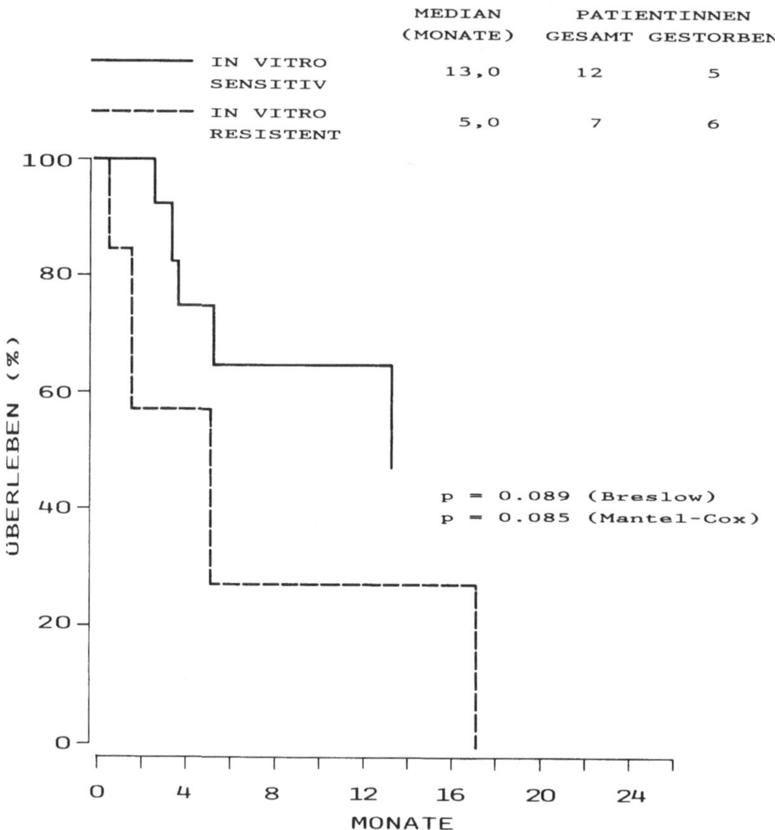

Abb. 25. Überleben (nach Kaplan-Meier) der Patientinnen mit Ovarialkarzinom vom Zeitpunkt der Testung im HTCA an, getrennt nach sensitivem und resistentem Verhalten *in vitro*

8.6 Diskussion

Während im eigenen Untersuchungsmaterial in 86% Sensitivität *in vitro* auf zumindest eines der getesteten Medikamente festgestellt werden konnte, gaben Bertelsen et al. [63] lediglich einen Prozentsatz von 50% an. Dies kann darauf zurückgeführt werden, daß in der eigenen Untersuchung im Median 8 Medikamente pro Tumor (Range 2—25) getestet wurden. Da die Wahrscheinlichkeit, ein *in vitro* sensitives Medikament zu finden, mit der Zahl der getesteten Therapeutika steigt [133, 511], könnte die Situation der klinischen Progredienz dadurch überwunden werden, daß durch Austestung einer großen Palette an Medikamenten doch noch einige üblicherweise in der Behandlung der jeweiligen Tumorentität nicht eingesetzte, gefunden werden, die *In-vitro*-Wirksamkeit erkennen lassen [364]. Salmon [514] empfahl die Testung von 7—8 Zytostatika, um darunter zumindest ein *in-vitro*-sensitives zu finden. Die in Tabelle 40 angegebenen und in den Abb. 24 A—F dargestellten Sensitivitätsraten für die einzeln

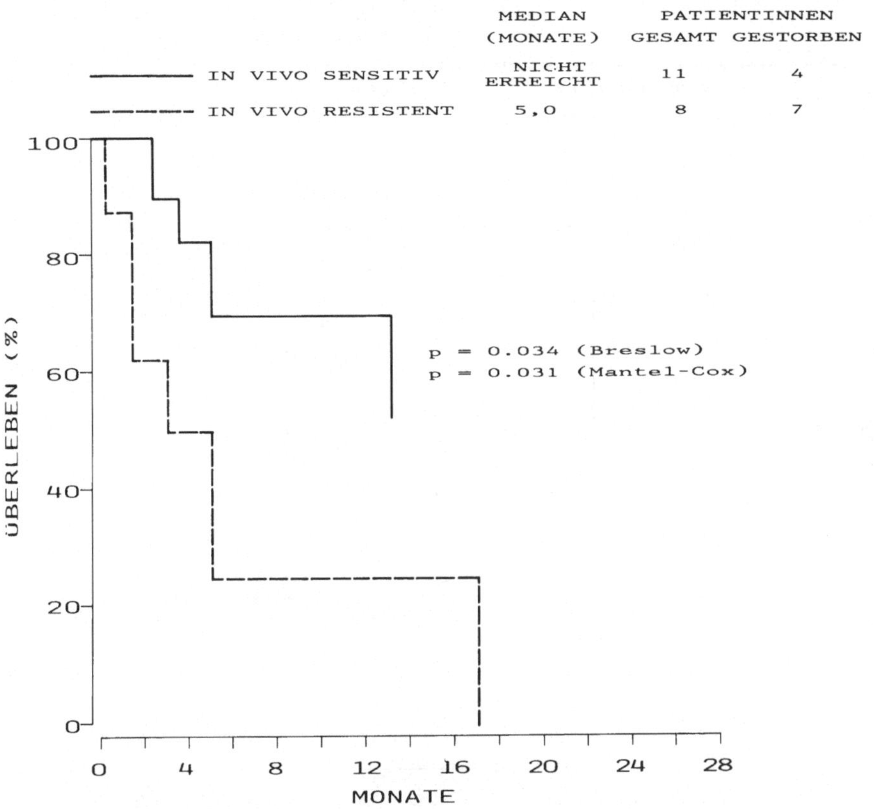

Abb. 26. Überleben (nach Kaplan-Meier) der Patientinnen mit Ovarialkarzinom vom Zeitpunkt der Testung im HTCA an, getrennt nach dem klinischen Ansprechen

ausgetesteten Substanzen zeigten eine sehr gute Übereinstimmung mit den aus klinischen Studien bekannten Daten. Es ist dabei zu berücksichtigen, daß diese Ergebnisse unter der willkürlichen Annahme gewonnen wurden, daß Kolonien-reduktion um 50% und mehr das jeweils getestete Pharmakon als sensitiv einstufen ließ, geringere Kolonienreduktion dagegen als resistent. Diese Annah-me beruhte auf zahlreichen Angaben in der Literatur, in der sich diese Grenzziehung als klinisch adäquat erwies [12, 63, 187, 284, 308, 527, 559, 667, 681]. In einer Auswertung von Bertelsen et al. [63], in der diese Autoren einen Vergleich der Ergebnisse unter Zugrundelegung der Diskriminante zwischen den Bereichen sensitiv und resistent einerseits bei 25% Kolonien-Überleben, andererseits bei 50% anstellten, zeigte sich, daß bei Annahme des Grenzwertes bei 25% die Rate an falsch-positiven Testergebnissen auf das Vierfache gesteigert war. Diese Autoren forderten aufgrund der bei den verschiedenen Tumorentitä-ten variierenden Sensitivitäts- bzw. Resistenzindexwerte sogar für jede Tumor-art separat festgelegte Diskriminanten. Dies scheint jedoch vor allem dann, wenn man sich nicht auf eine einzige Tumorart spezialisiert, nicht durchführbar bzw. würde gleichzeitig zu einer prinzipiellen Unvergleichbarkeit der Daten verschiedener Arbeitsgruppen führen. Besondere Beachtung sollte der prospek-

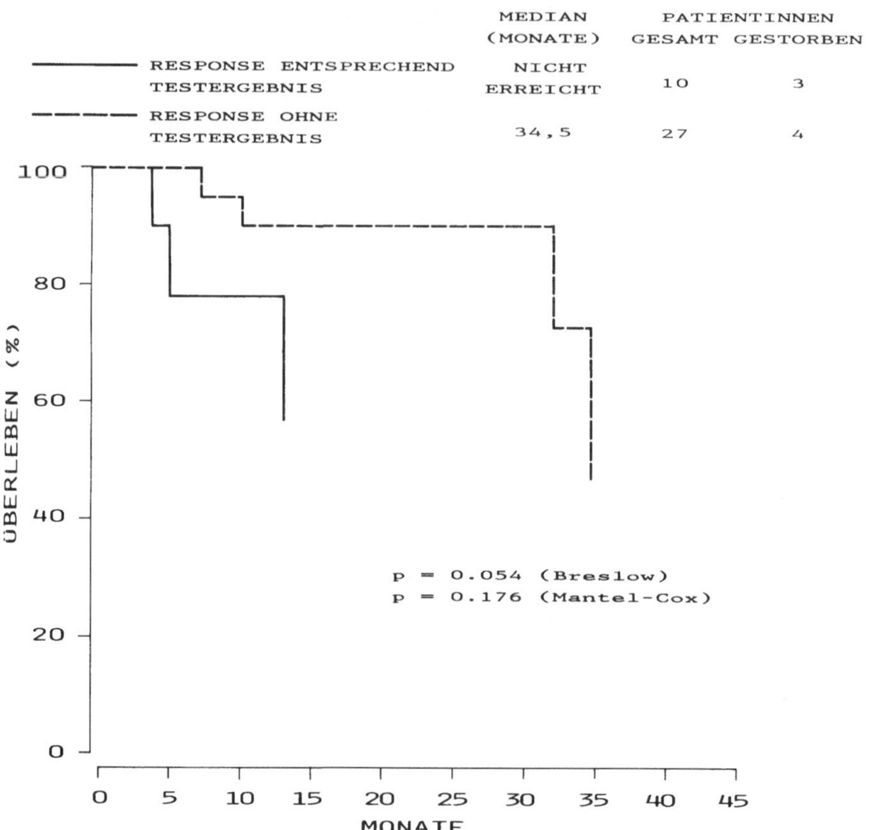

Abb. 27. Überleben (nach Kaplan-Meier) der Patientinnen mit Ovarialkarzinom vom Zeitpunkt der Testung im HTCA an, getrennt nach dem Ansprechen auf Therapie entsprechend Testergebnis bzw. ohne Testergebnis

tiven Studie von Von Hoff et al. [667] geschenkt werden, in der primär kein Grenzwert angenommen wurde, sondern in der in dem Arm mit Behandlung aufgrund des Testergebnisses im HTCA jeweils das Therapeutikum mit der stärksten Kolonienreduktion als das sensitivste als Monotherapeutikum eingesetzt wurde. Es ließ sich ein direkter Zusammenhang zwischen der Hemmung der Kolonienbildung und dem klinischen Ansprechen nachweisen, ohne daß sich eine Grenze finden ließ, die als Diskriminante wirkte. Aus Gründen der Vollständigkeit sei darauf hingewiesen, daß in der Analyse von Moon et al. [411], in der sich die Autoren erstmals bemühten, eine möglichst einfache Unterteilung des Testergebnisses des Kolonienwachstums in die Bereiche sensitiv und resistent zu treffen, mittels Diskriminanzanalyse erkannt wurde, daß Patienten mit einem Kolonien-Überleben von weniger als 38% meistens klinisches Ansprechen — Sensitivität *in vivo* — die Patienten mit Kolonien-Überleben von mehr als 38% hingegen überwiegend klinisch Progredienz — Resistenz *in vivo* — aufwiesen. Im Vergleich der eigenen *In-vitro*-Sensitivitätsergebnisse für die einzeln angeführten Therapeutika mit den aus der Literatur angeführten

Ergebnissen, getrennt für First-line- und Second-Line-Therapien, zeigte sich, daß die Definition mit $\leq 50\%$ Kolonien-Überleben als sensitiver Bereich für die *In-vitro*-Situation den klinischen Ergebnissen gut entsprach. Dies konnte als weitere Bestätigung für die Richtigkeit der getroffenen Annahmen angesehen werden.

Pars pro toto soll am Beispiel des Cisplatins die Relevanz von *In-vitro*-Testergebnissen für die klinische Situation diskutiert werden. Die in Tabelle 40 und in Abb. 24 A dargestellten Ergebnisse zeigen für Cisplatin, dem derzeit wirksamsten Therapeutikum beim Ovarialkarzinom, eine sehr gute Übereinstimmung zwischen den *in vitro* gewonnenen Sensitivitätsraten (38% für nicht-vorbehandelte Tumoren, 0% für im allgemeinen intensiv und meist mit Cisplatin vorbehandelte Tumoren) und den korrespondierenden klinischen Ansprechraten für die Monochemotherapie. Während die korrespondierenden Werte für die First-line-Applikation à priori vergleichbar waren, mußte für alle Werte, die sich auf Second-line-Therapien bezogen, berücksichtigt werden, daß Unterschiede in den Vortherapien vorliegen konnten bzw. diese im Detail (für die klinischen Studien) oft nicht bekannt waren. So scheint auf den ersten Blick ein eklatanter Unterschied zwischen der mit 0% angegebenen *In-vitro*-Responserate für vorbehandelte Tumoren gegenüber der von Bruckner [92] mit 31% angegebenen Responserate für Patientinnen unter Second-line-Therapie zu bestehen. Die *in vitro* 0% gewinnen hingegen an Bedeutung, wenn man bedenkt, daß Piver et al. [462] in einer Studie, in der Cisplatin als Third-line-Therapie angewendet worden war, wie dies auch für einige der *in vitro* getesteten Patientinnen zutraf, auch nur 5% Response sah und jene Patientinnen, deren Tumoren getestet wurden, im allgemeinen mit Cisplatin vorbehandelt worden waren. Während für das Cisplatin-Analogon Carboplatin zwar ein geringerer Prozentsatz an Sensitivität *in vitro* gefunden wurde (17%), erwies sich das Cisplatin-Analogon Iproplatin *in vitro* als unwirksam. Tendenziell entspricht dies der Situation einiger klinischer Phase-II-Prüfungen, wenngleich die klinischen Responseraten in absoluten Zahlen höher angegeben werden. Calvert et al. [104] gaben die Responserate für Carboplatin als Second-line-Therapie beim Ovarialkarzinom mit 21—56% an, Sessa et al. [543] die für Iproplatin mit 18%. Unterschiedlich sind die Angaben zu den *In-vitro*-Testergebnissen für Cisplatin in der Literatur. Alberts et al. [14] gab für nicht-vorbehandelte Tumoren eine *In-vitro*-Responserate von 64%, für vorbehandelte Tumoren von 28% an. Derselbe Autor [22] konnte allerdings keinen Überlebensvorteil für die *in vitro* auf Cisplatin sensitiven Tumoren finden. Ähnliche *In-vitro*-Responseraten beschrieb Aapro [3], wobei auch er den Sensitivitätsbereich *in vitro* mit mehr als 50% Kolonieninhibition definierte. Die von Aapro, der in dieser Testung neben Ovarialkarzinomen in geringerem Ausmaß auch andere Tumoren miteinbezog, präsentierten Daten galten für die Einstundeninkubation mit einer Cisplatinkonzentration von 1,0 µg/ml und waren bei geringerer Konzentration (0,1 µg/ml) auf 23% reduziert. Enttäuschende Werte für die *In-vitro*-Sensitivitätsvoraussage für Cisplatin fanden sich bei Williams et al. [690], die in keinem von 25 getesteten Ovarialkarzinomen Sensitivität *in vitro* beobachten konnten, wobei allerdings $\geq 70\%$ Kolonienreduktion verlangt wurden, damit das Testergebnis als sensitiv gewertet wurde. Weder für vorbehandelte noch für unvorbehandelte Tumoren wurde in jener Untersuchung dieser Bereich erreicht. Simmonds et al. [559] fanden keinen Zusammenhang zwischen der *In-vitro-*

Sensitivität und dem klinischen Verhalten auf Cisplatin, wobei diese Aussage nur für die Patientinnen ohne Cisplatin-Vortherapie zutraf. Welander et al. [681] gaben die *In-vitro*-Responserate für Tumoren, deren Vortherapie kein Cisplatin aufwies, mit 17% — ebenfalls erstaunlich niedrig und unter den eigenen Ergebnissen gelegen — an, obwohl die für seine Testung eingesetzte Cut off-Konzentration mit 0,25 µg/ml zur eigenen Cut off-Konzentration mit 0,1 µg/ml vergleichbar war. Auch Bertelsen et al. [63] fanden *In-vitro*-Daten für Cisplatin, die weit unter den zu erwartenden *In-vivo*-Daten lagen. Wie diese Beispiele zeigen, gilt es, um eine Analyse über die Übereinstimmung zwischen *In-vitro*- und *In-vivo*-Daten durchführen zu können, die den einzelnen Ergebnissen zugrunde gelegten Angaben speziell über die Vortherapien, die verwendeten Testkonzentrationen und Definitionen der *In-vitro*-Sensitivitätsbereiche zu analysieren und zu vergleichen.

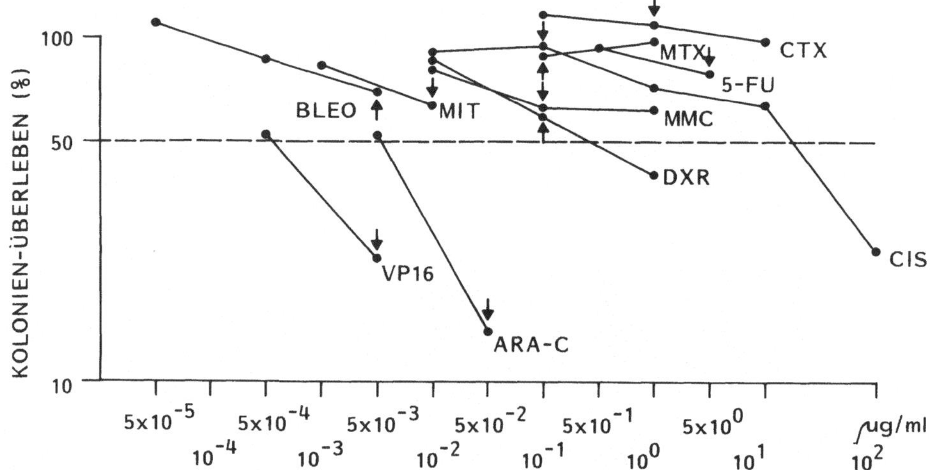

Abb. 28. Individuelles, heterogenes Chemosensitivitätsprofil einer Patientin (W. H.) mit Ovarialkarzinom. - - - *50%*: Diskriminante zwischen *in-vitro*-sensitiv (≤ 50%) und *in-vitro*-resistent (> 50%), ↓: Cut off-Konzentrationen

Wenn auch bei einzelnen Tumorentitäten dadurch, daß ein Zytostatikum therapeutisch dominierend ist, Ansprechen bzw. Ausbleiben desselben sich am *In-vitro*-Ergebnis einer einzigen Substanz gut widerspiegeln kann, spricht die für solide Tumoren bekannte und in Abb. 28 am Beispiel des Chemosensitivitätsmusters einer Patientin (W. H.) mit Ovarialkarzinom veranschaulichten Heterogenität dagegen, daß das Sensitivitätsverhalten auf ein einziges Zytostatikum pars pro toto als Ausdruck eines generellen Chemosensitivitätsverhaltens akzeptiert werden darf. Eine gegenteilige Hypothese wird seit Jahren von Volm et al. [652] und der KSST [225] vertreten. Diese Autoren stellten diese Hypothese nicht für den HTCA, sondern für die Methode der Nukleinsäurepräkursor-Inhibition auf. Allerdings wurde diese Frage u. a. von Von Hoff et al. [659, 667] später auch für den HTCA wieder aufgeworfen. Simmonds et al. [559] widersprachen einer solchen Forderung entschieden, wobei diese Autoren sich auf ihre Untersuchungen mit Cisplatin und Doxorubicin beim Ovarialkarzinom bezogen.

Die in Tabelle 41 angeführten Ergebnisse der *In-vitro/In-vivo*-Korrelationen zeigen eine sehr gute Übereinstimmung mit Berichten aus der Literatur (Tabelle 48). Während für die Resistenzprädiktion (RI) stets Übereinstimmung mit der *In-vivo*-Situation vorlag, war die äquivalente Übereinstimmung für die Sensitivität (SI) geringer. Der höhere Anteil an resistent *in vitro*/resistent *in vivo* (R/R) gegenüber sensitiv *in vitro*/sensitiv *in vivo* (S/S) ergab sich aus der Tatsache, daß das diesen Korrelationen zugrundeliegende Tumormaterial zum Teil vorbehandelt war. Das Fehlen falsch-negativer Befunde, R/S (resistent *in vitro*/sensitiv *in vivo*), in der eigenen Untersuchung war eine zusätzliche Bestätigung dafür, daß die Wahl der Diskrimination zwischen sensitiv und resistent richtig getroffen wurde. Andere Autoren [35] mit einer höheren Rate an falsch-negativen Befunden gaben als mögliche Ursache dafür an, daß zwar Monochemotherapie *in vitro* getestet wurde, jedoch in Wirklichkeit Polychemotherapien appliziert wurden. Nicht jedoch konnte die mit 10% enorm hohe Rate an falsch-negativen Ergebnissen durch Von Hoff et al. [667] derart erklärt werden, zumal die Therapie als Monochemotherapie erfolgte und darüber hinaus nicht einmal eine Mindestgrenze an Kolonienreduktion eingehalten werden mußte, um das Testergebnis als sensitiv zu werten. Die Angaben für SI mit 61% und RI mit 100% spiegeln das aus der Literatur bekannte Verhältnis des Überwiegens von resistenten Tumoren wider [494] (Tabelle 48). Ähnliche Ergebnisse mit 83% für SI und 100% für RI (Tabelle 43) wurden für jene 19 Patientinnen beobachtet, bei denen Korrelationen zwischen dem *In-vitro*-Gesamtergebnis einerseits und dem klinischen Verhalten andererseits hergestellt werden konnten. Obwohl der einheitliche mit 100% maximale RI als Ausdruck der aus statistischen Gründen eher richtig voraussagbaren Chemoresistenz einzustufen ist [494], sprechen die stark variierenden Werte für SI gegen die Hypothese eines generellen, anhand der Sensitivität in bezug auf ein einziges Zytostatikum erfaßbaren Chemosensitivitätsverhaltens (Tabelle 42).

Bei der weiteren Analyse des Zusammenhanges von *In-vitro*-Ergebnissen mit dem therapeutischen Verhalten *in vivo* konnte im Einklang mit Bertelsen et al. [63] im eigenen Material auch eine signifikante Übereinstimmung zwischen der Wahrscheinlichkeit einer Remissionsinduktion und einer Hemmung der Kolonienbildung gefunden werden (Tabelle 44).

Um den Nutzen von Testergebnissen aus dem HTCA richtig evaluieren zu können, mußte ausgeschlossen werden, daß der Kultivierungsvorgang zu einer Selektion von Subgruppen, im speziellen von Respondern, geführt hat. Daß keine derartige Selektion im eigenen Untersuchungsmaterial stattgefunden hat, geht aus Tabelle 45 hervor. Auch fand sich kein signifikanter Unterschied im Wachstumsverhalten der Responder (NED, pCR, cCR, PR) und Non-Responder (NC, PD) getrennt nach Vorbehandlung bzw. Nicht-Vorbehandlung (Daten nicht gezeigt). Die Tatsache, daß Non-Responder zumindest so gut wie Responder im HTCA wuchsen, lassen den HTCA prinzipiell als geeignetes Instrument für die Beurteilung des Tumorverhaltens erscheinen. Hug et al. [277] konnten dies erstmals 1984 sowohl an einer Gruppe von Ovarialkarzinompatientinnen als auch an einer von Mammakarzinompatientinnen zeigen.

Von besonderer Bedeutung ist, inwieweit sich eine Vortherapie auf das Sensitivitätsverhalten *in vitro* auswirkt bzw., inwieweit sich durch Vortherapie

Tabelle 48. Auswahl an Studien über den Einsatz des HTCA beim Ovarialkarzinom

Autor	Jahr	Zitat	Patien-ten	Proben	Korrelationen in vitro/in vivo	S^a/S^b	S/R	R/S	R/R	SI[e]	RI[f]
Salmon et al.	1978	[503]	—	—	—/9	3	—	—	15	—	—
Salmon et al.	1980	[506]	80	65	99[c]/44[d]	16	9	1	73	64	99
Alberts et al.	1980	[12]	65	—	95/40	13	8	1	73	62	99
Epstein, Marcus	1981	[187]	15	18	121/8	4	8	—	—	—	—
Van Hazle et al.	1982	[645]	74	92	—	—	4	—	10	—	—
Alberts et al.	1982	[16]	—	—	44/32	8	3	0	33	73	—
Williams et al.	1983	[690]	106	130	—	67	—	—	—	—	—
Welander et al.	1983	[681]	—	113	—	—	—	—	—	90	100
Willson et al.	1984	[692]	—	28	—	14	—	—	—	—	—
Bertelsen et al.	1984	[63]	—	112	24/—	5	3	1	15	63	94
Benard, Riou	1984	[55]	—	45	13/13	2	1	—	8	—	—
Arbuck et al.	1985	[35]	28	30	28/19	0	2	3	23	—	—

[a] in vitro (S sensitiv; R resistent).
[b] in vivo (S sensitiv, R resistent).
[c] Korrelationen bezogen auf Testmaterial.
[d] Korrelationen bezogen auf Patienten.
[e] Richtige Vorhersage von Sensitivität.
[f] Richtige Vorhersage von Resistenz.

induzierte spezifische und auch pleiotrope Resistenzen gegenüber Medikamenten im *In-vitro*-Testsystem richtig widerspiegeln. 23 der 84 Patientinnen, von denen Tumormaterial getestet wurde, standen vor oder während der Materialentnahme für die Testung unter Therapie (Tabelle 14), wobei insgesamt 81 Testungen einzelner Tumortherapeutika durchgeführt wurden. Bei 25 dieser 81 Testungen waren die Therapeutika mit den getesteten Substanzen ident. Betrachtete man die Auswirkung der Vortherapie auf die Chemosensitivität im eigenen Material, so mußte festgestellt werden, daß kein wesentlicher Unterschied zwischen den Gruppen mit und ohne Vorbehandlung bestand (Tabelle 46). In beiden Fällen waren rund zwei Drittel gegenüber den getesteten Therapeutika resistent. Diese Daten sind sehr gut mit denen von Welander et al. [681] vergleichbar, stehen aber im Widerspruch zu einer Reihe von anderen Untersuchungen [284, 438, 440, 507, 508, 559, 659]. Während Alberts et al. [14] zeigten, daß es nach Vorbehandlung zum Überwiegen der Resistenzen *in vitro* über die *In-vitro*-Sensitivität kam, hingegen ohne Vortherapie die umgekehrte Konstellation vorlag, und Ozols et al. [438] sowie Inoue et al. [284] eine Abnahme der Anzahl an *in-vitro*-sensitiven Tumoren nach Chemotherapie bei gleichzeitiger Zunahme der *In-vitro*-Resistenzen bemerkten, konnten Welander et al. [681] keinerlei Unterschiede im Sensitivitätsverhalten mit gegenüber ohne Vorbehandlung feststellen. Im eigenen Untersuchungsmaterial konnte ebensowenig wie in den Daten von Welander ein derartiger Unterschied nachgewiesen werden. Bei der genaueren Analyse des Chemosensitivitätsprofiles der Einzelpatientinnen fiel jedoch auf, daß sich die Vortherapie, insbesondere wenn sie mit den getesteten Therapeutika ident war, negativ auf die Inhibition des Kolonienwachstums auswirkte (Abb. 24 A—F). Dieses Verhalten zeigte sich vor allem bei den Zytostatika Cisplatin, Doxorubicin, Cyclophosphamid, 5-Fluorouracil, Etoposid sowie auch beim Hormon Medroxyprogesteronazetat. Alberts et al. [14] fanden eine in bezug auf das jeweilige Zytostatikum differenzierte Auswirkung der Vortherapie. Während diese Autoren nach vorausgegangener Cisplatin-Doxorubicin-Bleomycin-Therapie eine statistisch jeweils signifikant verringerte Sensitivität auf diese Zytostatika *in vitro* beobachten konnten, war ein derartiger Effekt für Vinblastin nicht gesehen worden. Inoue *et al.* [284] wiederum konnte zwar insgesamt eine signifikant geringere Sensitivität nach Vorbehandlung in 258 Testungen von 83 Patientinnen feststellen (p < 0,05), jedoch erreichten die Unterschiede für die Zytostatika einzeln keine Signifikanz. Simmonds et al. [559] fanden eine Abnahme der Sensitivität auf etwa je ein Viertel des Ausgangswertes sowohl für Cisplatin als auch für Doxorubicin. Die Betrachtung der eigenen Daten im Detail (Abb. 24 A) zeigte, daß zwar 6 von 16 Fällen ohne Vortherapie *In-vitro*-Sensitivität gegenüber Cisplatin aufwiesen, jedoch alle 6 Fälle nach Vortherapie *In-vitro*-Resistenz. Ähnlich verhielt es sich beim Cyclophosphamid (Abb. 24 B). Die mit je 75%, 100% und 50% angegebenen Sensitivitätsraten *in vitro* für EPI-DXR, THP-DXR bzw. Mitoxantron scheinen für das Ovarialkarzinom besonders hoch zu sein, was zum Teil auf die jeweils geringe Fallzahl zurückzuführen sein dürfte (Abb. 24 C). Die mit 75% angegebene *In-vitro*-Sensitivität gegenüber Etoposid bestätigte die *In-vitro*-Ergebnisse anderer Autoren (Von Hoff — persönliche Mitteilung) und konnte durch erste klinische Studien wie der von Kühnle und Achterrath [324] bestätigt werden, welche mit 29% Response *in vivo* ein gutes Ergebnis für eine früher beim Ovarialkarzinom als unwirksam erachtete Substanz erzielen konnten (Abb. 24 D). Während für den Antimetaboliten Methotrexat mit einer *In-vitro*-Responserate von 19% für nicht-vorbehandelte Tumoren eine zu den klinischen Ergebnissen mit 20% extrem gute Übereinstimmung gefunden werden konnte, war das *In-vitro*-Ergebnis für Cytarabin mit einer *In-vitro*-Sensitivität von 83% bei 6 großteils vorbehandelten Proben unerwartet hoch — für eine Substanz, die bisher kaum Eingang in die Behandlung des Ovarialkarzinoms gefunden hatte (Abb. 24 E). Diese *In-vitro*-Ergebnisse standen im Gegensatz zu den wenigen klinischen Daten mit einer Responserate von 0% bei 6 Patientinnen mit Ovarialkarzinom [406]. Obwohl die Hormontherapien, insbesondere der Einsatz von Gestagenen, in der Behandlung des Ovarialkarzinoms früher eine integrierte Maßnahme der Standardbehandlung für diese Tumorentität darstellte, gibt es keine aktuellen Studien, die den Wert von Hormontherapien beim Ovarialkarzinom sehr positiv einschätzen [371]. Die vorliegenden, jedoch spärlichen *In-vitro*-Daten lassen Hormone für den Einsatz beim Ovarialkarzinom zumindest untersuchenswert erscheinen, insbesondere auch die Rolle von Corticosteroiden (Abb. 24 F).

Nach wie vor ist die Bedeutung der Hormonrezeptorbestimmung beim Ovarialkarzinom nicht gesichert [333, 415, 534, 556]. Im Gegensatz zu den eigenen Ergebnissen beim Mammakarzinom [160], in denen entsprechend klinischen Ergebnissen von Lippman [346] höhere Chemosensitivität bei E_2R negativen Tumoren gefunden wurde, zeigte sich beim Ovarialkarzinom ein signifikanter positiver Zusammenhang zwischen E_2R und/oder PgR-Positivität einerseits und *In-vitro*-Sensitivität andererseits ($p < 0{,}05$) (Tabelle 47). Für dieses Ergebnis schien insbesondere der PgR verantwortlich zu sein, zumal ein gleichgelagerter signifikanter Unterschied auch für ihn allein feststellbar war, nicht jedoch bei der ausschließlichen Betrachtung des E_2R. Dafür sprach auch die Tatsache, daß die Hormonrezeptor-Kombination $E_2R + /PgR—$ ($N = 5$) einen zur Rezeptor-Konstellation $E_2R—/PgR—$ vergleichbar hohen Prozentsatz an *In-vitro*-Resistenzen aufwies. Um die Bedeutung dieser Ergebnisse genauer erfassen zu können, sind entsprechende weiterführende klinische Untersuchungen notwendig.

Der Vergleich der Überlebenswahrscheinlichkeiten der *in-vitro*-sensitiven Patientinnen mit den *in-vitro*-resistenten ($p < 0{,}1$) (Abb. 25) ließ zwar den zwischen den entsprechenden *In-vivo*-Kurven vorhandenen signifikanten Unterschied nicht nachweisen, entsprach jedoch im Verlauf den entsprechenden *In-vivo*-Überlebenswahrscheinlichkeiten ($p < 0{,}05$) (Abb. 26). Aus Gründen der Vergleichbarkeit wurde für diese Analyse ausschließlich jene Subgruppe an Patientinnen berücksichtigt, von denen sowohl *In-vivo*- als auch *In-vitro*-Ergebnisse vorlagen. Der in Abb. 27 angestellte Vergleich der Überlebenskurven zwischen den Patientinnen, die auf eine *in vitro* als sensitiv beurteilte Therapie klinisches Ansprechen zeigten, mit einer solchen, von Patientinnen mit klinischer Response ohne Vorliegen von *In-vitro*-Daten, ließ eine annähernd signifikant kürzere Überlebenswahrscheinlichkeit nach Breslow für die im *In-vitro*-Test als sensitiv eingeschätzten Patientinnen erkennen. Diese Erkenntnis betont eindeutig die prognostische Bedeutung des Wachstums im HTCA — zumindest für die frühe Beobachtungsphase — und läßt die Spekulation zu, daß bei suffizientem

Wachstum im HTCA ein derartig aggressiver Tumor vorliegen dürfte, daß sogar eine *in vitro* als sensitiv erkannte Therapie, die in der Folge auch zum klinischen Ansprechen führt, nicht in der Lage ist, diese ungünstige prognostische Situation zu beeinflussen. Dies wurde durch die vergleichsweise kürzeren Remissionsraten der *in-vivo*-sensitiven Patientinnen, die auch gleichzeitig *in-vitro*-sensitiv waren und daher suffizientes Wachstum aufweisen mußten, im Vergleich zu den klinisch sensitiven ohne Wachstum *in vitro*, unterstrichen. Während das 75. Quantil der Remissionsdauer der *In-vitro/In-vivo*-Sensitiven bei 5,5 Monaten lag, war das der nicht-gewachsenen Sensitiven bei 12 Monaten gelegen (Daten nicht gezeigt).

Die vorliegenden Ergebnisse unterstreichen einerseits die bereits in Abb. 21 erkannte prognostische Bedeutung des HTCA — zumindest für das Ovarialkarzinom —, andererseits die Forderung, daß eine Beurteilung, ob oder inwieweit eine aufgrund des HTCA individualisierte Therapie einen therapeutischen Vorteil in bezug auf das Überleben zu erbringen imstande ist, ausschließlich in Form einer prospektiv randomisierten Studie einer Klärung zugeführt werden kann.

9 Einsatz des HTCA beim Ovarialkarzinom: Vergleich der eigenen mit den publizierten Daten

Beim Vergleich der vorliegenden, eigenen retrospektiven Studie über den Einsatz des HTCA mit anderen Untersuchungen beim Ovarialkarzinom fiel zunächst eine prinzipiell gute Übereinstimmung in den *In-vitro/In-vivo*-Korrelationen sowie in der Voraussagerichtigkeit für Ansprechen bzw. Nicht-Ansprechen auf (Tabelle 48). Der SI der eigenen Untersuchung lag bei 83% (Tabelle 43), in der Literatur zwischen 62 und 90%; der RI bei 100%, in den publizierten Ergebnissen zwischen 94 und 100% (Tabelle 48). Beim Vergleich der entsprechenden sich auf alle Einzeltestungen beziehenden Werte (Tabelle 41) zeigte sich ein ähnliches Bild. Abgesehen von Arbuck et al. [35], die in drei Fällen *In-vitro*-Resistenz bei Sensitivität *in vivo* angaben, jedoch nur in zwei Fällen die umgekehrte Konstellation, überwog die Angabe für Sensitivität *in vitro*/Resistenz *in vivo* (S/R) stets die von Resistenz *in vitro*/Sensitivität *in vivo* (R/S), wobei sowohl in den eigenen Ergebnissen als auch in denen von Alberts et al. [12] keine einzige Angabe von R/S vorlag. Während die Beurteilung von S/R unschwer mit dem Vorliegen von Tumorheterogenität erklärt werden kann, sahen Wei Dong et al. [676] für die Beurteilung von R/S einerseits die Testung von Tumorzellen in einer nicht-sensitiven Phase ihres Zellzyklus, andererseits stochastische Gründe, als mögliche Ursachen an. Dies wurde dadurch unterstrichen, daß diese Autoren zusätzlich beobachteten, daß Wachstum von Kolonien im HTCA nach oder während Zytostatikaexposition nicht unbedingt gleichbedeutend mit dem Vorliegen von Zytostatikaresistenz dieser Klone war, zumal diese Zellen durch eine abermalige Exposition mit demselben Zytostatikum abgetötet werden konnten.

Die allen Testsystemen gemeinsame größere Voraussagerichtigkeit für die Resistenz wird häufig damit begründet, daß in einer Population mit einer relativ geringen Wahrscheinlichkeit des Ansprechens auf Therapie die Voraussage für Resistenz stets höher sein muß als die für Sensitivität [494]. Obwohl dies für die First-line-Therapie des Ovarialkarzinoms sicher nicht der Fall ist, trifft dies für die Mehrheit der in Tabelle 48 zitierten Ergebnisse insofern zu, als sich diese auf die Second-line-Therapie des Ovarialkarzinoms beziehen, die allgemein sehr enttäuschende Responseraten aufweist [16, 583]. Prinzipiell lassen sich retrospektiv vergleichende, prospektiv vergleichende, prospektiv kontrollierte und prospektiv randomisierte Studiendesigns unterscheiden, wobei die überwiegende Zahl aller Testungen, die die Erprobung des HTCA oder vergleichbarer Testsysteme zum Ziel hatten, den ersten beiden Kategorien angehören (Tabelle 48) [81]. Pars pro toto sei die Untersuchung von Epstein et al. [187] als retrospektiv vergleichende, die von Simmonds et al. [559] als prospektiv vergleichende, die von Bertelsen et al. [63] als prospektiv kontrollierte und die von Welander et al. [682] als einzige prospektiv randomisierte Studie unter Verwendung des HTCA angeführt.

Vergleicht man daher Ergebnisse von einzelnen Studien miteinander, so muß auf das Studiendesign Rücksicht genommen werden bzw. sind je nach den den einzelnen Studien zugrundeliegenden Populationen die Aussagen auch wiederum nur für vergleichbare Gruppen von Patientinnen gültig. So fanden z. B. Alberts et al. [17] in einer Untersuchung an 54 Patientinnen mit Ovarialkarzinom, die unter einer Standardtherapie rezidiviert waren, 17 Patientinnen *in vitro* resistent und 37 *in vitro* sensitiv. Bei 17 dieser 37 Patientinnen wurde die Therapie in Abhängigkeit vom *In-vitro*-Ergebnis zusammengestellt, bei den restlichen 20 *in-vitro*-sensitiven Patientinnen wurde empirisch behandelt, ebenso wie bei den *in-vitro*-resistenten Patientinnen. Das mediane Überleben der Patientinnen, die aufgrund des Testergebnisses behandelt worden waren, belief sich auf 10,5 Monate, das der übrigen auf jeweils 3 Monate ($p < 0{,}005$). Aufgrund der in einer Reevaluierung zwei Jahre später ähnlichen Ergebnisse sah es so aus, daß das *in vitro* auf sensitiv lautende Testergebnis keine biologisch günstiger verlaufende Subgruppe kennzeichnet, sondern vielmehr die auf Basis des Testergebnisses zusammengestellte Therapie für den klinischen Verlauf bestimmend war. Im Gegensatz dazu sind die eigenen Daten zu sehen, die eindeutig dafür sprechen, daß therapieunabhängigen Faktoren wie Wachstum bzw. Sensitivität im *In-vitro*-Assay eine gegenüber dem therapeutischen Verhalten dominierende Rolle zukommt (Abb. 21, 25, 27). Auch in einer späteren Auswertung von Alberts et al. [22] kam die dominierende Bedeutung des als wesentlichst erachteten prognostischen Faktors, der postoperativ verbliebenen Resttumormasse, deutlich zum Ausdruck.

Dies fand sowohl Bestätigung in einer eigenen Analyse der Wertigkeit von einzelnen neuen und bereits akzeptierten prognostischen Variablen am getesteten Patientengut [163] als auch in den Analysen zweier klinischer Studien von Patientinnen mit Ovarialkarzinom einerseits der niedrigen Stadien [544], andererseits der fortgeschrittenen Stadien [164]. Auch in der bisher einzigen prospektiv randomisierten Studie über die Stellung des HTCA zur Therapiewahl beim Ovarialkarzinom zeigten sich prognostische Variablen wie postoperativer Resttumor sowie Allgemeinzustand (Performance Status) als bedeutsam. Während in jener Gruppe, die nach der Standardtherapie (CAP) behandelt worden war, in 68% objektives Ansprechen beobachtet wurde, war dieses in der Gruppe mit nach Testung zusammengestellter Therapie 80%. In der Gruppe mit *In-vitro*-Sensitivität und gutem Performance Status waren 12 CR, 5 PR und 0 PD oder NC anzutreffen, in der Gruppe mit *In-vitro*-Resistenz und schlechtem Performance Status nur 1 CR, 11 PR und 12 PD oder NC (Welander — persönliche Mitteilung).

Inwieweit die Therapiewahl aufgrund des HTCA auch zu einer Verbesserung des Überlebens der entsprechend behandelten Patientinnen führt, bleibt einer späteren Auswertung dieser Studie vorbehalten.

10 Screening

Neben dem Einsatz des HTCA für die Individualisierung der antitumoralen Therapie und für die Prognoseerstellung von einzelnen Patientinnen ist die Verwendung dieses Testsystemes für den Screening-Prozeß von neuen Substanzen in bezug auf deren antitumorale Wirksamkeit immer mehr in den Vordergrund gerückt. Zum besseren Verständnis der heutigen therapeutischen Situation in der Onkologie ist es hilfreich, einen Blick auf die historische Entwicklung der Suche nach und Einführung von neuen Substanzen in die Tumortherapie zu werfen. Neben den nur teilweise publizierten Entwicklungen durch die pharmazeutische Industrie haben besonders das National Cancer Institute (NCI) in den USA und die E.O.R.T.C. (European Organization for Research on Treatment of Cancer) in Europa systematische Screening-Programme nach neuen antitumoral wirksamen Substanzen durchgeführt [38, 585].

Prinzipiell ist beim Screening-Prozeß zwischen einer Phase des „Pre-Screening" (frühe Phase) und einer späteren Phase, die häufig als „Extended-Screening" bezeichnet wird, zu unterscheiden. Will man in der ersten Phase ein möglichst sensitives Instrument zur Verfügung haben, um keine wirksame Substanz zu verlieren, so gilt es im anschließenden Extended-Screening-Prozeß herauszufinden, ob eine bestimmte Substanz antitumorale Wirksamkeit zunächst gegen menschliche Tumoren im allgemeinen und in der Folge gegen bestimmte humane Tumoren im speziellen besitzt. Dafür muß das Testmodell in der zweiten Phase vor allem über hohe Spezifität verfügen.

Für die erste Phase hat sich bis heute die Mäuse-Leukämie P 388 bewährt. Es handelt sich dabei um eine rasch proliferierende Leukämie-Zellinie, deren Zellen üblicherweise intraperitoneal in Wirtstiere (z. B. BDF 1-Mäuse) injiziert und auch die zu testenden Substanzen intraperitoneal appliziert wurden. Als Endpunkt der Testung, d. h. als zu erreichende Veränderung, um die Einstufung sensitiv zu erreichen, wurde eine > 20%-Zunahme der Überlebenszeit der Versuchstiere gegenüber unbehandelten Kontrollen akzeptiert. Substanzen, die in diesem Pre-Screening als wirksam erkannt worden waren, wurden in der Folge an weiteren acht transplantierbaren Tumoren, darunter einer weiteren Mäuse-Leukämie (L 1210), vier soliden murinen Karzinomen (B16-Melanom, Lewis-Lungen-Karzinom, Kolonkarzinom 38, Mammakarzinom CD 8 F$_1$) sowie drei humanen Xenografts (Mammakarzinom MX-1, Lungenkarzinom LX-1, Kolonkarzinom CX-1) getestet. Eine Analyse der Screening-Ergebnisse des NCI seit dem 1975 etablierten Schema, das die Prädominanz der früher als Pre-Screen eingesetzten L 1210-Leukämie abgelöst hatte, zeigte, daß sich 67% (N = 645) aller gegenüber P 388 als sensitiv eingestuften Substanzen refraktär gegenüber den acht weiteren Testsystemen erwiesen [585]. Nur selten, wie z. B. beim Hexamethylmelamin, wurde eine Substanz weiter getestet, obwohl sie beim P 388 Pre-Screen als negativ beurteilt worden war, und zeigte sowohl bei einem weiteren Testsystem (MX-1) als auch später beim Ovarialkarzinom in der Klinik marginale Wirkung.

Bis heute kann jedenfalls nicht gesagt werden, ob von der antitumoralen Aktivität einer Substanz gegenüber transplantierten Mäuse-Tumoren unmittelbar auf deren therapeutische Wirkung bei menschlichen Tumoren geschlossen werden kann, wenngleich auch in einer retrospektiven Auswertung von Staquet et al. [585] ein Trend dafür festgestellt wurde, daß Substanzen, die in mehreren Screening-Systemen positiv waren, auch in der Klinik größere Wirksamkeit aufwiesen. Letztlich scheiterte aber eine logistisch exakte Beurteilung der Richtigkeit der Voraussage eines derartigen Testsystemes daran, daß Medikamente, die in allen Pre-Screens als negativ beurteilt worden waren, nicht in die Klinik eingeführt werden konnten, und daher keine Angaben über falschnegative Beurteilungen gemacht werden können.

Die vergleichsweise geringe Ausbeute an wirksamen Antitumormitteln — von über 600 000 getesteten Substanzen werden heute weniger als 50 in der Klinik eingesetzt — wirft die Frage auf, ob es entweder wirklich nicht mehr solcher Substanzen gibt oder aber, ob die bisher verwendeten Testsysteme wirksame Pharmaka häufig nicht erfassen können. Bereits die Tatsache, daß sich viele Substanzen, die im Screening mit murinen Tumoren als unwirksam erkannt worden sind, sich jedoch im Xenotransplantat-Screening (MX-1, LX-1, CX-1) als wirksam erwiesen, gibt einen Hinweis dafür, daß es offenbar nicht gleichzusetzen ist, ob es sich um einen murinen oder um einen humanen Tumor handelt. Darüber hinaus fällt auf, daß es durch Verwendung eines rasch proliferierenden Pre-Screens (P 388) zur Selektion von Substanzen kommen kann, die sich vielleicht für den Einsatz bei rasch proliferierenden Leukämien eignen, nicht aber für den bei langsam proliferierenden soliden Tumoren, die aber den weitaus überwiegenden Anteil der Karzinome darstellen. Außerdem wurde von Martin et al. [373], der sich in seiner Kritik auf Schabel bezog [525], die Wahl unterschiedlicher Endpunkte der Testungen mit für häufige Diskrepanzen in der Beurteilung der therapeutischen Wertigkeit von antitumoral wirksamen Substanzen angeführt. Während z. B. in der Klinik eine Tumorreduktion $\geqslant 50\%$ bei $\geqslant 10\%$ der Patienten ein Medikament als aktiv einstufen ließ, wurde für Testsysteme z. B. die Hemmung des Tumorwachstums als Vergleichsparameter herangezogen — ein vergleichsweise viel sensitiverer Parameter. Auch wurde sowohl von Martin et al. [373] als auch von Atassi [37, 38] darauf hingewiesen, daß unvergleichbare Situationen miteinander verglichen würden. Während bei den experimentellen Testungen von Substanzen an Versuchstieren Chemotherapie üblicherweise bereits 24 Stunden nach der Transplantation einer meist nur kleinen Tumorzellzahl (5×10^5—1×10^6 Zellen) appliziert wurde, wurden diese Medikamente in den frühen klinischen Studien im allgemeinen erst im weit fortgeschrittenen Stadium der Tumorerkrankung geprüft, wo stets $> 10^9$ Zellen, einem Gramm Tumorgewebe entsprechend, häufig aber auch 10^{10} oder 10^{11} Zellen, vorlagen. Stets hatte der Tumor bereits lange in seinem Wirtsorganismus vorgelegen, ehe er klinisch manifest wurde.

Die unbefriedigende Situation des Screenings nach neuen antitumoral wirksamen Substanzen führte zu einer Suche nach anderen Testsystemen. Neben humanen Zellinien [195, 263] wurde in neuerer Zeit der Subrenal-capsule-Assay [38, 74, 178], die Heterotransplantation von humanem Tumormaterial auf immuninkompetente Mäuse (Thymus-aplastische Mäuse oder durch Bestrahlung immunsupprimierte Mäuse) [194, 217, 532, 434] und das *In-vitro*-Testsystem des HTCA für diesen Zweck eingesetzt. Grundlage für die *In-vitro*-Testung — auf sie allein soll an dieser Stelle näher eingegangen werden — stellt die Simulation der Arzneimittelwirkung *in vitro* dar (siehe unter 8). Geht man vereinfachend von der Annahme aus, daß die Wirkung einer (zyto-)toxischen Substanz dem CxT entspricht — dies darf zumindest für zellzyklus-phasenunspezifische Zytostatika angenommen werden —, so wird der Situation beim Patienten, die durch die AUC repräsentiert ist, ein CxT mit einer auf eine Stunde standardisierte Expositionszeit gegenübergestellt. Während das CxT *in vitro* prinzipiell beliebig variiert werden kann, ist die Umsetzung in die klinische Situation durch die Toxizität limitiert. Da die Myelotoxizität am häufigsten die limitierende Toxizität für Zytostatika darstellt, ist aus der Bestimmung der relativen Myelotoxizität der neuen Testsubstanz auf die Konzentration zu schließen, die für die *In-vitro*-Testung eingesetzt werden kann [276].

Ein Musterbeispiel dafür, daß *In-vitro*-Ergebnisse für die Konzeption modifizierter Therapiemaßnahmen herangezogen wurden, ist die intraperitoneale Chemotherapie beim Ovarialkarzinom [436, 439]. Es hatte sich gezeigt, daß für bestimmte zytotoxische Substanzen unter den bislang klinisch verwendeten Konzentrationen keinerlei Wirkung abzulesen war, wohl aber Sensitivität *in vitro* für höhere Konzentrationen vorlag. Entsprechende Spiegel konnten in Form der lokalen (intraarteriellen, intrakavitären) Chemotherapie erreicht werden [436, 439].

Viel schwieriger ist die Situation der Testung von Substanzen, für die es noch keine klinischen Ergebnisse gibt, wie dies in der Phase des Screenings der Fall ist. Ein Vorteil von *In-vivo*-Systemen liegt darin, daß sich die einsetzbaren Konzentrationen der Testsubstanzen durch ihre am Versuchstier manifestierende Toxizität selbst limitieren. Diese Erfahrungen kann man stellvertretend für die *In-vitro*-Testung heranziehen und die LD 50 der jeweiligen Substanz bei Mäusen als Ausgangskonzentration für die *In-vitro*-Testung heranziehen [527]. Andere Autoren [553] setzten generell eine Konzentration von 10 µg/ml bei neuen Zytostatika in kontinuierlicher Exposition (2—3 Wochen) ein, vorausgesetzt die Testsubstanz ist während der Inkubationszeit stabil [507]. Um Schwankungen der Arzneimittelkonzentrationen, wie sie *in vivo* stattfinden, zu erfassen, kann man die Testung auch auf Konzentrationen, die jeweils eine Log-Stufe darüber und darunter liegen, ausdehnen.

Der HTCA wurde neben dem Pre-Screening auch für das sekundäre Screening bzw. für *In-vitro*-Phase-II-Studien eingesetzt [170, 507, 514]. Bisher konnten bereits einige Substanzen im HTCA erfaßt werden, die in den sonst üblichen Testsystemen nicht als sensitiv erkannt worden waren — von 100 im P388 Pre-Screen negativen Substanzen waren 14 im HTCA aktiv — und die daher einer weiteren präklinischen Testung unterzogen wurden. Eine abschließende Beurteilung dieser ausschließlich mit der Methode des HTCA als wirksam erkannten Substanzen ist jedoch bisher noch ausständig. Die sogenannte *In-vitro*-Phase-II-Testung kann dafür verwendet werden, jenes CxT zu finden, bei dem *In-vitro*-Aktivität beobachtet wird. Aus diesem Ergebnis kann dann auf die klinische Situation extrapoliert werden.

Noch wichtiger jedoch ist in diesem Zusammenhang die Erfassung der Tumorentitäten, gegen die die neue Substanz wirksam ist [170]. Eine Variante, die diese Forderung einer *In-vitro*-Phase-II-Prüfung von neuen antitumoral wirksamen Substanzen verwirklicht, wurde von Kraemer und Sedlacek [320, 321] von den Forschungslaboratorien der Behring-Werke eingesetzt. Diese Autoren bedienten sich für die Testung routinemäßig 50 verschiedener humaner Individualtumoren, die auf Nacktmäusen kontinuierlich passagiert wurden, wobei ein Tumorpanel aus jeweils mehreren Individualtumoren der Entitäten Bronchus, Mamma, Gastrointestinaltrakt und Ovar zur Verfügung stand.

Trotz der guten Übereinstimmung retrospektiver Vergleiche von *In-vitro*-Testungen mit dem HTCA und dem entsprechenden klinischen Verhalten — 153 von 158 klinisch nicht-toxischen Substanzen konnten im HTCA richtig als nicht-toxisch erkannt werden [551] — kann der HTCA aufgrund der dafür aufwendigen Technologie jährlich für die Testung von lediglich wenigen 100 neuen Substanzen herangezogen werden, jedoch fallen allein am NCI jährlich etwa 10 000 neu zu testende Substanzen an [37, 507, 554]. Viel geeigneter erscheint der HTCA für *In-vitro*-Phase-II-Testungen zu sein. Im Idealfall sollten die Ergebnisse derartiger *In-vitro*-Phase-II-Prüfungen bereits vor dem Beginn entsprechender klinischer Phase-II-Studien vorliegen, um bei positiver Beurteilung dieses Testverfahrens à la longue die Durchführung klinischer Phase-II-Studien vom jeweiligen *In-vitro*-Phase-II-Ergebnis abhängig zu machen. *In-vitro*-Phase-II-Studien von Leukozyten-Interferon [513], Mitoxantron [662] und Bisantren [663] lagen bereits vor den jeweiligen klinischen Testungen vor, wobei die von Interferon und Mitoxantron der klinischen Situation entsprachen, die Wirkung von Bisantren jedoch *in vitro* überschätzt wurde.

Eine weitere Studie von der Clonogenic Assay Screening Study Group (CASSG) der E.O.R.T.C., in der Cisplatin und die beiden Analoga Carboplatin und Iproplatin an Individualpräparaten verschiedener Tumorentitäten *in vitro* getestet wurden, zeigte eine gute Übereinstimmung mit der Situation *in vivo* [3].

Wegen des in der gesamten einschlägigen Literatur inklusive den eigenen Daten angegebenen hohen Übereinstimmungsgrades von *In-vitro*-Resistenz mit *In-vivo*-therapierefraktärem Verhalten sollte der HTCA auch dazu verwendet werden, jene Patienten zu selektionieren, bei denen aufgrund der *in vitro* erfaßten Resistenz auf alle gängigen Therapeutika die Indikation zur Einbringung in eine Phase-I-Studie gestellt werden könnte.

11 Probleme des HTCA für den Einsatz als prädiktives Testsystem

11.1 Erfassung von Tumorstammzellen

Die im folgenden angeführten Erkenntnisse sprechen für die Richtigkeit der Annahme einer Stammzellhypothese und können als indirekter Beweis dafür herangezogen werden, daß durch den HTCA zumindest teilweise Tumorstammzellen erfaßt werden können.

Radiatio von Zellen von Säugetieren führt zu exponentiellen Dosis-Wirkungskurven, wobei diese Kurven für verschiedene tierische und menschliche, nicht-neoplastische und neoplastische Gewebe sehr eng zusammenfallen [232, 675, 683]. Dieses Verhalten wird daher als für Säugetierzellen charakteristisch erachtet und soll auch von einem *In-vitro*-Testsystem entsprechend widergegeben werden. Von Rockwell [484] wurde die Ausbildung einer typischen exponentiellen Bestrahlungs-Kolonien-Überlebenskurve sogar als das härteste Kriterium für den Wert eines klonogenen Assays eingestuft. Entsprechende Kurvenverläufe wurden zunächst für die Klonierungsmethode nach Courtenay und Mills [128] beschrieben und später auch für den HTCA an verschiedenen Tumorentitäten gezeigt [69, 395].

Nur eine geringe Anzahl an Zellen (0—0,1% bis maximal 10%) führt zu Kolonienwachstum *in vitro*, was der Annahme entspricht, daß die Stammzellen in einem Tumor lediglich eine Subpopulation darstellen [385]. Zu Kolonien herangewachsene Tumorzellen können einem neuerlichen derartigen Kultivierungsvorgang (Replating) unterworfen werden. Mackillop et al. [357] postulierten, daß auf diese Weise Stammzellen von Übergangszellen (Transitional cells) unterschieden werden können, zumal nur die Stammzellen zu wiederholter Kolonienbildung führen [357, 393]. Derartiges Replating konnte an Melanomzellen von individuellen menschlichen Tumoren mehr als zehnmal hintereinander ausgeführt werden, ein Hinweis dafür, daß es sich bei diesen Zellen um Stammzellen handeln muß [393, 613].

Die Tumorbildung in immun-inkompetenten Mäusen (Nacktmausmodell) durch Inokulation von Tumorzellkolonien aus dem *In-vitro*-Assay können als weiterer Beweis der Stammzellnatur dieser Zellen herangezogen werden [448, 647].

Durch eine Palette von verschiedenen Transplantationstechniken — der Endpunktdilutions-Technik [255], der Milzkolonien-Methode [90], dem Lungenkolonien-Assay [264] und dem Re-growth-Assay [688] — konnten in Tiertumoren klonogene Zellen bzw. Stammzellen bestimmt werden, wenngleich Steel [589] darauf hinwies, daß nicht jede klonogene Zelle einer Stammzelle gleichzusetzen ist.

Es soll prinzipiell gewährleistet sein, daß in dem gesamten System nur Tumorzellen erfaßt werden. Diese Forderung ist zwar bei Verwendung von Zellinien, die naturgemäß eine homogene Population darstellen, nicht von Bedeutung, rückt jedoch bei Kultivierung von individuellen Tumorpräparaten in den Vordergrund, da es bei unselektivem Wachstum aller Zellen zu einer Verdrängung der Tumorzellen durch Bindegewebszellen kommt. Macpherson [362] erkannte das Wachstum in Agar (respektive einer anderen semisoliden Matrix) als Identifikationskriterium von transformierten bzw. malign entarteten Zellen. Jedoch muß eingeschränkt werden, daß es auch Zellinien und Kolonien von Individualpräparaten gibt, die nicht malign sind [363, 522, 661].

11.2 Linearität zwischen Zellzahl und Kolonienanzahl

Es war eines der wesentlichsten Verdienste von Hamburger und Salmon [237], eine lineare Beziehung zwischen der Anzahl der in Kultur gesetzten Zellen und der aus diesen gewachsenen Kolonien hergestellt bzw. erkannt zu haben. Dieser Beweis ist Basis des HTCA für eine Chemosensitivitätstestung, da nur eine fixe Beziehung zwischen kultivierten Zellen und gewachsenen Kolonien die Grundlage für die quantitative Erfassung eines zytotoxischen Effektes ermöglicht. Nicht hingegen muß diese Forderung für nicht-zytotoxische Substanzen gelten, wie z. B. für zytostatisch wirkende Hormone oder Immunmodulatoren. Thomson et al. [615] erkannten, daß diese geforderte Linearität nur innerhalb eines bestimmten Zellzahlbereiches vorzufinden ist, und daher Rückschlüsse auf die Wirksamkeit eines Medikamentes ebenfalls auf den entsprechenden Bereich zu beschränken sind. Die Abnahme der mit steigender Zellzahl ansteigenden Kolonienanzahl wird mit nutritiver Erschöpfung erklärt. Im Extremfall dann, wenn es nach Erreichen eines Scheitelpunktes in der Kurve, gebildet aus Zellzahl und gewachsenen Kolonien, zu einem allmählichen Abfall derselben mit steigender Zellzahl kommt, kann ein zytotoxisch wirkendes Medikament aufgrund seines Zellzahl vermindernden Effektes im Gesamteffekt zu einer Kolonienzunahme anstelle einer Kolonienreduktion führen [615]. Mehrere Autoren [97, 631, 632, 655] gaben eine lineare Beziehung zwischen eingesetzter Zellzahl und daraus gewachsenen Kolonien an. Die Dosis-Wirkungskurve wurde durch den Nullpunkt extrapoliert, wobei für den niedrigsten Zellkonzentrationsbereich häufig keine eigenen Werte erarbeitet wurden [655]. In einer eigenen Untersuchung [158] konnte zwar ein linearer Zusammenhang zwischen Zellkonzentration und Kolonienanzahl gefunden werden, doch ohne daß die verbindende Gerade durch den Nullpunkt ging. Dies würde auch zellbiologischen Erfahrungen widersprechen, denen zufolge für ein optimales Kolonienwachstum ein sogenannter unterer Grenzwert an Zellen überschritten sein muß, um ein optimales Microenvironment für die phänotypische Expression der Malignität darzustellen [223]. Um die Kurve im unteren Zellkonzentrationsbereich in eine möglichst lineare Form zu bringen, setzten Hill et al. [260] sowie Tveit et al. [631, 632] Erythrozyten von August-Ratten zu.

Neben dem Abfall der Zellkonzentrations-Kolonienkurve, welcher von Eliason et al. [184] auch „Non-Linearity-Typ II" genannt wurde, erkannten diese Autoren eine diametral entgegengesetzte Abweichungsart dieser Kurve und bezeichneten sie als „Non-Linearity-Typ I". Beide Formen der Nicht-Linearität sind Ursache für Mißinterpretationen der Chemosensitivitätsergebnisse. Während der Typ I nach Ansicht von Eliason et al. [184] in ca. 30% aller Testungen vorkommt, ist der Typ II — zumindest unter Refeeding — seltener. Typ II kann als Ursache für falsch-negative Chemosensitivitätsergebnisse, welche bis zu ca. 10% in der Literatur angegeben werden [35, 667], gelten, wobei die Produktion von inhibitorisch wirksamen Substanzen durch Tumor- und/oder Entzündungszellen dafür verantwortlich gemacht wird [98, 239]. Dagegen kann der Typ I für die im allgemeinen vergleichsweise höheren Raten an falsch-positiven Ergebnissen, bei denen eine geringere Reduktion der Zellzahl in einer wesentlich massiveren Reduktion der Kolonienanzahl resultiert, verantwortlich gemacht werden [184].

11.3 Tumorheterogenität

Einer der Gründe für unterschiedliche Chemosensitivitätsmuster von Tumoren liegt in der Tumorheterogenität. Um eine klinisch verwertbare Aussage mittels des HTCA in bezug auf einen individuellen Tumor zu erhalten, muß ein für den Tumor repräsentativer Anteil eingesetzt werden. Diese Forderung basiert auf den zahlreichen Beobachtungen von Tumorheterogenität. Diese wurde zwischen Zellpopulationen von verschiedenen Metastasen [575, 601], zwischen Primärtumor und Metastase [531, 601], innerhalb eines Primärtumors [47, 149, 601] und sogar innerhalb von Subklonen, die aus derselben Zellinie hervorgegangen sind [249], beobachtet. Heterogenität wurde sowohl im *In-vitro*-System [249, 531, 601, 602] als auch im *In-vivo*-System [49, 95, 538, 575, 628] nachgewiesen. Beweise für die Heterogenität in soliden Tumoren lassen sich laut Trent [623] anhand folgender Parameter bzw. mit folgenden Methoden erlangen:
Chromosomenanalyse,
Proliferationsfähigkeit (Labeling Index, Klonogenität),
Self-Renewal Capacity,
Zelldifferenzierung (Differenzierungsantigene),
physikalische Charakteristika (Dichte, Volumen).

Nachdem zunächst die Monoklonalität als Besonderheit von Malignomen entdeckt worden war [192], konnte in der Folge für verschiedene Tumorentitäten auch Heterogenität nachgewiesen werden [700].
Als Beispiele für das heterogene Wachstumsverhalten sei die unterschiedliche Klonogenität von Subpopulationen, die von verschiedenen Stellen desselben Tumors entnommen wurden [47, 149] sowie deren unterschiedlicher Labeling Index genannt [355]. Mackillop und Buick [355] gelang es unter Anwendung

physikalischer Trennmethoden nachzuweisen, daß es sich bei den klonogenen Zellen um eine heterogene Zellpopulation handelt, da diese nur zum Teil aus Stammzellen (gekennzeichnet durch deren Fähigkeit erneuter Kolonienbildung nach Replating), zum anderen Teil aber auch aus lediglich proliferierenden (klonogenen) Zellen bestehen.

Die Expression von Hormonrezeptoren konnte selbst an einer Zellinie (MCF 7) sowohl innerhalb einzelner Klone als auch zwischen verschiedenen Klonen als unterschiedlich erkannt werden [316].

Das unterschiedliche Verhalten auf den Einsatz physikalischer Trennverfahren wie der Dichtegleichgewichts-Sedimentation ließ im Aszites heterogene Zellpopulationen erkennen [355].

Darüber hinaus stellt auch das Verhalten von Tumorzellen auf externe Agentien wie Hormone und Zytostatika eine Eigenschaft dar, die in den einzelnen Zellen unterschiedlich (heterogen) ausgebildet und somit ebenfalls zur Charakterisierung von Zellen bezüglich deren Heterogenität herangezogen werden kann (Abb. 28).

Unterschiedliche Chemosensitivität von soliden Tumoren ist sowohl für Ovarialkarzinom- als auch für andere Karzinomzellinien, die makroskopisch aus demselben Tumormaterial gezüchtet werden konnten, nachgewiesen worden [47, 149, 249, 360] und besteht darüber hinaus noch viel häufiger zwischen unterschiedlichen Zellinien vom gleichen Tumortyp [630]. Die Chemosensitivität von humanen Tumorproben, die entweder simultan oder metachron entnommen wurden, wurde von einzelnen Autoren divergierend beurteilt [62, 601, 602, 713]. Bertelsen et al. [62] fanden in 28% der simultanen Metastasen und in 40% von metachronen Metastasen unterschiedliche Chemosensitivität. Jedoch beschrieben sie die Chemosensitivität mit der von anderen Metastasen für zwei Drittel der untersuchten Patienten als ident. Aus dieser Erfahrung resultierten auch die Empfehlungen dieser Autoren, einerseits Target lesions für die Chemosensitivitätstestung heranzuziehen, andererseits diese an wiederholt entnommenen Biopsien bei Bedarf zu wiederholen. Tanigawa et al. [601] erkannten, daß das aus Primärtumoren gewonnene Chemosensitivitätsmuster für Metastasen nicht gültig sein mußte, umgekehrt jedoch das von Metastasen für die Therapieplanung als viel verläßlicher herangezogen werden konnte. In einer späteren Publikation derselben Autoren [602] wurde die Größenordnung, in der die aus einer Metastasenlokalisation gewonnene Chemosensitivität mit der der übrigen Tumormanifestationen übereinstimmte, mit zwei Dritteln angegeben. Zaffaroni et al. [713], die allerdings nicht den HTCA, sondern die Methode der Nukleinsäurepräkursor-Inhibition benützten, beschrieben, daß Chemosensitivitätsergebnisse, die von Primärtumoren gewonnen worden waren, nur wiederum für diese zutrafen, jene, die von Metastasen stammten, ausschließlich für Metastasen Gültigkeit hatten.

Die Heterogenität von gleichartigen soliden Tumoren verschiedener Patienten in bezug auf ihre Chemosensitivität war letztlich mit der Anlaß für die Konzeption prädiktiver Testsysteme zur Erfassung der individuellen Chemosensitivität von Patienten. Wird auch häufig die Heterogenität von soliden Tumoren als ein Argument angeführt, warum der HTCA, der häufig auf die Erfassung der Chemosensitivität einer Subpopulation beschränkt ist, prinzipiell zum Scheitern

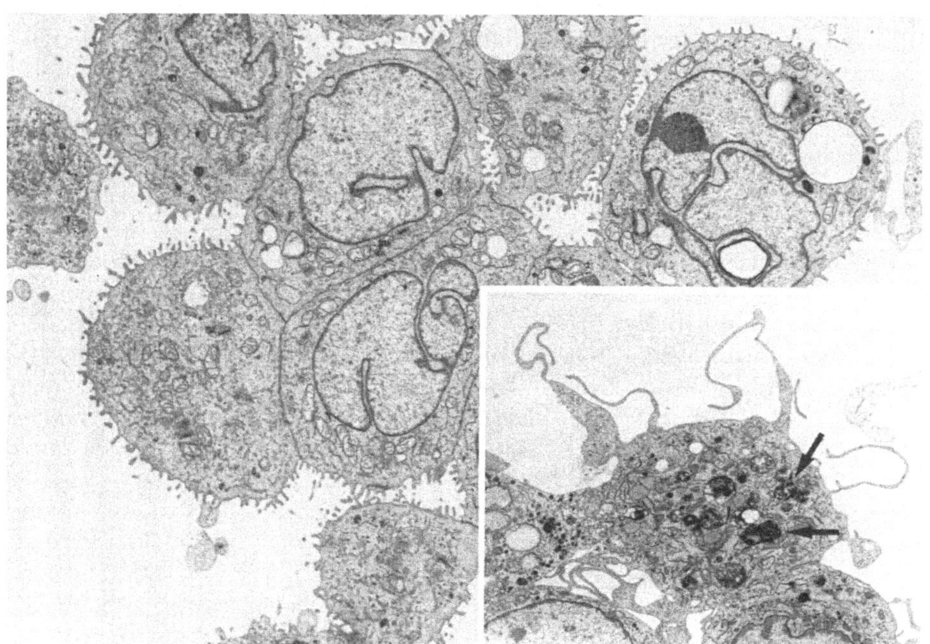

Abb. 29 A. Tumorzellgruppe aus dem Aszites einer Patientin (G. H.) mit Ovarialkarzinom in angedeutet tubulärer Anordnung (5100 ×). Die Kerne polymorph, tief gekerbt, vereinzelt mit Nukleolen; das Zytoplasma mäßig organellenreich, mit einzelnen Fettvakuolen und spärlich Glykogen (↑). Inset: an der Oberfläche zahlreiche Mikrovilli ausgebildet, die an einzelnen Zellen als weitverzweigte Zytoplasmaausläufer imponieren.
(Dr. F. Wrba, Institut für Pathologische Anatomie, Universität Wien)

verurteilt sein muß, so kann im Gegensatz dazu gesagt werden, daß der HTCA vielmehr ein realistisches Abbild dessen widergibt, was in der klinischen Realität vorliegt. Letztlich stellt die Heterogenität von soliden Tumoren häufig den Grund für das Scheitern von Chemotherapien dar, die nicht auf alle Tumormanifestationen im gleichen Ausmaß wirken. Ähnlich der Heterogenität für Chemotherapeutika besteht auch eine solche für die Strahlenempfindlichkeit unterschiedlicher Tumoren [148].

Als Ausdruck der Heterogenität zwischen Zellen unterschiedlicher Art an Ausgangsmaterial und unterschiedlicher Entnahmelokalisation ist die mittels Transmissionselektronenmikroskopie [454] erfaßte unterschiedliche Morphologie von Zellen einer Patientin (G. H.) mit Ovarialkarzinom dargestellt (Abb. 29 A, B). Zellen aus dem Aszites (Abb. 29 A) wurden mit denen einer aus dem Primärtumor hergestellten Zellsuspension verglichen (Abb. 29 B). Die dabei auffallende unterschiedliche Morphologie der Zellen, die im Aszites und auch in der aus dem Primärtumor hergestellten Zellsuspension in gleicher Form und Ausprägung anzutreffen war, ist als Ausdruck der Heterogenität innerhalb desselben Neoplasmas zu werten.

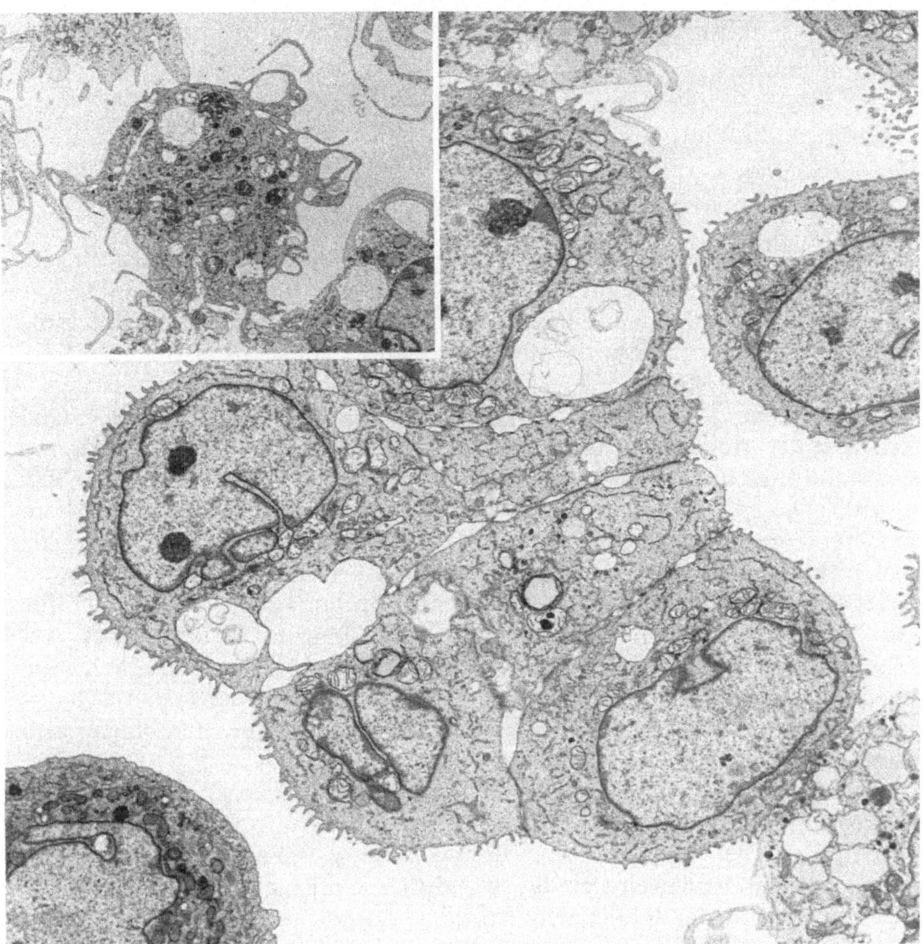

Abb. 29 B. Kleiner Verband von Tumorzellen einer aus dem Primärtumor einer Patientin (G. H.) hergestellten Zellsuspension (5700 ×). Die Kerne polymorph, tief gekerbt, vereinzelt mit Nukleolen; das Zytoplasma mäßig organellenreich, mit einzelnen Fettvakuolen; an der Oberfläche Mikrovilli. Inset: Tumorzelle mit weitverzweigten Zytoplasmaausläufern. (Dr. F. Wrba, Institut für Pathologische Anatomie, Universität Wien)

12 Zusammenfassung

Am Beginn der Entwicklung der verschiedenen nur teilweise besprochenen Testsysteme stand die Absicht, mit Hilfe derartiger Systeme Angaben über die Chemosensitivität individueller Patienten zu erhalten, die unmittelbar durch die Wahl der entsprechenden antitumoral wirksamen Substanzen in die Klinik umgesetzt werden sollten.

Nach eigener Meinung, die sich auf die Gedanken der einschlägigen Literatur stützt, stellt der permanente Verlust der Reproduktionsfähigkeit den besten Parameter für den Zelltod von proliferierenden Populationen dar [320, 357, 460]. Dieses Phänomen wurde durch die Entwicklung des HTCA in besonderem Ausmaß zugänglich gemacht. Der Nachweis, daß sich klonogene von nicht-klonogenen Zellen hinsichtlich ihrer Chemosensitivität voneinander unterscheiden — dies trifft übrigens nicht nur für Tumoren, sondern auch für Nicht-Tumorpopulationen zu — ist eine Bestätigung dafür, daß durch den HTCA die für das Schicksal des jeweiligen Tumorträgers entscheidende Zellpopulation erfaßt wird [283, 482]. Indirekte Bestätigung des Stammzellkonzeptes resultiert daher, daß einerseits Heilungen und Remissionsdauer nach erfolgter Therapie mit der Eradikation von Stammzellen einhergehen dürften und andererseits das Wachstum im HTCA mit schlechter Prognose einhergeht. Letzteres wurde an den eigenen Daten demonstriert.

Jeder Test, der für sich klinische Bedeutung beansprucht, muß daran gemessen werden, inwieweit sich das, was durch sein Ergebnis vermittelt wird, auch tatsächlich in der Klinik widerspiegelt. So gut auch die in zahlreichen Studien und auch in der eigenen Analyse gewonnenen Daten für die Übereinstimmung von *In-vitro*-Testergebnissen mit dem entsprechenden klinischen Verhalten ausgefallen sein mögen (Tabellen 41, 43, 48), so muß betont werden, daß die Durchführung des HTCA selbst in vereinfachter Form stets auf nur wenige Zentren beschränkt bleiben kann. Die Methode ist, wie beschrieben, äußerst aufwendig, sowohl was das technische Know-how als auch den zeitlichen Aufwand betrifft.

Obwohl es sich beim Ovarialkarzinom prinzipiell um eines der Karzinome handelt, das mit der Methode des HTCA in einem relativ höheren Ausmaß als andere Tumorentitäten zum Angehen in der Kultur und zu suffizientem Wachstum gebracht werden kann, ist dieses *In-vitro*-Wachstum für einen Routinetest unzureichend. Gleichzeitig ist jedoch einschränkend zu bemerken, daß auch dem Nicht-Wachstum im HTCA eine wesentliche, und zwar eigenständige Bedeutung zukommt. Sie bedeutet zumindest für einen Teil der durch das Nicht-Wachstum repräsentierten Patienten, daß es sich bei ihnen um eine prognostisch günstigere Untergruppe mit weniger aggressiven Tumoren bzw.

mit Tumoren mit weniger Stammzellen handeln dürfte. Diese prognostische Bedeutung wird durch technische Probleme, die zu Nicht-Wachstum im HTCA führen, vermindert, ohne daß wir deren Ausmaß quantitativ erfassen können, was indirekt bedeutet, daß die prognostische Bedeutung des Nicht-Wachstums im HTCA wahrscheinlich zum Teil noch von technischen Problemen bedingten, falsch-negativen Ergebnissen überdeckt wird.

Verschiedene Ansätze, wie prospektiv vergleichende Untersuchungen [16, 22, 63, 416] und solche, bei denen das Testergebnis als Entscheidungsparameter für die Wahl der Therapie diente [16, 17, 171, 394], zeigten gegenüber den mit dem Standard behandelten Patienten verbesserte Responseraten oder Überlebenszeiten. Der eigentliche klinische, heutzutage übliche Beweis der Überlegenheit einer Therapieform über eine andere, eine prospektiv randomisierte Studie, liegt für den HTCA bisher noch nicht vor, was zumindest zum Teil auf logistische Probleme zurückzuführen ist. Für viele Tumorentitäten muß heute die Polychemotherapie als Therapie der Wahl angesehen werden. Diese ist, wie beschrieben, *in vitro* nur sehr bedingt richtig erfaßbar und entzieht sich daher teilweise einem harten wissenschaftlichen Vergleich. Für andere Tumorentitäten wiederum, für die auch die Überprüfung einer Monochemotherapie ethisch gerechtfertigt erscheint, ist das zu erwartende Ansprechen auf die zur Verfügung stehenden Antitumormittel so gering, daß kaum statistisch jemals signifikant werdende Unterschiede im Ansprechen, auf welche Therapie auch immer, zu erwarten ist bzw. oft sind derartige Tumorentitäten für eine Prüfung zu rar, um die statistisch notwendigen Fallzahlen zu erreichen. Da aber trotz aller mit der Klinik gut übereinstimmenden *In-vitro*-Daten — die Übereinstimmung ist für die Resistenzvorhersage im allgemeinen größer als für die der Sensitivität bzw. beläuft sich im eigenen Untersuchungsmaterial auf 100% bzw. 81% — der Assay nicht für die routinemäßige Therapie-Individualisierung empfohlen werden kann, muß von einem Einsatz für die adjuvante Therapie noch mehr Abstand genommen werden.

Obwohl die Idee bei fehlendem klinischem Korrelat, die Wirksamkeit einer adjuvanten Therapie im strengen Sinn des Wortes aus dem *In-vitro*-Testergebnis ablesen zu wollen, bereits zu Beginn der Entwicklung des Testsystemes selbst aufkam [503], konnte sie bis heute nicht realisiert werden. Der Nachweis einer Dosis-Wirkungsabhängigkeit von antitumoraler Chemotherapie [339] läßt den Einsatz von aggressiver Chemotherapie in der adjuvanten Situation — in der Abwesenheit von Makrometastasen — als besonders wirksam erwarten, wenngleich bis heute völlig unklar ist, welcher Grad der *In-vitro*-Zellvernichtung einer kompletten Eradikation von Mikrometastasen entspricht [268].

Der Nachweis der Dosis-Wirkungsabhängigkeit, welche *in vitro* wesentlich leichter als *in vivo* faßbar ist, führte dazu, daß der HTCA eine wesentliche Grundlage für die Entwicklung von lokalen Therapien wurde. So beschrieben Ozols et al. [436, 439] als erste die Überlegenheit der intraperitonealen Applikation von Adriamycin bei Carcinosis peritonei bei Mäusen gegenüber der Systemgabe und leiteten daraus die entsprechende Applikation von Zytostatika für die intraperitoneale Instillation im Rahmen von Carcinosis peritonei bei Ovarialkarzinomen ab. Nicht zuletzt durch die im HTCA gewonnene Erkenntnis, daß sich Zellen auf Konzentrationen, die systemisch zwar nicht mehr erreichbar waren, jedoch sich durch die lokale länger andauernde Exposition als sensitiv erwiesen, wurde die Instillationstherapie (intraperitoneal, intravesikal, intrapleural und auch die intraarterielle Perfusion) zu einer heute allgemein anerkannten Therapiemodalität.

Die Möglichkeit, *in vitro* bzw. in jedem System außerhalb des Menschen ohne ethische Probleme neue Therapieformen simulieren zu können und dadurch zu erschließen, führte dazu, daß in letzter Zeit sowohl der Applikationsmodus verschiedener Substanzen, z. B. Kurzzeitinfusion versus kontinuierliche Langzeitinfusion, als auch z. B. der wirkungssteigernde Einfluß durch Hinzufügen eines Zytostatikums zu einem anderen zunächst *in vitro* getestet wurden [60].

Eine weitere Möglichkeit des Einsatzes von *In-vitro*-Ergebnissen des HTCA besteht in der Auswahl wirksamer Substanzen für die Knochenmarks-Clearance von malignen Zellen (Purging) im Rahmen des autologen Knochenmark-Rescues [254, 635].

Von besonderer Bedeutung ist die Verwendung des HTCA für *In-vitro*-Phase-II-Studien. Eines der Ziele dieser Testung besteht darin, jene Konzentration von klinisch noch unerkannter Zytotoxizität von neuen Substanzen zu eruieren, bei der *In-vitro*-Aktivität zu sehen und damit im übertragenen Sinn auch *in vivo* — in der Phase-I-Studie — zu erwarten ist. Eine durch das Testsystem prinzipiell besser erfüllbare Aufgabe besteht in einer *In-vitro*-Phase-II-Prüfung, das heißt der Prüfung einer *In-vitro*-Ansprechrate von individuellen soliden Tumoren auf ein neues antitumorales Agens. Diese Ergebnisse derartiger Prüfungen könnten lange vor Beginn von geplanten Phase-II-Prüfungen vorliegen. Über erste positive diesbezügliche Ergebnisse wurde berichtet.

Von ganz exklusiver Eignung dürfte der HTCA für die Selektion jener Patienten sein, die Phase-I- und -II-Studien zugeführt werden sollen [142, 154]. Die Legitimation für diesen Einsatz besteht in dem in allen Publikationen — wie auch in den eigenen Ergebnissen — beschriebenen hohen Wert ($\sim 100\%$), der Voraussagerichtigkeit für die *In-vitro*-Resistenzeinschätzung. Jene Patienten, die *in vitro* als resistent auf konventionelle Zytostatika eingestuft wurden, sollten daher, da ihnen in über 90% durch eine dennoch verabreichte konventionelle Therapie ausschließlich Toxizität ohne wesentliche antitumorale Wirksamkeit zugefügt wird, von vornherein der Applikation neuer Substanzen in Form von Studien zugeführt werden. Diese könnten daher, wobei dann die *In-vitro*-Wirksamkeit ein zusätzliches Argument für deren Applikation darstellen könnte, bereits an Patienten, die noch nicht ausbehandelt sind, eingesetzt werden. Auf diese Weise würden sich falsch-negative Ergebnisse von inadäquaten klinischen Prüfungen vermeiden lassen [542].

Dem Autor erscheint es wesentlich, darauf hinzuweisen, daß beim HTCA nach einer Phase einer gewissen Ernüchterung infolge des notwendigen Eingeständnisses, daß es nach wie vor nicht möglich erscheint, jeden Tumor individuell durch ein *In-vitro*-Testergebnis erfolgreich zu behandeln, eine für verschiedene Indikationen bedeutsame Rolle zukommt, welche bis heute sicher nur zum Teil bekannt ist. Der HTCA stellt trotz aller ihm eigenen Probleme ein die Variabilität und Heterogenität der Natur gut widerspiegelndes biologisches Instrument dar, das uns helfen kann, die Idee eines Tumors — im Sinne Platos — besser zu verstehen.

Literatur

1. Aapro MS, Schaefer P, Abele R, Krauer F, Alberto P, Cillo C, Odartchenko N (1984) Colony growth and patient survival in primary and metastatic breast cancer: a preliminary analysis. In: Salmon SE, Trent JM (eds) Human tumor cloning. Grune & Stratton, Orlando, pp 543–549
2. Aapro MS (1985) Growth of solid tumor cells in clonogenic assays: a prognostic factor? Eur J Cancer Clin Oncol 21: 397–400
3. Aapro M (1986) Clonogenic Assay Screening Study Group (CASSG): contribution to an EORTC drug screening programme. Proc 5th NCI-EORTC Symp New Drugs Cancer Therapy, Amsterdam, abstr no 4.09
4. Abrams L, Carmeci P, Bull JM, Carbone PP (1973) Capillary tube scanning applied to in vitro mouse marrow granulocyte growth. J Nat Cancer Inst 50: 267–270
5. Adam HK, Patterson JS, Kemp JV (1980) Studies on the metabolism and pharmacokinetics of tamoxifen in normal volunteers. Cancer Treat Rep 64: 761–764
6. Agrez MV, Kovach JS, Lieber MM (1982) Cell aggregates in the soft agar "human tumour stem cell assay". Br J Cancer 46: 880–887
7. Alberts DS, Van Daalen Wetters T (1976) The effect of phenobarbital on cyclophosphamide antitumor activity. Cancer Res 36: 2785–2789
8. Alberts DS, Chen HSG, Liu R, Himmelstein KJ, Mayersohn M, Perrier D, Gross J, Moon T, Broughton A, Salmon SE (1978) Bleomycin pharmacokinetics in man. I. Intravenous administration. Cancer Chemother Pharmacol 1: 177–181
9. Alberts DS, Chang SY, Chen HSG, Evans TL, Moon TE (1979) Oral melphalan kinetics. Clin Pharmacol Ther 26: 737–745
10. Alberts DS, Chen HSG (1980) Tabular summary of pharmacokinetic parameters relevant to in vitro drug assay. In: Salmon SE (ed) Cloning of human tumor stem cells. Liss, New York, pp 351–359
11. Alberts DS, Chen HSG, Salmon SE (1980) In vitro drug assay: pharmacologic considerations. In: Salmon SE (ed) Cloning of human tumor stem cells. Liss, New York, pp 197–207
12. Alberts DS, Salmon SE, Chen HSG, Surwit EA, Soehnlen B, Young L, Moon TE (1980) In-vitro clonogenic assay for predicting response of ovarian cancer to chemotherapy. Lancet ii: 340–342
13. Alberts DS, Salmon SE, Chen HSG, Moon TE, Young L, Surwit EA (1981) Pharmacologic studies of anticancer drugs with the human tumor stem cell assay. Cancer Chemother Pharmacol 6: 253–264
14. Alberts DS, Chen HSG, Salmon SE, Surwit EA, Young L, Moon TE, Meyskens FL jr (1981) Chemotherapy of ovarian cancer directed by the human tumor stem cell assay. Cancer Chemother Pharmacol 6: 279–285
15. Alberts DS, Salmon SE, Surwit EA, Chen HSG, Moon TE, Meyskens FL (1981) Combination chemotherapy (CRx) in vitro with the human tumor stem cell assay (HTSCA). Proc AACR 22: 153, abstr no 607
16. Alberts DS, Salmon SE, Moon TE (1982) Human tumor cloning: drug sensitivity

testing clinical correlations. In: Ariel IM (ed) Progress in clinical cancer, vol 8. Grune & Stratton, New York, pp 147–179

17. Alberts DS, Surwit EA, Leigh S, Moon TE, Salmon SE (1982) Improved survival for relapsing ovarian cancer (OVCA) patients using the human tumor stem cell assay (HTSCA) to select chemotherapy (CRx) (abstract). Stem Cells 1: 294–295

18. Alberts DS, Einspahr J, Ludwig R, Salmon SE (1984) Pharmacologic pitfalls in the human tumor clonogenic assay. In: Hofmann V, Berens ME, Martz G (eds) Predictive drug testing on human tumor cells. Springer, Berlin Heidelberg New York Tokyo (Recent results in cancer research, vol 94, pp 184–190)

19. Alberts DS, Einspahr JG, Struck R, Bignami G, Young L, Surwit EA, Salmon SE (1984) Comparative in vitro cytotoxicity of cyclophosphamide, its major active metabolites and the new oxazaphosphorine ASTA Z 7557 (INN mafosfamide). Invest New Drug 2: 141–148

20. Alberts DS, Peng YM, Leigh S, Davis ThP, Woodward DL (1985) Disposition of mitoxantrone in cancer patients. Cancer Res 45: 1879–1884

21. Alberts DS, Mackel C, Peng YM, Dalton WS, Weiner S, Surwit EA, Young L, Salmon SE (1985) Intraperitoneal chemotherapy of ovarian cancer: comparative ratings of standard and experimental drugs based on in vivo pharmacokinetics and in vitro tumor sensitivity assays. Proc. 14th Int Cong Chemotherapy, Kyoto, p 102, abstr no S-3-8

22. Alberts DS, Deuser KD, Young L, Clark B, Moon TE, Salmon SE (1986) In vitro chemosensitivity (CS) and survival of patients (PTS) with previously untreated, stages III & IV ovarian cancer (OV). Proc AACR 27: 415, abstr no 1649

23. Ali-Osman F, Maurer HR, Bier J (1983) In vitro cytostatic drug sensitivity testing in the human tumor stem cell assay: a modified method for the determination of the sensitivity index. Tumor Diagnostik & Therapie 4: 1–6

24. Allegra JC, Lippman ME, Simon R, Thompson EB, Barlock A, Green L, Huff KK, Do HMT, Aitken SC, Warren R (1979) Association between steroid hormone receptor status and disease-free interval in breast cancer. Cancer Treat Rep 63: 1271–1277

25. Allen LM, Creaven PJ (1975) Comparison of the human pharmacokinetics of VM-26 and VP-16, two antineoplastic epipodophyllotoxin glucopyranoside derivatives. Eur J Cancer 11: 697–707

26. Allen LM, Creaven PJ, Nelson RL (1976) Studies on the human pharmacokinetics of isophosphamide (NSC-109724). Cancer Treat Rep 60: 451–458

27. Alley MC, Lieber MM (1984) Improved optical detection of colony enlargement and drug cytotoxicity in primary soft agar cultures of human solid tumour cells. Br J Cancer 49: 225–233

28. Alley MC, Lieber MM (1985) Utility of computer-assisted volume analysis (CAVA) and importance of "day 1" growth unit cumulative volume in the assessment of soft-agar cultures of human solid tumor cells. Proc AACR 26: 363, abstr no 1433

29. Alley MC, Lieber MM (1985) Measurement of human tumour cell growth in soft-agar cultures using computer-assisted volume analysis. Br J Cancer 52: 205–214

30. Alley MC, Scudiero DA, Monks A, Czerwinski MJ, Shoemaker RH, Boyd MR (1986) Validation of an automated microculture tetrazolium assay (MTA) to assess growth and drug sensitivity of human tumor cell lines. Proc AACR 27: 389, abstr no 1544

31. Alonso K (1984) Human tumor stem cell assay. Cancer 54: 2475–2479

32. Ambrose EJ, Andrews RD, Easty DM, Field EO, Wylie JA (1962) Drug assay on cultures of human tumour biopsies. Lancet i: 24–25

33. Ansfield FJ, Schroeder JM, Curreri AR (1962) Five years clinical experience with 5-fluorouracil. JAMA 181: 295–299

34. Ansfield FJ, Ramirez G, Mackman S, Bryan GT, Curreri AR (1969) A ten-year study of 5-fluorouracil in disseminated breast cancer with clinical results and survival times. Cancer Res 29: 1062–1066

35. Arbuck SG, Pavelic ZP, Piver MSt, Slocum HK, Malfetano J, Gamarra M, Rustum YM (1985) Limitations of drug sensitivity testing in soft agar for clinical management of patients with ovarian carcinoma. Obstet Gynecol 66: 115–120

36. Asano S, Mandel TE (1981) Colonies formed in agar from human breast cancer and their identification as T-lymphocytes. J Nat Cancer Inst 67: 25–32

37. Atassi G (1984) Do we need new chemosensitive experimental models? Eur J Cancer Clin Oncol 20: 1217–1220

38. Atassi G, Dumont P, Fournier J (1985) New methods for determining tumor sensitivity. Eur J Cancer Clin Oncol 21: 1299–1301

39. Bagasra O, Berman W, Hashemi S, Howeedy A, Kushner H (1985) In vitro cloning of tumor stem cells in semi-solid media containing agar and agarose. Cancer Immunol Immunother 20: 55–60

40. Baker LH, Izbicki RM, Vaitkevicius VK (1976) Phase II study of porfiromycin versus mitomycin-C utilizing acute intermittent schedules. Med Pediat Oncol 2: 207–213

41. Baker FL, Spitzer G, Ajani JA, Brock WA, Lukeman J, Pathak S, Tomasovic B, Thielvoldt D, Williams M, Vines Ch, Tofilon Ph (1986) Drug and radiation sensitivity measurements of successful primary monolayer culturing of human tumor cells using cell-adhesive matrix and supplemented medium. Cancer Res 46: 1263–1274

42. Barendsen GW, Broerse JJ (1969) Experimental radiotherapy of a rat rhabdomyosarcoma with 15 MeV neutrons and 300 kV X-rays. I. Effects of single exposures. Eur J Cancer 5: 373–391

43. Barendson GW (1980) Analysis of tumour responses by excision and in vitro assay of cellular clonogenic capacity. Br J Cancer 41 [Suppl] IV: 209–216

44. Barlogie B, Drewinko B (1980) Lethal and cytokinetic effects of mitomycin C on cultured human colon cancer cells. Cancer Res 40: 1973–1980

45. Barlow JJ, Piver MS, Chuang JT, Cortes EP, Ohnuma T, Holland JF (1973) Adriamycin and bleomycin, alone and in combination, in gynecologic cancers. Cancer 32: 735–743

46. Barlow JJ, Piver MS (1976) Methotrexate (NSC-740) with citrovorum factor (NSC-3590) rescue, alone and in combination with cyclophosphamide (NSC-26271) in ovarian cancer. Cancer Treat Rep 60: 527–533

47. Barranco SC, Drewinko B, Humphrey RM (1973) Differential response by human melanoma cells to 1,3-bis-(2-chloroethyl)-1-nitrosourea and bleomycin. Mutat Res 19: 277–280

48. Barranco SC, Gerner EW, Burk KH, Humphrey RM (1973) Survival and cell kinetics effects of adriamycin on mammalian cells. Cancer Res 33: 11–16

49. Bateman AE, Peckham MJ, Steel GG (1979) Assays of drug sensitivity for cells from human tumours: in vitro and in vivo tests on a xenografted tumour. Br J Cancer 40: 81–88

50. Bateman AE, Selby PJ, Steel GG, Towse GDW (1980) In vitro chemosensitivity tests on xenografted human melanomas. Br J Cancer 41: 189–198

51. Bauer AW, Perry DM, Kirby WMM (1959) Single-disk antibiotic-sensitivity testing of staphylococci. Arch Intern Med 104: 208–216

52. Bech-Hansen NT, Sarangi F, Sutherland DJA, Ling V (1977) Rapid assays for evaluating the drug sensitivity of tumor cells. J Nat Cancer Inst 59: 21–27

53. Benard J, Schreiner P, Delarue JC, Contesso C, Riou G (1983) Soft agar clonogenic assay in human breast cancer. Neoplasma 30: 159–162

54. Benard J, Da Silva J, Riou G (1983) Culture of clonogenic cells from various human tumors: drug sensitivity assay. Eur J Cancer Clin Oncol 19: 65–72

55. Benard J, Riou G (1984) Culture in vitro des cellules clonogènes de différentes tumeurs humaines: essais de chimiosensibilité. Bull Cancer 71: 287–291

56. Benjamin RS, Riggs CE, Bachur NR (1977) Plasma pharmacokinetics of adriamycin and its metabolites in humans with normal hepatic and renal function. Cancer Res 37: 1416–1420

57. Benvenuto JA, Anderson RW, Kerkof K, Smith RG, Loo TL (1981) Stability and compatibility of antitumor agents in glass and plastic containers. Am J Hosp Pharm 38: 1914–1918

58. Beral V, Booth M (1985) Ovarian cancer—occurrence and aetiology. In: Bleehan NM (ed) Ovarian cancer. Springer, Berlin Heidelberg New York Tokyo, pp 14—22

59. Berek J, Hacker N, Lichtenstein A, Jung T, Knox R, Greene T, Bonnem E, Lagasse L, Zighelboim J (1985) Intraperitoneal immunotherapy of human ovarian carcinoma with recombinant interferon: a phase I toxicity immuno-pharmacology study. Proc ASCO 4: 218, abstr No C-847

60. Berens ME, Welander CE (1986) Efficacy of cytosine arabinoside (ARA-C) in combination with cisplatin or bleomycin against solid tumors in a human tumor clonogenic assay (HTCA). Proc ASCO 5: 35, abstr no 136

61. Berry RJ, Laing AH, Wells J (1975) Fresh explant culture of human tumours in vitro and the assessment of sensitivity to cytotoxic chemotherapy. Br J Cancer 31: 218–227

62. Bertelsen CA, Korn EL, Morton DL, Kern DH (1983) Heterogeneity of human metastatic clones by in vitro chemosensitivity testing. Arch Surg 118: 1406–1409

63. Bertelsen CA, Sondak VK, Mann BD, Korn EL, Kern DH (1984) Chemosensitivity testing of human solid tumors. Cancer 53: 1240–1245

64. Bertoncello I, Bradley TR, Campbell JJ, Day AJ, McDonald IA, McLeish GR, Quinn MA, Rome R, Hodgson GS (1982) Limitations of the clonal agar assay for the assessment of primary human ovarian tumour biopsies. Br J Cancer 45: 803–811

65. Besch GJ, Tanner MA, Howard StP, Wolberg WH, Gould MN (1986) Systematic optimization of the clonal growth of human primary breast carcinoma cells. Cancer Res 46: 2306–2313

66. Bhuyan BK, Loughman BE, Fraser TJ, Day KJ (1976) Comparison of different methods of determining cell viability after exposure to cytotoxic compounds. Exp Cell Res 97: 275–280

67. Bickis IJ, Henderson IWD, Quastel JH (1966) Biochemical studies of human tumors. II. In vitro estimation of individual tumor sensitivity to anticancer agents. Cancer 19: 103–113

68. Bischoff KB, Dedrick RL, Zaharko DS, Longstreth JA (1971) Methotrexate pharmacokinetics. J Pharm Sci 60: 1128–1133

69. Bizzari JP, Mackillop WJ (1985) The estimation of self-renewal in the clonogenic cells of human solid tumors: a comparison of secondary plating efficiency and colony size. Br J Cancer 52: 189–195

70. Black MM, Speer FD (1954) Further observations on the effects of cancer chemotherapeutic agents on the in vitro dehydrogenase activity of cancer tissue. J Nat Cancer Inst 14: 1147–1158

71. Blom J, Park R, Blessing J (1978) Treatment of women with disseminated and recurrent ovarian carcinoma with single and multichemotherapeutic agents. Proc ASCO 19: 338, abstr no C-125

72. Boerrigter GH, Heinerman ECM, Braakhuis BJM, Snow GB (1986) Chemosensitivity of human head and neck cancer xenografts in the clonogenic assay and in nude mice. Br J Cancer 54: 53–59

73. Bogden AE, Cobb WR, Lepage DJ, Haskell PM, Gulkin TA, Ward A, Kelton DE, Esber HJ (1981) Chemotherapy responsiveness of human tumors as first transplant generation xenografts in the normal mouse: six-day subrenal capsule assay. Cancer 48: 10–20

74. Bogden AE, Griffin W, Reich SD, Costanza ME, Cobb WR (1984) Predictive testing with the subrenal capsule assay. Cancer Treat Rev 11 [Suppl] A: 113–124

75. Bolis G, D'Incalci M, Gramellini F, Mangioni C (1978) Adriamycin in ovarian cancer patients resistant to cyclophosphamide. Eur J Cancer 14: 1401–1402

76. Bolis G, D'Incalci M, Belloni C, Mangioni C (1979) Hexamethylmelamine in ovarian cancer resistant to cyclophosphamide and adriamycin. Cancer Treat Rep 63: 1375–1377

77. Bonomi PD, Mladineo J, Morris B, Wilbanks G, Slayton RE (1979) Phase II trial of hexamethylmelamine in ovarian carcinoma resistant to alkylating agents. Cancer Treat Rep 63: 137–138

78. Bosanquet AG, Bird MC, Gilby ED (1983) Short-term tumour chemosensitivity assay for haematological malignancies: improved leukocyte identification and comparison of drug sensitivities in blood, marrow and lymph node. In: Dittrich Ch, Salmon SE (eds) Chemotherapy sensitivity testing—Proc 13th Int Congr Chemotherapy, Vienna, 1983, part 224. Egermann, Wien, pp 130–137

79. Bosanquet AG (1985) Stability of solutions of antineoplastic agents during preparation and storage for in vitro assays. General considerations, the nitrosoureas and alkylating agents. Cancer Chemother Pharmacol 14: 83–95

80. Bosanquet AG (1986) Stability of solutions of antineoplastic agents during preparation and storage for in vitro assays. II. Assay methods, adriamycin and the other antitumour antibiotics. Cancer Chemother Pharmacol 17: 1–10

81. Bradley EC, Issell BF, Hellman R (1984) The human tumor colony-forming chemosensitivity assay: a biological and clinical review. Invest New Drug 2: 59–70

82. Bradley TR, Metcalf D (1966) The growth of mouse bone marrow cells in vitro. Aust J Exp Biol Med Sci 44: 287–300

83. Bradley TR, Telfer PA, Fry P (1971) The effect of erythrocytes on mouse bone marrow colony development in vitro. Blood 38: 353–359

84. Brady LW, Blessing JA, Slayton RE, Homesley HD, Lewis GC (1979) Radiotherapy, chemotherapy and combined modality therapy in stage III epithelial cancer. Cancer Clin Trials 2: 111–120

85. Bramwell V, Thatcher N, Howell A, O'Malley S, Crowther D (1983) Phase I study of cis-dichloro-trans-dihydroxy-bis-isopropyl-amine platinum IV (CHIP). Proc 2nd Eur Conf Clin Oncol 6: abstr no 06-61

86. Bramwell VHC, Crowther D, O'Malley S, Swindell R, Johnson R, Cooper EH, Thatcher N, Howell A (1985) Activity of JM 9 in advanced ovarian cancer: a phase I–II trial. Cancer Treat Rep 69: 409–416

87. Branch A (1962) International integration of antibiotic sensitivity test. Antimicrob Agents Chemother: 867–874

88. Brinster RL (1975) Can teratocarcinoma cells colonize the mouse embryo? In: Sherman MI, Solter D (eds) Teratomas and differentiation. Academic Press, New York, pp 51–58

89. Broders AC (1926) Carcinoma: grading and practical application. Arch Pathol 2: 376–382

90. Bruce WR, Meeker BE, Valeriote FA (1966) Comparison of the sensitivity of normal hematopoietic and transplanted lymphoma colony-forming cells to chemotherapeutic agents administered in vivo. J Nat Cancer Inst 37: 233–245

91. Bruckner HW, Cohen CJ, Deppe G, Kabakow B, Wallach RC, Greenspan EM, Gusberg SB, Holland JF (1977) Chemotherapy of gynecological tumors with platinum II. J Clin Hematol Oncol 7: 619–632

92. Bruckner HW, Cohen CJ, Wallach RC, Kabakow B, Deppe G, Greenspan EM, Gusberg SB, Holland JF (1978) Treatment of advanced ovarian cancer with cis-diclorodiammine platinum (II): poor-risk patients with intensive prior therapy. Cancer Treat Rep 62: 555–558

93. Brühl P, Günther U, Hoefer-Janker H, Huls W, Scheef W, Vahlensieck W (1976) Results obtained with fractionated ifosfamide massive-dose treatment in generalized malignant tumors. Int J Clin Pharmacol 14: 29–39

94. Buick RN, Minden MD, McCulloch EA (1979) Self-renewal in culture of proliferative blast progenitor cells in acute myeloblastic leukemia. Blood 54: 95–104

95. Buick RN, Messner HA, Till JE, McCulloch EA (1979) Cytotoxicity of adriamycin and daunorubicin for normal and leukemia progenitor cells of man. J Nat Cancer Inst 62: 249–255

96. Buick RN, Stanisic TH, Fry SE, Salmon SE, Trent JM, Krasovich P (1979) Development of an agar-methyl cellulose clonogenic assay for cells in transitional cell carcinoma of the human bladder. Cancer Res 39: 5051–5056

97. Buick RN, Fry SE (1980) A comparison of human tumour-cell clonogenicity in methylcellulose and agar culture. Br J Cancer 42: 933–936

98. Buick RN, Fry SE, Salmon SE (1980) Effect of host-cell interactions on clonogenic carcinoma cells in human malignant effusions. Br J Cancer 41: 695–704

99. Buick RN, Mackillop WJ (1981) Measurement of self-renewal in culture of clonogenic cells from human ovarian carcinoma. Br J Cancer 44: 349–355

100. Buick RN (1984) The cell renewal hierarchy in ovarian cancer. In: Salmon SE, Trent JM (eds) Human tumor cloning. Grune & Stratton, Orlando, pp 3–13

101. Buick RN, Pullano R, Trent JM (1985) Comparative properties of five human ovarian adenocarcinoma cell lines. Cancer Res 45: 3668–3676

102. Bush RS, Hill RP (1975) Biologic discussions augmenting radiation effects and model systems. Laryngoscope 85: 1119–1133

103. Callahan SK, Falcon E jr, Von Hoff DD (1983) Growth of human gastric carcinoma in a soft agar cloning system. Cancer Treat Symp 1: 7–10

104. Calvert AH, Harrap KR, Wiltshaw E, Smith IE (1983) JM 8 development and clinical projects. Proc 4th Int Symp Platinum Coordination Complexes in Cancer Chemotherapy, E-III, p 115

105. Calvo F, Carney DN, Brower M, Minna JD (1983) Hormone supplemented media for cloning human breast cancer: increased colony formation without alteration of chemosensitivity. Br J Cancer 48: 683–688

106. Camaggi CM, Strocchi E, Comparsi R, Testoni F, Angelelli B, Pannuti F (1986) Biliary excretion and pharmacokinetics of 4'epidoxorubicin (epirubicin) in advanced cancer patients. Cancer Chemother Pharmacol 18: 47–50

107. Campbell JJ, Rome RM, Quinn MA, Pepperell RJ, Morgan WJ (1985) Tamoxifen for recurrent and progressive epithelial ovarian tumours. Med Paediat Oncol 13: 150–151

108. Carmo-Pereira J, Costa FO, Henriques E, Ricardo JA (1981) Advanced ovarian carcinoma: a prospective and randomized clinical trial of cyclophosphamide versus combination cytotoxic chemotherapy (Hexa-CAF). Cancer 48: 1947–1951

109. Carmo-Pereira J, Costa FO, Henriques E (1983) Cisplatinum, adriamycin and hexamethylmelamine versus cyclophosphamide in advanced ovarian carcinoma. Cancer Chemother Pharmacol 10: 100–103

110. Carney DN, Gazdar AF, Minna JD (1980) Positive correlation between histological tumor involvement and generation of tumor cell colonies in agarose in specimens taken directly from patients with small-cell carcinoma of the lung. Cancer Res 40: 1820–1823

111. Carter JH, Carter H, Nussbaum J, Eichholz A (1982) Isolation of hamster intestinal epithelial cells using hypoosmotic media and PVP. J Cell Physiol 111: 55–67

112. Carter StK (1981) Predictors of response and their clinical evaluation. Cancer Chemother Pharmacol 7: 1–4

113. Cater, DB, Silver IA (1960) Quantitative measurements of oxygen tension in normal tissues and in the tumours of patients before and after radiotherapy. Acta Radiol 53: 233–256

114. Chang WWL, Leblond CP (1971) Renewal of the epithelium in the descending colon of the mouse. Am J Anat 131: 73–100

115. Chiang CL, Hodges JL jr, Yerushalmy J (1956) Statistical problems in medical diagnoses. In: Neyman J, (ed) Proc. 3rd Berkeley Symp Mathematical Statistics and Probability, vol IV. University of California Press, Berkeley, pp 121–133

116. Cillo C, Odartchenko N (1984) Cloning of human tumor cells in methylcellulose-containing medium. In: Hofmann V, Berens ME, Martz G (eds) Predictive drug testing on human tumor cells. Springer, Berlin Heidelberg New York Tokyo (Recent results in cancer research, vol 94, pp 56–64)

117. Citron ML, Jaffe ND, Hamburger AW, Lindblad AL, Banda FP, Yenson A, Nathan KA, Cohen MH (1986) Improvement of human tumor cloning assay by suspension of fibroblasts into the bottom layer of agarose. Cancer 57: 2357–2362

118. Clark GM, Von Hoff DD (1983) Statistical considerations for in vitro/in vivo correlations using a cloning system. In: Dendy PP, Hill BT (eds) Human tumour drug sensitivity testing in vitro. Academic Press, London, pp 225–233

119. Clark GM, McGuire WL, Hubay CA, Pearson OH, Marshall JS (1983) Progesterone receptors as a prognostic factor in stage II breast cancer. N Engl J Med 309: 1343–1347

120. Clynes MM, Smyth H, O'Kennedy R, Corrigan A (1980) Separation of viable from nonviable cells using a discontinuous density gradient. In Vitro 16: 809–812

121. Cohen CJ, Goldberg JD, Holland JF, Bruckner HW, Deppe G, Gusberg SB, Wallach RC, Kabakow B, Rodin J (1983) Improved therapy with cisplatin regimens for patients with ovarian carcinoma (FIGO Stages III and IV) as measured by surgical end-staging (second-look operation). Am J Obstet Gynecol 145: 955–967

122. Cohen JL, Jao JY, Jusko WJ (1971) Pharmacokinetics of cyclophosphamide in man. Br J Pharmacol 43: 677–680

123. Cohen JL, Irwin LE, Marshall GJ, Darvey H, Bateman JR (1974) Clinical pharmacology of oral and intravenous 5-fluorouracil (NSC-19893). Cancer Chemother Rep 58: 723–731

124. Cohen MH, Pocock StJ, Savlov ED, Lerner HJ, Colsky J, Regelson W, Carbone PP (1977) Phase I–II trial of intramuscularly administered bleomycin. Eur J Cancer 13: 49–53

125. Costa A, Bonadonna G, Villa E, Valagussa P, Silvestrini R (1981) Labeling index as a prognostic marker in non-Hodgkin's lymphomas. J Nat Cancer Inst 66: 1–5

126. Costachel O, Fadei L, Badea E (1969) Tumor cell suspension culture on non-adhesive substratum. Z Krebsforsch 72: 24–31

127. Courtenay VD, Selby PJ, Smith IE, Mills J, Peckham MJ (1978) Growth of human tumour cell colonies from biopsies using two soft-agar techniques. Br J Cancer 38: 77–81

128. Courtenay VD, Mills J (1978) An in vitro colony assay for human tumours grown in immune-suppressed mice and treated in vivo with cytotoxic agents. Br J Cancer 37: 261–268

129. Courtenay VD (1983) The Courtenay clonogenic assay. In: Dendy PP, Hill BT (eds) Human tumour drug sensitivity testing in vitro. Academic Press, London, pp 103–111

130. Cowan DH, Graham J (1983) Stimulation of human tumor colony formation by platelet lysate. J Lab Clin Med 102: 973–986
131. Crooke ST, Bradner WT (1976) Mitomycin C: a review. Cancer Treat Rev 3: 121–139
132. Crooke ST, Comis RL, Einhorn LH, Strong JE, Broughton A, Prestayko AW (1977) Effects of variations in renal function on the clinical pharmacology of bleomycin administered as an IV bolus. Cancer Treat Rep 61: 1631–1636
133. Dana B, Meyskens FL Jr, Franks DH, Young L, Chen G, Casey W, Moon T, Salmon SE (1981) In vitro chemosensitivity of human melanoma tumor stem cells (HMTSC) in soft agar and in vitro/in vivo correlations. Proc ASCO 22: 524, abstr no C-749
134. Daniels JR, Daniels AM, Luck EE, Whitman B, Casagrande JT, Skinner DG (1981) Chemosensitivity of human neoplasms with in vitro clone formation. Cancer Chemother Pharmacol 6: 245–251
135. Dedrick RI, Forrester DD, Ho DHW (1972) In vitro—in vivo correlation of drug metabolism-deamination of 1-β-arabinofuranosyl-cytosine. Biochem Pharmacol 21: 1–16
136. Deen DF, Kendall LE, Marton LJ, Tofilon PJ (1986) Prediction of human tumor cell chemosensitivity using the sister chromatid exchange assay. Cancer Res 46: 1599–1602
137. De la Garza J, Cárdenas J (1982) Ifosfamide (Holoxan, IFA) in the treatment of advanced ovarian carcinoma. Proc 13th Int Cancer Congr, Seattle, p 76, abstr no 428
138. Dembo AJ, Bush RS (1982) Choice of postoperative therapy based on prognostic factors. Int J Radiat Oncol Biol Phys 8: 893–897
139. Dembo AJ, Bush RS, Brown TC (1982) Clinico-pathological correlates in ovarian cancer. Bull Cancer 69: 292–297
140. Dendy PP, Bozman G, Wheeler TK (1970) In-vitro screening test for malignant human tumours before chemotherapy. Lancet ii: 68–72
141. Dendy PP (1976) Human tumours in short term culture. Techniques and clinical applications. Academic Press, London
142. Dendy PP (1980) The use of in vitro methods to predict tumour response to chemotherapy. Br J Cancer 41 [Suppl] 4: 195–198
143. Dendy PP (1981) Cell cultures and their use in drug sensitivity prediction. Arch Geschwulstforsch 51: 111–118
144. DePalo GM, DeLena M, Bonadonna G (1977) Adriamycin versus adriamycin plus melphalan in advanced ovarian carcinoma. Cancer Treat Rep 61: 355–357
145. Derendorf H, Rohdewald P, Möllmann H, Rehder J, Barth J, Neveling D (1985) Pharmacokinetics of prednisolone after high doses of prednisolone hemisuccinate. Biopharm Drug Disposition 6: 423–432
146. DeVita VT, Wasserman TH, Young RC, Carter SK (1976) Perspectives on research in gynecologic oncology. Cancer 38: 509–525
147. DeVita VT (1983) The relationship between tumor mass and resistance to chemotherapy. Cancer 51: 1209–1220
148. De Wyngaert JK, Leith JT, Peck RA, Bliven SF, Zeman EM, Marino SA, Glicksman AS (1981) Differential RBE values obtained from mammary adenocarcinoma tumor cell subpopulations after 14.8-MeV neutron irradiation. Radiat Res 88: 118–131
149. Dexter DL, Spremulli EN, Fligiel Z, Barbosa JA, Vogel R, VanVoorhees A, Calabresi P (1981) Heterogeneity of cancer cells from a single human colon carcinoma. Am J Med 71: 949–956
150. Dexter DL, Calabresi P (1982) Intraneoplastic diversity. Biochim Biophys Acta 695: 97–112

151. Dickson JA, Suzangar M (1976) In vitro sensitivity testing of human tumour slices to chemotherapeutic agents—its place in cancer therapy. In: Dendy PP (ed) Human tumours in short term culture. Academic Press, London, pp 107–138

152. D'Incalci M, Bolis G, Mangioni C, Morasca L, Garattini S (1978) Variable oral absorption of hexamethylmelamine in man. Cancer Treat Rep 62: 2117–2119

153. D'Incalci M, Sessa C, Belloni C, Morasca L, Garattini S (1979) Hexamethylmelamine (HMM) and pentamethylmelamine (PMM) levels in plasma and ascites after oral administration to ovarian cancer patients. Proc AACR 20: 46, abstr no 185

154. Dipaolo JA, Dowd JE (1961) Evaluation of inhibition of human tumor tissue by cancer chemotherapeutic drugs with an in vitro test. J Nat Cancer Inst 27: 807–815

155. Dipaolo JA (1971) Analysis of an individual chemotherapy assay system. Nat Cancer Inst Monogr 34: 240–245

156. DiPersio JF, Brennan JK, Lichtman MA, Speiser BL (1978) Human cell lines that elaborate colony-stimulating activity for the marrow cells of man and other species. Blood 51: 507–519

157. Dittrich Ch, Holzner H, Havelec L, Jakesz R, Kolb R, Langer M, Porpaczy P, Reiner A, Salzer H, Schmidbauer C, Schönbauer M, Moser K, Spitzy KH (1983) First results of the "Viennese Tumor Sensitivity Testing Group" with the human tumor cloning assay. In: Dittrich Ch, Salmon SE (eds) Chemotherapy sensitivity testing—Proc. 13th Int Congr Chemotherapy, Vienna, 1983, part 224. Egermann, Wien, pp 88–95

158. Dittrich Ch (1984) In vitro-Chemosensitivitätstestung mit dem Human Tumour Stem Cell Assay (HTSCA) beim Mammakarzinom. Wien Klin Wochenschr 96: 508–516

159. Dittrich Ch, Sattelhak E, Jakesz R, Kolb R, Holzner H, Havelec L, Lenzhofer R, Steininger R, Vetterlein M, Moser K, Spitzy KH (1984) Testing of mammary cancer in the human tumor stem cell assay. In: Salmon SE, Trent JM (eds) Human tumor cloning. Grune & Stratton, Orlando, pp 551–555

160. Dittrich Ch, Jakesz R, Wrba F, Havelec L, Haas O, Spona J, Holzner H, Kolb R, Moser K (1985) The human tumour cloning assay in the management of breast cancer patients. Br J Cancer 52: 197–203

161. Dittrich Ch, Schmidbauer ChP, Havelec L, Lenzhofer R, Breyer St, Porpaczy P, Moser K (1986) Assessment of the human tumor cloning assay for urologic malignancies with special emphasis on bladder cancer. Oncology 43: 40–45

162. Dittrich Ch, Sevelda P, Salzer H (1986) Second-line chemotherapy in advanced ovarian cancer patients with: hexamethylmelamine, vepesid and 5-fluorouracil—preliminary results. Proc 14th Int Cancer Congr, Budapest, p 3, abstr no 3870

163. Dittrich Ch, Hudec M, Sattelhak E, Sevelda P, Salzer H, Moser K (1987) In vitro growth and in vitro chemosensitivity (CS) in the human tumor cloning assay (HTCA) as prognostic parameters in patients with advanced ovarian carcinoma (AOC). Proc AACR 28: 422, abstr no 1672

164. Dittrich Ch, Sevelda P, Salzer H, Schemper M, Haider F, Steger G, Karrer K, Gitsch E, Moser K (1987) Prospectively randomized trial in advanced ovarian carcinoma (AOC): A/P-C/V-HDMTX (adriamycin/cisplatin-cyclophosphamide/vincristine-high dose methotrexate) vs A/C vs A/P. 5th Int Conf Adjuvant Therapy Cancer, Tucson, p 96, abstr no P 47

165. Dixon WJ, Brown MB, Engelman L, Frane JW, Jennrich RI (1979) BMDP—Biomedical computer programs (P-series). University of California Press, Berkeley

166. Dolfini E, Martini A, Donelli MG, Morasca L, Garattini S (1973) Method for tissue culture evaluation of the cytoxic activity of drugs active through the formation of metabolites. Eur J Cancer 9: 375–378

167. Dorr RT, Fritz WL (1980) Cellular chemotherapy considerations. In: Dorr RT, Fritz WL (eds) Cancer chemotherapy handbook. Elsevier, New York, pp 3–20

168. Drewinko B, Loo TL, Brown B, Gottlieb A, Freireich EJ (1976) Combination chemotherapy in vitro with adriamycin. Observations of additive, antagonistic, and synergistic effects when used in two-drug combinations on cultured human lymphoma cells. Cancer Biochem Biophys 1: 187–195

169. Drewinko B, Barlogie B (1976) Age-dependent survival and cell cycle progression of cultured cells exposed to chemotherapeutic drugs. Cancer Chemother Rep 60: 1707–1717

170. Drewinko B, Roper PR, Barlogie B (1979) Patterns of cell survival following treatment with antitumor agents in vitro. Eur J Cancer 15: 93–99

171. Durie BGM, Young LA, Salmon SE (1983) Human myeloma in vitro colony growth: interrelationships between drug sensitivity, cell kinetics, and patient survival duration. Blood 61: 929–934

172. Durkin WJ, Ghanta VK, Balch CM, Davis DW, Hiramoto RN (1979) A methodological approach to the prediction of anticancer drug effect in humans. Cancer Res 39: 402–407

173. Eagle H (1955) Nutrition needs of mammalian cells in tissue culture. Science 122: 501–504

174. Eagle H, Foley GE, Koprowski H, Lazarus H, Levine EM, Adams RA (1970) Growth characteristics of virus-transformed cells. J Exp Med 131: 863–879

175. Ebeling K, Spitzbart H (1977) Zur Erfassung zytostatischer Effekte an Zellkulturen in vitro und deren gegenwärtige Bedeutung für eine individualisierte Tumorchemotherapie des fortgeschrittenen Ovarialkarzinoms. Zbl Gynäkol 99: 1041–1054

176. Echarti C, Maurer HR (1986) Defined culture conditions for a L 1210 leukemia micro clonogenic assay suitable for cytostatic drug screening. Tumor Diagnostik & Therapie 7: 158–163

177. Edelstein MB, Smink T, Van Putten LM (1983) Tumor homogeneity largely determines the growth of human tumour xenografts in two systems. Eur J Cancer Clin Oncol 19: 149–150

178. Edelstein MB, Fiebig HH, Smink T, Van Putten LM, Schuchhardt C (1983) Comparison between macroscopic and microscopic evaluation of tumour responsiveness using the subrenal capsule assay. Eur J Cancer Clin Oncol 19: 995–1009

179. Edelstein MB (1986) The subrenal capsule assay: a critical commentary. Eur J Cancer Clin Oncol 22: 757–760

180. Ehmann UK, Wheeler KT (1979) Cinemicrographic determination of cell progression and division abnormalities after treatment with 1,3 bis (2-chloroethyl)-1-nitrosourea. Eur J Cancer 15: 461–473

181. Ehrlich P (1911) Grundlagen und Erfolge der Chemotherapie. In: Weichardt W (Hrsg) Jahresbericht über die Ergebnisse der Immunitätsforschung. Enke, Stuttgart, S 1–26

182. Eidtmann H, Jonat W, Maass H (1985) Erste Erfahrungen mit dem Stammzell-Assay nach Hamburger und Salmon. In: Jonat W, Kaufmann M, Kubli F, Maass H (Hrsg) Prätherapeutische Tumortestung. Zuckschwerdt, München, S 108–113 (Aktuelle Onkologie 16)

183. Eliason JF, Testa NG, Dexter TM (1979) Erythropoietin-stimulated erythropoiesis in long-term bone marrow culture. Nature 281: 382–384

184. Eliason JF, Aapro MS, Decrey D, Brink-Petersen M (1985) Non-linearity of colony formation by human tumour cells from biopsy samples. Br J Cancer 52: 311–318

185. Emödi G, Just M, Hernandez R, Hirt HR (1975) Circulating interferon in man after administration of exogenous human leukocyte interferon. J Nat Cancer Inst 54: 1045–1049

186. Endresen L, Tveit KM, Rugstad HE, Pihl A (1985) Chemosensitivity measurements of human tumour cells by soft agar assays are influenced by the culture conditions. Br J Cancer 51: 843–852

187. Epstein LB, Marcus StG (1981) Review of experience with interferon and drug sensitivity testing of ovarian carcinoma in semisolid agar culture. Cancer Chemother Pharmacol 6: 273–277

188. Fan D, Fan S, Morgan LR (1984) Sectional analysis of tumor colony growth in the soft-agar assay: effects of oxygen. J Cancer Res Clin Oncol 108: 181–185

189. Fan D, Morgan LR, Schneider Ch, Blank H, Fan S (1985) Cooperative evaluation of human tumor chemosensitivity in the soft-agar assay and its clinical correlations. J Cancer Res Clin Oncol 109: 23–28

190. Fan D, Morgan LR, Schneider Ch, Blank H, Roy S, Wang YF, Fan S (1985) Pharmacologic assessment of regimen chemosensitivity in the soft agar assay: effect of oxygen on human tumors. J Cancer Res Clin Oncol 110: 209–215

191. Fauser AA, Messner HA (1979) Proliferative state of human pluripotent hemopoietic progenitors (CFU-GEMM) in normal individuals and under regenerative conditions after bone marrow transplantation. Blood 54: 1197–1200

192. Fialkow PJ (1976) Clonal origin of human tumors. Biochim Biophys Acta 458: 283–321

193. Fidler IJ, Hart IR (1982) Biological diversity in metastatic neoplasms: origins and implications. Science 217: 998–1003

194. Fiebig HH, Löhr GW (1981) Growth of human colo-rectal carcinomas in nude mice and early results of chemotherapy. In: Bastert GBA, Fortmeyer HP, Schmidt-Matthiesen H (eds) Thymusaplastic nude mice and rats in clinical oncology. Fischer, Stuttgart, pp 317–322

195. Finlay GJ, Baguley BC (1984) The use of human cancer cell lines as a primary screening system for antineoplastic compounds. Eur J Cancer Clin Oncol 20: 947–954

196. Finn C, Sadee W (1975) Determination of 5-fluorouracil (NSC-19893) plasma levels in rats and man by isotope dilution-mass fragmentography. Cancer Chemother Rep 59: 279–286

197. Flanigan RC, Pavlik EJ, Van Nagell JR Jr, Keaton K, Ragland A, Kenady DE (1985) Growth of urinary transitional cell carcinoma cell lines in agar, agarose and methylcellulose. J Urol 134: 985–990

198. Fleischmann J, Heston WDW, Fair WR (1983) Renal cell carcinoma and the clonogenic assay. J Urol 130: 1060–1062

199. Fox BW, Dexter TM (1978) Cancer chemotherapy: in vitro test. Nature 274: 315–316

200. Fox CH, Caspersson T, Kudynowski J, Sanford KK, Tarone RE (1977) Morphometric analysis of neoplastic transformation in rodent fibroblast cell lines. Cancer Res 37: 892–897

201. Franco R, Kraft T, Miller T, Popp M, Martelo O (1984) Storage of chemotherapy drugs for use in the human tumor stem cell assay. Int J Cell Cloning 2: 2–8

202. Franks LM (1956) Latency and progression in tumours. Lancet ii: 1037–1039

203. Franks LM (1983) Morphological criteria for tumour cell identification. In: Dendy PP, Hill BT (eds) Human tumour drug sensitivity testing in vitro. Academic Press, London, pp 7–18

204. Freedman VH, Shin SI (1974) Cellular tumorigenicity in nude mice: correlation with cell growth in semi-solid medium. Cell 3: 355–359

205. Freireich EJ, Gehan EA, Rall DP, Schmidt LH, Skipper HE (1966) Quantitative comparison of toxicity of anticancer agents in mouse, rat, hamster, dog, monkey, and man. Cancer Chemother Rep 50: 219–244

206. Freshney RI (1976) Some observations on assay of anticancer drugs in culture. In: Dendy PP (ed) Human tumours in short term culture. Academic Press, London, pp 150–157

207. Friedlander ML, Taylor IW, Russel P, Tattersall MHN (1984) Cellular DNA content—a stable feature in epithelial ovarian cancer. Br J Cancer 49: 173–179
208. Friedman HM, Glaubiger DL (1982) Assessment of in vitro drug sensitivity of human tumor cells using [^{3}H] thymidine incorporation in a modified human tumor stem cell assay. Cancer Res 42: 4683–4689
209. Frost P, Kerbel RS (1983) On the possible epigenetic mechanism(s) of tumor cell heterogeneity. Cancer Metast Rev 2: 375–378
210. Gaines JT, Welander CE, Homesley HD (1983) Improved cloning efficiency (CE) in the human tumor stem cell assay (HTSCA) using ficoll gradient cell separation. Proc AACR 24: 311, abstr no 1229
211. Garewal HS, Ahmann FR, Celniker A (1985) The ATP assay: anticancer drug effects on malignant cell growth. Proc AACR 26: 334, abstr no 1317
212. Gáti E, Sugár J, Szentirmay Z, Töttössy B (1986) Significance of histologic grading in the prognosis of ovarian tumors. Tumori 72: 427–430
213. Gaver RC, Deeb G, Pittman KA, Issell BF, Mittelman A, Smyth RD (1983) Disposition of orally administered ^{14}C-prednimustine in cancer patients. Cancer Chemother Pharmacol 11: 139–143
214. Gazdar AF, Minna JD (1986) Cell lines as an investigational tool for the study of biology of small cell lung cancer. Eur J Cancer Clin Oncol 22: 909–911
215. Geisler HE (1983) Megestrol acetate for the palliation of advanced ovarian carcinoma. Obstet Gynecol 61: 95–98
216. Gioanni J, Courdi A, Lalanne CM, Fischel JL, Zanghellini E, Lambert JC, Ettore F, Namer M (1985) Establishment, characterization, chemosensitivity, and radiosensitivity of two different cell lines derived from a human breast cancer biopsy. Cancer Res 45: 1246–1258
217. Giovanella BC, Stehlin JS, Williams LJ, Shih-Shun L, Shepard RC (1978) Heterotransplantation of human cancers into nude mice. Cancer 42: 2269–2281
218. Glucksmann A (1974) Histological features in the local radiocurability of carcinomas. In: Friedman N (ed) The biological and clinical basis of radiosensitivity. Thomas, Springfield
219. Goldie JH, Coldman AJ (1986) Reply on "intrinsic versus acquired drug resistance". Cancer Treat Rep 70: 818
220. Goldman ID (1982) Pharmacokinetics of antineoplastic agents at the cellular level. In: Chabner B (ed) Pharmacologic principles of cancer treatment. Saunders, Philadelphia, pp 15–44
221. Gorelik E, Alley M, Hursey M, Shoemaker R (1986) Use of micro-encapsulated human tumor cells for in vivo evaluation of chemotherapeutic agents. Proc AACR 27: 389, abstr no 1543
222. Green M, Kirkwood JM Intron A. Clinical Monograph, Schering Corporation, USA
223. Grobstein C, Zwilling E (1953) Modification of growth and differentiation of chorioallantoic grafts of chick blastoderm pieces after cultivation at a glass-clot interface. J Exp Zool 122: 259–284
224. Grosh WW, Brenner DE, Jones HW, Burnett LS, Greco FA (1983) Phase II study of vinblastine in advanced refractory ovarian carcinoma. Am J Clin Oncol 6: 571–575
225. Group for Sensitivity Testing of Tumors (KSST) (1981) In vitro short-term test to determine the resistance of human tumors to chemotherapy. Cancer 48: 2127–2135
226. Grunze H (1984) Klinik der Ergüsse und Stellung der Zytologie im Rahmen der modernen Diagnostik. In: Jenny J (Hrsg) Die Körperhöhlenergüsse — Klinik, Histologie, Histopathologie und Zytologie. Schweiz Ges Klin Zytologie, Zürich, S 5–15

227. Gupta V, Krishan A (1982) Effect of oxygen concentration on the growth and drug sensitivity of human melanoma cells in soft-agar clonogenic assay. Cancer Res 42: 1005–1007

228. Gupta V, Eberle R (1984) Modulation of tumour cell colony growth in soft agar by oxygen and its mechanism. Br J Cancer 49: 587–593

229. Gusberg SB (1956) A consideration of the problems of radiosensitivity in cancer of the cervix. Am J Obstet Gynecol 72: 804–819

230. Hager T (1982) Cancer drug sensitivity test has problems. JAMA 248: 3079–3084

231. Hall BE, Good JW (1962) Treatment of far advanced cancer with 5-fluorouracil used alone and in combination with irradiation. Incidence and duration of remission and survival-time data in 223 patients. Cancer Chemother Rep 16: 369–375

232. Hall EJ (1978) Radiobiology for the radiologist. Harper & Row, Hagerstown, Md

233. Ham RG (1965) Clonal growth of mammalian cells in a chemically defined synthetic medium. Proc Nat Acad Sci 53: 288–293

234. Ham RG (1981) Survival and growth requirements of nontransformed cells. In: Baserga R (ed) Tissue growth factors. Springer, Berlin Heidelberg New York, pp 13–88

235. Hamburger AW, Salmon SE (1977) Primary bioassay of human tumor stem cells. Science 197: 461–463

236. Hamburger AW, Salmon SE (1977) Primary bioassay of human myeloma stem cells. J Clin Invest 60: 846–854

237. Hamburger AW, Salmon SE, Kim MB, Trent JM, Soehnlen BJ, Alberts DS, Schmidt HJ (1978) Direct cloning of human ovarian carcinoma cells in agar. Cancer Res 38: 3438–3444

238. Hamburger AW, White CP, Tencer K (1982) Effect of enzymatic disaggregation on proliferation of human tumor cells in soft agar. J Nat Cancer Inst 68: 945–949

239. Hamburger AW, White CP, Dunn FE (1983) Modulation of tumour colony growth by irradiated accessory cells. Br J Cancer 48: 675–682

240. Hamburger AW, White CP (1985) Autocrine growth factors for human tumor clonogenic cells. Int J Cell Cloning 3: 399–406

241. Hamburger AW, Dunn FE, White CP (1985) Percoll density gradient separation of cells from human malignant effusions. Br J Cancer 51: 253–258

242. Hande K, Gay J, Gober J, Greco FA (1980) Toxicity and pharmacology of bolus vindesine injection and prolonged vindesine infusion. Cancer Treat Rev 7 [Suppl]: 25–30

243. Hanson J, Coombs A, Moore JL (1984) Drug testing using a soft agar stem cell assay on patient and xenograft tumor material. Int J Radiat Oncol Biol Phys 10: 1697–1701

244. Harvey W, Von Hoff DD, Marshall M, Clark S (1986) Activity of busulfan in a human tumor cloning assay (HTCA). Proc ASCO 5: 49, abstr no 191

245. Hazelton BJ, Torrance PM, George StL, Houghton PJ (1984) Cloning efficiency of cultured human tumor cell lines measured with the use of a coulter particle counter. J Nat Cancer Inst 73: 555–563

246. Heckmann U (1967) Neue Möglichkeiten einer Resistenzprüfung menschlicher Karzinomgewebe gegen Zytostatika im In-vivo-Test. Dtsch Med Wochenschr 92: 932–935

247. Henschler D (1975) Wichtige Gifte und Vergiftungen — Aufgaben und Arbeitsweise der Toxikologie. In: Forth W, Henschler D, Rummel W (Hrsg) Allgemeine und spezielle Pharmakologie und Toxikologie. BI Wissenschaftsverlag, Mannheim Wien Zürich, S 525–595

248. Henss H, Fiebig HH, Meinhardt K, Löhr GW (1984) Clonal growth of human tumor xenografts. J Cancer Res Clin Oncol 108: 233–235

249. Heppner GH, Dexter DL, DeNucci T, Miller FR, Calabresi P (1978) Heterogeneity

in drug sensitivity among tumor cell subpopulations of a single mammary tumor. Cancer Res 38: 3758–3763

250. Heppner GH (1984) Tumor heterogeneity. Cancer Res 44: 2259–2265
251. Herman ChJ, Pelgrim O, Kirkels WJ, Debruyne FMJ, Vooijs GP (1983) "Viable" tumor cells in posttherapy biopsy specimens. Arch Pathol Lab Med 107: 81–83
252. Herman ChJ, Pelgrim OE, Kirkels WJ, Verheijen R, Debruyne FMJ, Kenemans P, Vooijs GP (1983) In—use evaluation of the omnicon automated tumor colony counter. Cytometry 3: 439–442
253. Herman TS (1983) Effect of temperature on the cytotoxicity of vindesine, amsacrine, and mitoxantrone. Cancer Treat Rep 67: 1019–1022
254. Hervé P, Cahn JY, Plouvier E, Flesch M, Tamayo E, Leconte des Floris R, Peters A (1984) Autologous bone marrow transplantation for acute leukemia using transplant chemopurified with metabolite of oxazaphosphorines (ASTA Z 7557, INN mafosfamide). First clinical results. Invest New Drug 2: 245–252
255. Hewitt HB, Wilson CW (1959) A survival curve for mammalian leukaemia cells irradiated in vivo (implications for the treatment of mouse leukaemia by whole-body irradiation). Br J Cancer 13: 69–75
256. Hildebrand-Zanki SU, Kern DH (1984) A new bioassay for in vitro drug stability. In: Salmon SE, Trent JM (eds) Human tumor cloning. Grune & Stratton, Orlando, pp 451–458
257. Hilf R, Feldstein ML, Gibson SL, Savlov ED (1980) The relative importance of estrogen receptor analysis as a prognostic factor for recurrence or response to chemotherapy in women with breast cancer. Cancer 45: 1993–2000
258. Hill BT, Whelan RDH (1980) Comparative effects of vincristine and vindesine on cell cycle kinetics in vitro. Cancer Treat Rev 7 [Suppl]: 5–15
259. Hill BT, Whelan RDH, Rupniak HT, Dennis LY, Rosholt MA (1981) A comparative assessment of the in vitro effects of drugs on cells by means of colony assays or flow microfluorimetry. Cancer Chemother Pharmacol 7: 21–26
260. Hill BT, Rupniak HT, Whelan RDH, Metcalfe SA (1982) Improved colony formation with human tumours using the Courtenay clonogenic assay. Stem Cells 1: 322
261. Hill BT (1983) An overview of clonogenic assays for human tumour biopsies. In: Dendy DD, Hill BT (eds) Human tumour drug sensitivity testing in vitro. Academic Press, London, pp 91–102
262. Hill BT, Whelan RDH (1983) Attempts to optimise colony-forming efficiencies using three different survival assays and a range of human tumour continuous cell lines. Cell Biol Int Rep 7: 617–624
263. Hill BT, Dennis LY, Li XT, Whelan RDH (1985) Identification of anthracycline analogues with enhanced cytotoxicity and lack of cross-resistance to adriamycin using a series of mammalian cell lines in vitro. Cancer Chemother Pharmacol 14: 194–201
264. Hill RP, Bush RS (1969) A lung-colony assay to determine the radiosensitivity of the cells of a solid tumor. Int J Radiat Biol 15: 435–444
265. Hill RP, Chambers AF, Ling V, Harris JF (1984) Dynamic heterogeneity: rapid generation of metastatic variants in mouse B16 melanoma cells. Science 224: 998–1001
266. Ho DHW, Frei III E (1971) Clinical pharmacology of 1-β-D-arabinofuranosyl cytosine. Clin Pharmacol Ther 12: 944–954
267. Hoang T, Iscove NN, Odartchenko N (1981) Agar extract induces release of granulocytes. Exp Hematol 9: 499–504
268. Hofmann V, Berens M, Martz G (1985) Drug selection for perioperative chemotherapy. In: Metzger U, Senn HJ, Largiader F (eds) Recent results in cancer research, vol 98. Springer, Berlin Heidelberg New York Tokyo, p 40–45

269. Hofmann V, Berens ME, Früh U, Berchtold W (1985) Analysis of the influence of tumour cell kinetics and host cells on cloning of human malignant effusions in semi-solid agar. Br J Cancer 51: 893–895

270. Holdener EE, Schnell P, Spieler P, Bessler M, Senn HJ (1984) Effect of feeding on the in vitro growth of human clonogenic tumor cells. In: Salmon SE, Trent JM (eds) Human tumor cloning. Grune & Stratton, Orlando, pp 676–677, abstr no 37

271. Holmes HL, Little JM (1974) Tissue-culture microtest for predicting response of human cancer to chemotherapy. Lancet ii: 985–987

272. Hoskins JM, Meynell GG, Sanders FK (1956) A comparison of methods for estimating the viable count of a suspension of tumour cells. Exp Cell Res 11: 297–305

273. Hubbard SM, Barkes P, Young RC (1978) Adriamycin therapy for advanced ovarian carcinoma recurrent after chemotherapy. Cancer Treat Rep 62: 1375–1377

274. Hug V, Spitzer G, Drewinko B, Blumenschein GR (1983) Effect of diethylaminoethyl-dextran on colony formation of human tumor cells in semisolid suspension cultures. Cancer Res 43: 210–213

275. Hug V, Haynes M, Rashid R, Spitzer G, Blumenschein G, Hortobagyi G (1984) Improved culture conditions for clonogenic growth of primary human breast tumours. Br J Cancer 50: 207–213

276. Hug V, Thames H, Blumenschein GR, Spitzer G, Drewinko B (1984) Normalization of in vitro sensitivity testing of human tumor clonogenic cells. Cancer Res 44: 923–928

277. Hug V, Thames H, Johnston D, Blumenschein G, Drewinko B, Spitzer G (1984) The true predictive value of the human tumor stem cell assay: does a workable assay select for treatment responders? J Clin Oncol 2: 42–45

278. Hug V, Thames H, Hortobagyi G, Finders M (1986) Chemosensitivities of human clonogenic breast tumor cells. Eur J Cancer Clin Oncol 22: 971–981

279. Hug V, Johnston D, Finders M, Hortobagyi G (1986) Use of growth-stimulatory hormones to improve the in vitro therapeutic index of doxorubicin for human breast tumors. Cancer Res 46: 147–152

280. Hurley JD, Yount LJ (1965) Selection of anticancer drug for palliation using tissue culture sensitivity studies. Am J Surg 109: 39–42

281. Ihde DC, Cohen MH, Bernath AM, Matthews MJ, Bunn PA, Minna JD (1978) Serial fiberoptic bronchoscopy during chemotherapy for small cell carcinoma of the lung. Chest 74: 531–536

282. Ihde DC, Oie H, Russell EK, Linnoila I, Carney DN, Minna JD, Gazdar AF (1985) Feasibility of in vitro growth and chemosensitivity testing (CT) of small cell lung cancer (SCLC) cells in a prospective clinical trial. Proc AACR 26: 369, abstr no 1456

283. Ijri K, Potten CS (1983) Response of intestinal cells of differing topographical and hierarchical status to ten cytotoxic drugs and five sources of radiation. Br J Cancer 47: 175–185

284. Inoue K, Mukaiyama T, Mitsui I, Ogawa M (1985) In vitro evaluation of anticancer drugs in relation to development of drug resistance in the human tumor clonogenic assay. Cancer Chemother Pharmacol 15: 208–213

285. Iscove NN, Till JE, McCulloch EA (1970) The proliferative states of mouse granulopoietic progenitor cells. Proc Soc Exp Biol Med 134: 33–36

286. Iscove NN, Schreier MH (1979) Clonal growth of cells in semisolid or viscous medium. In: Leskovits I, Pernis B, (eds) Immunological methods. Academic Press, New York, pp 379–385

287. Isobe Y, Kubota T, Asanuma F, Kurihara H, Inada T, Kubochi K, Fukutomi T, Kikuyama S, Ishibiki K, Abe O (1985) Pharmacokinetic aspects of in vitro and in vivo chemosensitivity tests. Proc 14th Int Congr Chemotherapy, Kyoto 1985, p 116, abstr no S-11-2

288. Jacobsen N (1975) Chamber centrifugation: a harvesting technique for estimation of
     the growth of human haematopoietic cells in diffusion chambers. Br J Haematol 29:
     171–177
289. Jobson V, Jackson D, Homesley H, Muss H, Welander C, Spurr C, Tran LL, Pippitt
     C (1983) Treatment of recurrent gynecologic malignancies with prolonged
     intravenous vincristine (VCR) infusion. Proc ASCO 2: 149, abstr no C-583
290. Johns ME, Mills SE (1983) Cloning efficiency. A possible prognostic indicator in
     squamous cell carcinoma of the head and neck. Cancer 52: 1401–1404
291. Johnson BL, Fisher RI, Bender RA, DeVita VT, Chabner BA, Young RC (1978)
     Hexamethylmelamine in alkylating agent-resistant ovarian carcinoma. Cancer 42:
     2157–2161
292. Johnsson JE, Tropé C, Mattsson W, Grundsell H, Aspergren K, Konyves I (1979)
     Phase II study of Leo 1031 (prednimustine) in advanced ovarian carcinoma. Cancer
     Treat Rep 63: 421–424
293. Jones StE, Hamburger AW, Kim MB, Salmon SE (1979) Development of a bioassay
     for putative human lymphoma stem cells. Blood 53: 294–303
294. Jungi WF, Sessa C, Engeler V, Forni M, Mangioni C, Keller A, Cavalli F (1985)
     Phase II trial with high-dose ifosfamide (IFO) + mesna in advanced pretreated
     ovarian cancer. Proc ASCO 4: 115, abstr no C-445
295. Kahn E, Benard J, Di Paola R (1986) The use of an image analyser in human tumour
     clonogenic assay. Cytometry 7: 313–317
296. Kaiser LR, Kern DH, Campbell MA, Mann BD, Holmes EC (1981) In vitro
     assessment of antineoplastic therapy. New indication for thoracotomy? J Thorac
     Cardiovasc Surg 82: 538–541
297. Kangas L, Grönroos M, Nieminen AL (1984) Bioluminescence of cellular ATP: a
     new method for evaluating cytotoxic agents in vitro. Med Biol 62: 338–343
298. Kaplan EL, Meier P (1958) Nonparametric estimation from incomplete
     observations. J Am Statist Assoc 53: 457–481
299. Katoh A, Charoensiri S, Fogarty P, Patterson R (1985) Clonal growth in the
     Hamburger-Salmon assay improved by rat RBCs. Anticancer Res 5: 231–234
300. Katz ME, Schwartz PE, Kapp DS, Luikart S (1981) Epithelial carcinoma of the
     ovary: current strategies. Ann Intern Med 95: 98–111
301. Kaufmann M, Kubli F, Volm M (1978) In-vitro-Resistenz-Testung menschlicher
     Ovarialkarzinome. Med Welt 29: 1322–1326
302. Kaufmann M (1982) Nuclear acid precursor incorporation—assay for testing tumor
     chemosensitivity and clinical applications. In: Periti S, Grassi GG (eds) Current
     chemotherapy and immunotherapy. Proc 12th Int Congr Chemotherapy, Florence,
     1981. Amer Soc Microbiol, Washington, p 1233
303. Kaufmann M, Volm M, Mattern J, Kubli F (1982) Chemosensibilitätstestung des
     Ovarial- und Mammakarzinoms — Möglichkeiten und Grenzen verschiedener
     Methoden und ihre klinische Anwendung. Geburtsh Frauenheilk 42: 161–165
304. Kaufmann M, Kubli F (1983) Gegenwärtiger Stand der Chemosensibilitätstestung
     von Tumoren. Dtsch Med Wochenschr 108: 150–154
305. Kearsley JH, Page JP, Levi JA, Woods RL, Tattersall MH, Fox RM, Coates AS
     (1982) Meta-AMSA (m-AMSA) in patients with advanced ovarian carcinoma. Aust
     NZJ Obstet Gynecol 22: 107–109
306. Kennedy BJ, Theologides A (1961) The role of 5-fluorouracil in malignant disease.
     Ann Intern Med 55: 719–730
307. Kern DH, Campbell MA, Cochran AJ, Burk MW, Morton DL (1982) Cloning of
     human solid tumors in soft agar. Int J Cancer 30: 725–729
308. Kern DH, Bertelsen CA, Sondak VK, Campbell MA, Worth GD, Hildebrand-Zanki
     SU, Morton DL, Storm FK (1983) Development of techniques to improve the

growth rate, precision, and accuracy of chemosensitivity assays: implications for predictive drug testing. In: Dittrich Ch, Salmon SE (eds) Chemotherapy sensitivity testing—Proc 13th Int Congr Chemotherapy, Vienna, 1983, part 224. Egermann, Wien, pp 17–22

309. Kern DH, Chien FW, Morton DL (1984) Selective effects of insulin and hydrocortisone on colony formation and chemosensitivity of human tumors in soft agar. Int J Cancer 33: 807–812

310. Kern DH, Morgan CR, Hildebrand-Zanki SU, Kennedy MC, Morton DL (1986) Chemosensitivity testing of small biopsy specimens. Proc AACR 27: 416, abstr no 1653

311. Kincade PW, Ralph P, Moore MAS (1976) Growth of B-lymphocyte clones in semi-solid culture is mitogen dependent. J Exp Med 143: 1265–1270

312. Kirkels WJ, Debruyne FMJ, Herman CJ (1983) In vitro chemotherapy sensitivity testing of bladder cancer: current status and critical appraisal. Proc Int Symp Ludwig-Boltzmann-Institut zur Erforschung der Infektionen und Geschwülste des Harntraktes, Wien, 1983, I-3, pp 19–27

313. Kirkels WJ, Pelgrim OE, Hoogenboom AMM, Aalders MW, Debruyne FMJ, Vooijs GP, Herman ChJ (1983) Patterns of tumor colony development over time in soft-agar culture. Int J Cancer 32: 399–406

314. Kirkwood JM, Marsch JC (1983) In vivo drug sensitivity assay of clonogenic human melanoma cells and correlation with treatment outcome. Cancer Res 43: 3434–3440

315. Klein ME, West-Dull A (1983) Soft agar cloning is superior to [^{3}H-methyl]-thymidine incorporation in assessing doxorubicin cytotoxicity. Proc AACR 24: abstr no 1021

316. Kodama F, Greene GL, Salmon SE (1985) Relation of estrogen receptor expression to clonal growth and antiestrogen effects on human breast cancer cells. Cancer Res 45: 2720–2724

317. Kondo T (1971) Prediction of response of tumor and host to cancer chemotherapy. Nat Cancer Inst Monogr 34: 251–256

318. Kottmeier H, Kolstad P (1979) Annual report on the results of treatment in gynecologic cancer (FIGO), vol 17. Radiumhemmet, Stockholm

319. Koziol JA (1985) Some statistical issues pertaining to in vitro drug testing with human tumor colony forming assays. Hiroshima J Med Sci 34: 31–37

320. Kraemer HP, Sedlacek HH (1984) A modified screening system to select new cytostatic drugs. Behring Inst Mitt 74: 301–328

321. Kraemer HP, Sedlacek HH (1986) Human tumor test systems: a new screening approach. Behring Inst Mitt 80: 103–112

322. Kriegler AB, Bradley TR, Hodgson GS, McNiece IK (1981) Identification of the "factor" in erythrocyte lysates which enhances colony growth in agar cultures. Exp Hematol 9: 11–21

323. Kruskal WH, Wallis WA (1952) Use of ranks in the one-criterion variance analysis. J Am Statist Assoc 47: 583–621

324. Kühnle H, Achterrath W, Frischkorn R (1984) Disease oriented phase II trial with etoposide (NSC 141540) in cisplatin refractory ovarian cancer. Tumor Diagnostik & Therapie 5: 152–155

325. Kuhn JG, Ludden TM, Myers JW, Von Hoff DD (1983) Characterization of the pharmacokinetics of bisantrene (NSC-337766). Invest New Drug 1: 253–257

326. Kurnick NB, Coats HA, DeJesus I (1983) A new method for in vitro chemosensitivity assay: inhibition of metabolic CO_2 production. Biomed Pharmacotherapy 37: 351–353

327. Kurzrock R, Rosenblum MG, Sherwin StA, Rios A, Talpaz M, Quesada JR, Gutterman JU (1985) Pharmacokinetics, single-dose tolerance, and biological

activity of recombinant gamma-interferon in cancer patients. Cancer Res 45: 2866–2872

328. Laboisse CL, Augeron C, Potet F (1981) Growth and differentiation of human gastrointestinal adenocarcinoma stem cells in soft agarose. Cancer Res 41: 310–315

329. Laboisse CL (1983) The agarose method for clonogenic culture of gastrointestinal tumours. In: Dendy PP, Hill BT (eds) Human tumour drug sensitivity testing in vitro. Academic Press, London, pp 121–128

330. Lotan R, Raz A (1983) Low colony formation in vivo and in culture as exhibited by metastatic melanoma cells selected for reduced homotypic aggregation. Cancer Res 43: 2088–2093

331. Lathan B, Von Hoff DD, Clark GM (1984) Comparison of in vitro prediction and clinical outcome for two anthracene derivates: mitoxantrone and bisantrene. In: Salmon SE, Trent JM (eds) Human tumor cloning. Grune & Stratton, Orlando, pp 607–617

332. Lazarus H, Tegeler W, Mazzone HM, Leroy JG, Boone BA, Foley GE (1966) Determination of sensitivity of individual biopsy specimens to potential inhibitory agents: evaluation of some explant culture methods as assay systems. Cancer Chemother Rep 50: 543–555

333. Lazo JS, Schwartz PE, MacLusky NJ, Labaree DC, Eisenfeld AJ (1984) Antiproliferative actions of tamoxifen to human ovarian carcinomas in vitro. Cancer Res 44: 2266–2271

334. Legha SS, Benjamin RS, Mackay B, Yap HY, Wallace S, Ewer M, Blumenschein GR, Freireich EJ (1982) Adriamycin therapy by continuous intravenous infusion in patients with metastatic breast cancer. Cancer 49: 1762–1766

335. Leibovitz A (1986) Development of tumor cell lines. Cancer Genet Cytogenet 19: 11–19

336. Leith JT, Vayer AV, DeWyngaert JK, Amols H, Peck RA, Glicksman AS (1984) In vitro sublethal damage repair in tumour subpopulations from a heterogeneous human colon tumour. Br J Cancer 49 [Suppl] 6: 207–211

337. Lelieveld P, Aapro MS, Van Lambalgen R, Van den Berg KJ (1986) Sodium azide is less suitable as a positive control of drug-induced lethality for in vitro clonogenic assays. Invest New Drug 4: 367–372

338. Lengsfeld AM, Dietrich J, Schultze-Maurer B (1982) Accumulation and release of vinblastine and vincristine by HeLa cells. Cancer Res 42: 3798–3805

339. Leonard RCF, Soukop M, Harris AL (1986) Controversies in drug resistance. Br J Cancer 53: 575–578

340. Levin VA, Hoffman W, Weinkam RJ (1978) Pharmacokinetics of BCNU in man: a preliminary study of 20 patients. Cancer Treat Rep 62: 1305–1312

341. Lickiss JN, Cane KA, Baikie AG (1974) In vitro drug selection in antineoplastic chemotherapy. Eur J Cancer 10: 809–814

342. Lieber MM, Ames MM, Powis G, Kovach JS (1981) Anticancer drug testing in vitro: use of an activating system with the human tumor stem cell assay. Life Sci 28: 287–293

343. Lieber MM (1983) Laboratory investigations: soft agar colony formation assay for in vitro chemotherapy sensitivity testing. In: Skinner DG (ed) Urological cancer. Grune & Stratton, Orlando, pp 101–111

344. Limburg H, Krahe M (1964) Die Züchtung von menschlichem Krebsgewebe in der Gewebekultur und seine Sensibilitätstestung gegen neuere Zytostatika. Dtsch Med Wochenschr 89: 1938–1946

345. Limburg H, Heckmann U (1969) Die Chemotherapieresistenz bei der Behandlung von Ovarialkarzinomen. In: Schmidt CG, Wetter O (eds) Fortschritte der Krebsforschung, Molekularbiologie, Wachstum, Klinik. Schattauer, Stuttgart New York, p 301

346. Lippman ME, Allegra JC, Thompson EB, Simon R, Barlock A, Green L, Huff KK, Do HMT, Aitken SC, Warren R (1978) The relation between estrogen receptors and response rate to cytotoxic chemotherapy in metastatic breast cancer. N Engl J Med 298: 1223–1228

347. Little JB (1973) Factors influencing the repair of potentially lethal radiation damage in growth inhibited human cells. Radiat Res 56: 320–333

348. Loo TL, Housholder GE, Gerulath AH, Saunders PH, Farguhar D (1976) Mechanism of action and pharmacology studies with DTIC (NSC 45388). Cancer Treat Rep 60: 149–152

349. Lown JW (1979) The molecular mechanism of antitumor action of the mitomycins. In: Carter SK, Crooke ST, (eds) Mitomycin C—Current status and new developments. Academic Press, New York, pp 5–26

350. Ludwig Ch, Ludwig R, Obrecht JP (1981) Tumorstammzellkulturen auf Agar: erste Ergebnisse. Schweiz Med Wochenschr 111: 1313–1318

351. Ludwig Ch (1984) Drug resistance of hypoxic tumour cells in vitro. Cancer Treat Rev 11 [Suppl] A: 173–178

352. Ludwig R, Alberts DS, Miller TP, Salmon SE (1984) Evaluation of anticancer drug schedule dependency using an in vitro human tumor clonogenic assay. Cancer Chemother Pharmacol 12: 135–141

353. Ludwig R, Alberts DS (1984) Chemical and biological stability of anticancer drugs used in a human tumor clonogenic assay. Cancer Chemother Pharmacol 12: 142–145

354. Luna L (1968) Special techniques. In: Luna LG (ed) Manual of histologic staining methods of the Armed Forces Institute of Pathology. McGraw-Hill, New York, pp 70–158

355. Mackillop WJ, Buick RN (1981) Cellular heterogeneity in human ovarian carcinoma studied by density gradient fractionation. Stem Cells 1: 355–366

356. Mackillop WJ, Stewart SS, Buick RN (1982) Density volume analysis in the study of cellular heterogeneity in human ovarian carcinoma. Br J Cancer 45: 812–820

357. Mackillop WJ, Ciampi A, Till JE, Buick RN (1983) A stem cell model of human tumor growth: implications for tumor cell clonogenic assays. J Nat Cancer Inst 70: 9–16

358. Mackillop WJ (1986) Intrinsic versus acquired drug resistance. Cancer Treat Rep 70: 817

359. MacKintosh FR, Evans ThL, Sikic BI (1981) Methodologic problems in clonogenic assays of spontaneous human tumors. Cancer Chemother Pharmacol 6: 205–210

360. MacKintosh MD, Louie AC, Evans TL, Amylon MD, Sikic BI (1981) Clonal heterogeneity in a human ovarian adenocarcinoma. Proc ASCO 22: 379, abstr no C-184

361. MacMillan WE, Wolberg WH, Welling PG (1978) Pharmacokinetics of fluorouracil in humans. Cancer Res 38: 3479–3482

362. MacPherson I, Montagnier L (1964) Agar suspension culture for the selective assay of cells transformed by polyoma virus. Virology 23: 291–294

363. MacPherson I (1973) Soft agar techniques. In: Kruse PF Jr, Patterson MK (eds) Tissue culture: methods and applications. Academic Press, New York, pp 276–280

364. Madoc-Jones H, Mauro F (1968) Interphase action of vinblastine and vincristine: differences in their lethal action through the mitotic cycle of cultured mammalian cells. J Cell Physiol 72: 185–196

365. Maestroni GJM, Losa GA (1984) Effect of autologous serum and steroid hormone receptors on direct cloning of human breast cancer. Arch Pathol Lab Med 108: 783–785

366. Majima H (1983) Phase I and preliminary phase II study of 4'-o-tetrahydropyranyladriamycin hydrochloride (THP-ADM). Proc ASCO 2: 20, abstr no C-77

367. Majima H (1983) Phase I and preliminary phase II clinical study of 4'-o-tetrahydropyranyl doxorubicin (THP-ADM). In: Lenzhofer R, Wilmanns W (eds) New anthracyclines in the chemotherapy of solid tumors and haematologic malignancies. Proc 13th Int Congr Chemotherapy, Vienna, 1983, part 260. Egermann, Wien, pp 28–31

368. Malkasian GD, Decker DG, Mussey E, Johnson CE (1968) Observations on gynecologic malignancy treated with 5-fluorouracil. Am J Obstet Gynecol 100: 1012–1017

369. Malkasian GD Jr, Decker DG, Webb MJ (1975) Histology of epithelial tumors of the ovary: clinical usefulness and prognostic significance of the histologic classification and grading. Semin Oncol 2: 191–201

370. Malkasian GD Jr, Decker DG, Jorgensen EO, Edmonson JH (1977) Medroxyprogesterone acetate for the treatment of metastatic and recurrent ovarian carcinoma. Cancer Treat Rep 61: 913–914

371. Mangioni C, Franceschi S, La Vecchia CB, D'Incalci M (1981) High-dose medroxyprogesterone acetate (MPA) in advanced epithelial ovarian cancer resistant to first- or second-line chemotherapy. Gynecol Oncol 12: 314

372. Manni A, Wright C (1983) Assessment of mitogenesis of the hormone-responsive NMU rat mammary tumor grown in culture in soft agar, using ^{3}H-thymidine incorporation into DNA. Breast Cancer Res Treat 3: 287–292

373. Martin DS, Stolfi RL, Sawyer RC (1984) Commentary on "clinical predictivity of transplantable tumor systems in the selection of new drugs for solid tumors: rationale for a three-stage strategy". Cancer Treat Rep 68: 1317–1318

374. Mathé G, Umezawa H, Tapiero H, Machover D, DeVassal F, Misset JL, Ribaud P, Musset M, Eriguchi M (1985) Oriented phase II trial in advanced breast cancer of 4'-o-tetrahydropyranyl-adriamycin (THP-ADM), a non hair, non heart toxic anthracycline. Proc ASCO 4: 71, abstr no C-275

375. Matsushima Y, Kanzawa F, Hoshi A, Shimizu E, Nomori H, Sasaki Y, Saijo N (1985) Time-schedule dependency of the inhibiting activity of various anticancer drugs in the clonogenic assay. Cancer Chemother Pharmacol 14: 104–107

376. Mattern J, Wayss K, Volm M (1982) Klinische Bedeutung sogenannter Onkobiogramme für die Chemotherapie von Tumoren. Dtsch Med Wochenschr 107: 1683–1688

377. Mattox DE, Von Hoff DD (1980) In vitro stem cell assay in head and neck squamous carcinoma. Am J Surg 140: 527–530

378. Mattox DE, Von Hoff DD, Harris LL (1983) Human tumor cloning assay in advanced head and neck cancer. Arch Otolaryngol 109: 724–726

379. Maurer HR, Henry R (1976) Automated scanning of bone marrow cell colonies growing in agar-containing glass capillaries. Exp Cell Res 103: 271–277

380. Maurer HR, Ali-Osman F (1981) Tumor stem cell cloning in agar-containing capillaries. Naturwissenschaften 68: 381–383

381. Mauro F, Göhde W, Schumann J, Teodori L, Spanó M (1986) Considerations in the design of possible cell cycle effective drugs. Int J Radiat Biol 49: 307–333

382. McAllister RM, Reed G (1968) Colonial growth in agar of cells derived from neoplastic and non-neoplastic tissues of children. Pediat Res 2: 356–360

383. McCulloch EA (1979) Abnormal myelopoietic clones in man. J Nat Cancer Inst 63: 883–891

384. McGuire WL, Horwitz KB, Pearson OH, Segaloff A (1977) Current status of estrogen and progesterone receptors in breast cancer. Cancer 39: 2934–2947

385. McGuire WL, Goldie JH, Salmon SE, Ling V (1985) Strategies to identify or prevent drug resistance in cancer. Breast Cancer Res Treat 5: 257–268

386. Meltz M, Winters D (1979) Utilization of metabolic activation for in vitro screening of potential antineoplastic agents. Cancer Treat Rep 63: 1795–1801

387. Menczer J, Baitner S, Modan M, Chaitchik S, Brenner H (1981) Response to second line chemotherapy in ovarian cancer of epithelial origin. Eur J Cancer Clin Oncol 17: 1259–1262

388. Metelmann HR, Von Hoff DD (1983) In vitro activation of dacarbazine (DTIC) for a human tumor cloning system. Int J Cell Cloning 1: 24–32

389. Metelmann HR, Bier J, Metelmann C, Von Hoff DD (1984) The human tumor cloning assay in maxillofacial surgery. In: Salmon SE, Trent JM (eds) Human tumor cloning. Grune & Stratton, Orlando, pp 287–291

390. Meyer JS, Rao, BR, Stevens SC, White WL (1977) Low incidence of estrogen receptor in breast carcinomas with rapid rates of cellular replication. Cancer 40: 2290–2298

391. Meyer JS, Hixon B (1979) Advanced stage and early relapse of breast carcinomas associated with high thymidine labeling indices. Cancer Res 39: 4042–4047

392. Meyskens FL Jr, Salmon SE (1980) Regulation of human melanoma clonogenic cell expression in soft agar by follicle stimulating hormone (FSH), nerve growth factor (NGF), and melatonin (MTN). Proc AACR 21: abstr no 199

393. Meyskens FL Jr, Soehnlen BJ, Saxe DF, Casey WJ, Salmon SE (1981) In vitro clonal assay for human metastatic melanoma cells. Stem Cells 1: 61–72

394. Meyskens FL Jr, Loescher L, Moon TE, Salmon SE (1983) A prospective trial of single agent chemotherapy for metastatic malignant melanoma directed by in vitro colony survival in a clonogenic assay. Proc AACR 24: 143, abstr no 567

395. Meyskens FL (1983) Radiation sensitivity of clonogenic human melanoma cells. Lancet ii: 219

396. Meyskens FL Jr, Thomson SP, Hickie RA, Sipes NJ (1983) Potential biological explanation of stimulation of colony growth in semi-solid agar by cytotoxic agents. Br J Cancer 48: 863–868

397. Meyskens FL, Thomson StP, Moon ThE (1984) Quantitation of the number of cells within tumor colonies in semisolid medium and their growth as oblate spheroids. Cancer Res 44: 271–277

398. Michalowski A (1984) A critical appraisal of clonogenic survival assays in the evaluation of radiation damage to normal tissues. Radiother Oncol 1: 241–246

399. Miller AA, Scheulen ME, Schmidt CG (1986) Clinical pharmacology of tetrahydropyranyl-adriamycin. In: Ishigami J (ed) Recent advances in chemotherapy—anticancer section 1. Proc 14th Int Congr Chemotherapy, Kyoto, 1985. University of Tokyo Press, Tokyo, pp 619–620

400. Miller AB, Hoogstraten B, Staquet M, Winkler A (1981) Reporting results of cancer treatment. Cancer 47: 207–214

401. Miller BE, Miller FR, Heppner GH (1984) Assessing tumor drug sensitivity by a new in vitro assay which preserves tumor heterogeneity and subpopulation interactions. J Cell Physiol [Suppl] 3: 105–116

402. Miller FR (1982) Intratumor heterogeneity. Cancer Metast Rev 1: 319–334

403. Miller TP, Jones SE, Chester A (1980) Phase II trial of vindesine in the treatment of lymphomas, breast cancer, and other solid tumors. Cancer Treat Rep 64: 1001–1003

404. Minna JD, Carney DN, Cuttitta F, Gazdar AF (1983) The biology of lung cancer. In: Chabner BA (ed) Rational basis for chemotherapy. Liss, New York, p 1

405. Mintz B, Illmensee K, Gearhart JD (1975) Developmental and experimental potentialities of mouse teratocarcinoma cells from embryoid body cores. In: Sherman MI, Solter D (eds) Teratomas and differentiation. Academic Press, New York, pp 59–82

406. Misset JL (1979) Treatment of ovarian adenocarcinomas. L'Ouest Med 5: 283–284

407. Moezzi J, Murphy MJ Jr (1984) Experience with the human tumor cloning assay. In: Salmon SE, Trent JM (eds) Human tumor cloning. Grune & Stratton, Orlando, pp 229–243

408. Momparler RL (1980) In vitro systems for evaluation of combination chemotherapy. Pharmacol Ther 8: 21–35

409. Montagnier L, Gruest J (1980) Disc-agarose assay of interferon and cytostatic drugs on malignant cells. Ann Virol 131 E: 247–253

410. Moon TE (1980) Quantitative and statistical analysis of the association between in vitro and in vivo studies. In: Salmon SE (ed) Cloning of human tumor stem cells. Liss, New York, pp 209–221

411. Moon TE, Salmon SE, White CS, Chen HSG, Meyskens FL, Durie BGM, Alberts DS (1981) Quantitative association between the in vitro human tumor stem cell assay and clinical response to cancer chemotherapy. Cancer Chemother Pharmacol 6: 211–218

412. Morgan GR, Williams CJ, Smallwood JA, Taylor I, Whitehouse JMA (1983) Colony-forming cells from primary tumours. Influence of dissociation method on colony growth in vitro. Proc AACR 24: 1, abstr no 4

413. Murphy WK, Livingston RB, Ruiz VG, Gercovich FG, George SL, Hart JS, Freireich EJ (1975) Serial labeling index determination as a predictor of response in human solid tumors. Cancer Res 35: 1438–1444

414. Muss HB, Asbury R, Bundy B, Ehrlich E, Graham J (1984) Mitoxantrone (NSC-301739) in patients with advanced ovarian carcinoma. Am J Clin Oncol 7: 737–739

415. Myers AM, Moore GE, Major FJ (1981) Advanced ovarian carcinoma: response to antiestrogen therapy. Cancer 48: 2368–2370

416. Natale RB, Kushner B (1981) Applications of the human tumor cloning assay (HTCA) to ovarian cancer (OC). Proc AACR 22: 156, abstr no 617

417. Natale N, Brambilla M, Luchini S, Martini A, Moro E, Pacciarini MA, Tamassia V, Vigo G, Trabattoni A (1982) 4-epidoxorubicin and doxorubicin: toxicity and pharmacokinetics in cancer patients. In: Periti S, Grassi GG (eds) Current chemotherapy and immunotherapy. Proc 12th Int Congr Chemotherapy, Florence, 1981. Amer Soc Microbiol, Washington, pp 1447–1449

418. Neugut AI, Weinstein IB (1979) The use of agarose in the determination of anchorage-independent growth. In vitro 15: 351–355

419. Neumann HA, Löhr GW, Fauser AA (1984) Tumor colony formation from human spontaneous tumors in a methylcellulose monolayer system. Res Exp Med 184: 137–143

420. Neumann HA, Fiebig HH, Löhr GW, Engelhardt R (1985) Effects of cytostatic drugs and 40.5 °C hyperthermia on human clonogenic tumor cells. Eur J Cancer Clin Oncol 21: 515–523

421. Newell DR, Calvert AH, Harrap KR (1983) Studies on the pharmacokinetics of chlorambucil and prednimustine in man. Br J Clin Pharmacol 15: 253–258

422. Niell HB, Soloway MS, Nissenkorn I (1982) The clonogenic growth of cells derived from bladder barbotage in patients with transitional cell carcinoma of the bladder: a preliminary report. J Urol 127: 668–670

423. Nissen E, Tanneberger ST, Projan A, Morack G, Peek U (1978) Recent results of in vitro drug prediction in human tumour chemotherapy. Arch Geschwulstforsch 48: 667–672

424. Nowell PC (1976) The clonal evolution of tumor cell populations. Science 194: 23–28

425. Ogawa M, Bergsagel DE, McCulloch EA (1971) Differential effects of melphalan on mouse myeloma (Adj. PC-5) and hemopoietic stem cells. Cancer Res 31: 2116–2119

426. Ogawa M, Bergsagel DE, McCulloch EA (1973) Chemotherapy of mouse myeloma: quantitative cell cultures predictive of response in vivo. Blood 41: 7–15

427. Ogawa M, Parmley RT, Bank HL, Spicer SS (1976) Human marrow erythropoiesis in culture. I. Characterization of methylcellulose colony assay. Blood 48: 407–417

428. Oguro M, Takagi T, Takenaga K (1985) Dynamic analysis of changing features of tumor cells incubated with antitumor agents in vitro and its application for predictive activity assay of antitumor agents. Jpn J Cancer Res (Gann) 76:131–141

429. Ohnuma T, Arkin H, Inoue S, Holland JF (1985) Cisplatin: lack of "inoculum effect" and high penetration into multicellular tumor spheroids in vitro. Proc 14th Int Congr Chemotherapy, Kyoto, 1985, p 117, abstr no S-11-4

430. Ohnuma T, Arkin H, Holland JF (1986) Effects of cell density on drug-induced cell kill kinetics in vitro (inoculum effect). Br J Cancer 54: 415–421

431. Olsnes S, Refsnes K, Pihl A (1974) Mechanism of action of the toxic lectins abrin and ricin. Nature 249: 627–631

432. Omura GA, Greco FA, Birch R (1981) Hexamethylmelamine in mustard-resistant ovarian adenocarcinoma. Cancer Treat Rep 65: 530–531

433. Omura GA, Blessing JA, Morrow CP, Buchsbaum HJ, Homesley HD (1981) Follow-up on a randomized trial of melphalan (M) versus melphalan plus hexamethylmelamine (M + H) versus adriamycin plus cyclophosphamide (A + C) in advanced ovarian adenocarcinoma. Proc ASCO 22: 470, abstr no C-537

434. Osieka R, Becher R, Schmidt CG (1981) Molecular pharmacology on human cancer xenografts. In: Bastert GBA, Fortmeyer HP, Schmidt-Matthiesen H (eds) Thymusaplastic nude mice and rats in clinical oncology. Fischer, Stuttgart, pp 513–527

435. Owellen RJ, Root MA, Hains FO (1977) Pharmacokinetics of vindesine and vincristine in humans. Cancer Res 37: 2603–2607

436. Ozols RF, Locker GY, Doroshow JH, Grotzinger KR, Myers CE, Fisher RI, Young RC (1979) Chemotherapy for murine ovarian cancer. A rationale for IP therapy with adriamycin. Cancer Treat Rep 63: 269–273

437. Ozols RF, Willson JKV, Weltz MD, Grotzinger KR, Myers ChE, Young RC (1980) Inhibition of human ovarian cancer colony formation by adriamycin and its major metabolites. Cancer Res 40: 4109–4112

438. Ozols RF, Willson JKV, Grotzinger KR, Young RC (1980) Cloning of human ovarian cancer cells in soft agar from malignant effusions and peritoneal washings. Cancer Res 40: 2743–2747

439. Ozols RF, Young RC, Speyer JL, Sugarbaker PH, Greene R, Jenkins J, Myers ChE (1982) Phase I and pharmacological studies of adriamycin administered intraperitoneally to patients with ovarian cancer. Cancer Res 42: 4265–4269

440. Ozols RF, Hogan WM, Young RC (1984) Direct cloning of human ovarian cancer in soft agar: clinical limitations and pharmacologic applications. In: Hofmann V, Berens ME, Martz G (eds) Predictive drug testing on human tumor cells. Springer, Berlin Heidelberg New York Tokyo (Recent results in cancer research, vol 94, pp 41–50)

441. Page R, Tilchen E, Davis H, Talley R (1983) Cloning of human tumor cells in soft agar-relationship of specimen processing and inoculum density to evaluable growth for in vitro chemosensitivity. Proc AACR 24: 314, abstr no 1241

442. Papaioannou VE, McBurney MW, Gardner RL (1975) Fate of teratocarcinoma cells injected into early mouse embryos. Nature 258: 70–73

443. Papanicolaou GN (1954) Atlas of exfoliative cytology. Harvard University Press, Cambridge, Mass

444. Park CH, Bergsagel DE, McCulloch EA (1971) Mouse myeloma tumor stem cells: a primary cell culture assay. J Nat Cancer Inst 46: 411–422

445. Parker LM, Griffiths CT, Yankee RA, Knapp RC, Canellos GP (1979) High-dose methotrexate with leucovorin rescue in ovarian cancer: a phase II study. Cancer Treat Rep 63: 275–279

446. Pathak MA, Matrisian LM, Magun BE, Salmon SE (1982) Effect of epidermal growth factor on clonogenic growth of primary human tumor cells. Int J Cancer 30: 745–750

447. Patton TF, Himmelstein KJ, Belt R, Bannister SJ, Sternson LA, Repta AJ (1978) Plasma levels and urinary excretion of filterable platinum species following bolus injection and iv infusion of cis-dichlorodiammineplatinum (II) in man. Cancer Treat Rep 62: 1359–1362

448. Pavelic ZP, Slocum HK, Rustum YM, Creaven PJ, Nowak NJ, Karakousis C, Takita H, Mittelman A (1980) Growth of cell colonies in soft agar from biopsies of different human solid tumors. Cancer Res 40: 4151–4158

449. Pavelic ZP, Slocum HK, Rustum YM, Creaven PJ, Karakousis C, Takita H (1980) Colony growth in soft agar of human melanoma, sarcoma, and lung carcinoma cells disaggregated by mechanical and enzymatic methods. Cancer Res 40: 2160–2164

450. Pavelic ZP, Nowak NJ, Slocum HK, Rustum YM (1983) Correlation of tumor-cell growth in four semisolid systems. J Cancer Res Clin Oncol 105: 94–97

451. Pavlik EJ, Flanigan RC, Van Nagell JR Jr, Swanson L, Keaton K, Kenady DE (1983) The effect of different agars, agaroses and methyl cellulose on the in vitro proliferation of a human urinary transitional cell carcinoma cell line. J Urol 129: 1254–1257

452. Pavlik EJ, Kenady DE, Van Nagell JR, Keaton K, Hanson MB, Donaldson ES, Griffen WO, Flanigan RC (1983) Properties of anticancer agents relevant to in vitro determinations of human tumor cell sensitivity. Cancer Chemother Pharmacol 11: 8–15

453. Perlman D (1979) Use of antibiotics in cell culture media. In: Jakoby WB, Pastan IH (eds) Cell culture—methods in enzymology, vol 58. Academic Press, New York, pp 110–116

454. Persky B, Thomson SP, Meyskens FL jr, Hendrix MJC (1982) Methods for evaluating the morphological and immunohistochemical properties of human tumor colonies grown in soft agar. In Vitro 18: 929–936

455. Peters LJ, Withers HR, Thames HD, Fletcher GH (1982) Tumor radioresistance in clinical radiotherapy. Int J Radiat Oncol Biol Phys 8: 101–108

456. Pierce GB, Dixon FJ Jr (1959) Testicular teratomas. I. Demonstration of teratogenesis by metamorphosis of multipotential cells. Cancer 12: 573–589

457. Pierce GB, Dixon FJ Jr, Verney EL (1960) Teratocarcinogenic and tissue-forming potentials of the cell types comprising neoplastic embryoid bodies. Lab Invest 9: 583–602

458. Pierce GB (1974) Neoplasms, differentiations and mutations. Am J Pathol 77: 103–118

459. Pierce GB, Shikes R, Fink LM (1978) Cancer—a problem of developmental biology. Prentice-Hall, Englewood Cliffs, NJ

460. Pihl A (1986) UICC study group on chemosensitivity testing of human tumors. Problems—applications—future prospects. Int J Cancer 37: 1–5

461. Pike BL, Robinson WA (1970) Human bone marrow colony growth in agar-gel. J Cell Physiol 76: 77–84

462. Piver MS, Barlow JJ, Lele SB, Higby DJ (1978) Cis-dichlorodiammine platinum (II) as third-line chemotherapy in advanced ovarian adenocarcinoma. Cancer Treat Rep 62: 559–560

463. Pluznik DH, Sachs L (1965) The cloning of normal "mast" cells in tissue culture. J Cell Comp Physiol 66: 319–324

464. Pluznik DH, Sachs L (1966) The induction of clones of normal mast cells by a substance from conditioned medium. Exp Cell Res 43: 553–563

465. Pollard EB, Tio F, Whitecar JP, Coltman CA Jr, Von Hoff DD (1980) Utilization of a soft agar system to monitor for marrow involvement with small cell carcinoma of the lung. Proc AACR 21: 192, abstr no 771

466. Polyzos A, Hug V, Johnston D, Hortobagyi G (1986) The colony forming ability of tumors can predict the survival duration of patients with breast carcinoma. Proc ASCO 5: 68, abstr no 264

467. Polyzos A, Hug V, Hortobagyi G (1986) The chemosensitivity pattern of tumor cells from postmenopausal women is the same as that of premenopausal women. Proc AACR 27: 386, abstr no 1532

468. Possinger K (1983) Antimetabolic assays and their value as pretherapeutic parameter of sensitivity or only of resistance—experimental and clinical findings. In: Dittrich Ch, Salmon SE (eds) Chemotherapy sensitivity testing. Proc 13th Int Congr Chemotherapy, Vienna, 1983, part 224. Egermann, Wien, pp 83–87

469. Possinger K, Ehrhart H (1983) Prädiktive Tumorteste im chemotherapeutischen Behandlungskonzept maligner Erkrankungen. Klin Wochenschr 61: 77–84

470. Preisler HD, Raza A (1984) In vitro assessment of drug sensitivity in acute nonlymphocytic leukemia. In: Hofmann V, Berens ME, Martz G (eds) Predictive drug testing on human tumor cells. Springer, Berlin Heidelberg New York Tokyo (Recent results in cancer research, vol 94, pp 102–115)

471. Pretlow TP, Bailey JM, Herrera GA, Pitts AM, Pretlow TG (1986) Culture in soft agar of melanoma cells separated from human peripheral blood. Br J Cancer 53: 411–414

472. Puck TT, Marcus PI (1955) A rapid method for viable cell titration and clone production with HeLa cells in tissue culture: the use of X-irradiated cells to supply conditioning factors. Proc Nat Acad Sci US Biol 41: 432–437

473. Puck TT, Marcus PI (1956) Action of X-rays on mammalian cells. J Exp Med 103: 653–666

474. Puck TT, Marcus PI, Cieciura SJ (1956) Clonal growth of mammalian cells in vitro. J Exp Med 103: 273–284

475. Raghavan D, Bishop J, Mann G, Coates A, Woods R, Fox R, Snyder R, Schwartz M, Hedley D, Gill P, Tattersall M (1983) Phase II study of mitoxantrone (NSC 301739). Proc AACR 24: 140, abstr no 554

476. Rey AA, Cupissol D, Ursule E, Serrou B (1983) The clonogenic assay in prognosis and as an indicator of drug activity in human cancer patients. In: Dittrich Ch, Salmon SE (eds) Chemotherapy sensitivity testing. Proc 13th Int Congr Chemotherapy, Vienna, 1983, part 224. Egermann, Wien, pp 1–4

477. Rhode B, Wiskemann A (1964) Über das Wachstum röntgenbestrahlter Melanomalignome in der Gewebekultur und im Transplantationsversuch. I. Versuche am Melanomalignom des Menschen und am Tiermelanom nach Einzeitbestrahlung. Strahlentherapie 123: 534–544

478. Richmond A, Lawson DH, Nixon DW, Stevens JSt, Chawla RK (1982) In vitro growth promotion in human malignant melanoma cells by fibroblast growth factor. Cancer Res 42: 3175–3180

479. Richter A, Sanford K, Evans VJ (1972) Influence of oxygen and culture media on plating efficiency of some mammalian tissue cells. J Nat Cancer Inst 49: 1705–1712

480. Ro J, Hug V, Tashima C, Hortobagyi G (1986) The in vitro hormone sensitivity test to predict for the hormonal responsiveness of breast tumors. Proc ASCO 5: 67, abstr no 261

481. Robert-Nicoud M, Bachur N (1982) Intracellular, intranuclear, and subchromosomal localization of anthracycline antibiotics. In: Muggia FM, Young CW, Carter SK (eds) Developments in oncology—anthracycline antibiotics in cancer therapy, vol 10. Nijhoff, The Hague, pp 103–116

482. Rockwell S, Frindel E, Valleron AJ, Tubiana M (1978) Cell proliferation in EMT6 tumors treated with single doses of X-rays or hydroxyurea. I. Experimental results. Cell Tissue Kinet 11: 279–289

483. Rockwell S (1980) In vivo—in vitro tumour cell lines: characteristics and limitations as models for human cancer. Br J Cancer 41 [Suppl] 4: 118–121

484. Rockwell S (1985) Effects of clumps and clusters on survival measurements with clonogenic assays. Cancer Res 45: 1601–1607

485. Romerdahl CA, Rubin H (1985) Variation in agar growth of transformed 3T3 cells after tumor formation in nude mice. J Nat Cancer Inst 74: 1247–1253

486. Ronai PM (1969) The elution of ^{51}Cr from labelled leukocytes—a new theory. Blood 33: 408–413

487. Roobol C, Sips HCM, Theunissen J, Atassi G, Bernheim JL (1984) In vitro assessment of cytotoxic agents in murine cancers: comparison between antiproliferative and antimetabolic assays. J Nat Cancer Inst 72: 661–666

488. Roper PR, Drewinko B (1976) Comparison of in vitro methods to determine drug-induced cell lethality. Cancer Res 36: 2182–2188

489. Roper PR, Drewinko B (1979) Cell survival following treatment with antitumor drugs. Cancer Res 39: 1428–1430

490. Roscoe JP, Owsianka AM (1982) Alginate: a reversible semi-solid medium for investigating cell transformation. Br J Cancer 46: 965–969

491. Rosenblum ML, Dougherty DA, Brown JM, Barker M, Deen DF, Hoshino T (1980) Improved methods for disaggregating single cells from solid tumors. Cell Tissue Kinet 13: 667, abstr no 8

492. Rosenblum ML, Dougherty DV, Reese C, Wilson CB (1981) Potentials and possible pitfalls of human stem cell analysis. Cancer Chemother Pharmacol 6: 227–235

493. Rozencweig M, Makaroff O, Prevost JM, Kenis Y, Klastersky J (1982) Cultures clonogéniques de tumeurs humaines. Nouv Presse Med 11: 1071–1074

494. Rozencweig M, Staquet M (1984) Predictive tests for the response to cancer chemotherapy: limitations related to the prediction of rare events. Cancer Treat Rep 68: 611–613

495. Runge HM, Neumann HA, Bücke W, Pfleiderer A (1985) Cloning ovarian carcinoma cells in an agar double layer versus a methyl-cellulose monolayer system. J Cancer Res Clin Oncol 110: 51–55

496. Runge HM, Neumann HA, Kleine W, Pfleiderer A (1985) Plating efficiency, steroid receptors and hormonal sensitivity of primary and metastatic ovarian carcinoma cells. Blut 51: 153, abstr no 27

497. Runge HM, Teufel G, Neulen J, Geyer H, Pfleiderer A (1986) In vitro responsiveness of ovarian epithelial carcinomas to endocrine therapy. Cancer Chemother Pharmacol 16: 58–63

498. Rupniak HTh, Dennis LY, Hill BT (1983) An intercomparison of in vitro assays for assessing cytotoxicity after a 24 hour exposure to anti-cancer drugs. Tumori 69: 37–42

499. Rupniak HT, Whelan RDH, Hill BT (1983) Concentration and time-dependent inter-relationships for antitumour drug cytotoxicities against tumour cells in vitro. Int J Cancer 32: 7–12

500. Rutty CJ, Judson IR, Abel G, Goddard PM, Newell DR, Harrap KR (1986) Preclinical toxicology, pharmacokinetics and formulation of N^2, N^4, N^6-trihydroxymethyl-N^2, N^4, N^6-trimethylmelamine (Trimelamol), a water soluble cytotoxic s-triazine which does not require metabolic activation. Cancer Chemother Pharmacol 17: 251–258

501. Sachs L (1978) Angewandte Statistik. Statistische Methoden und ihre Anwendungen. Springer, Berlin Heidelberg New York

502. Saito T, Berens ME, Welander CE (1986) Enhanced utility of the human tumor clonogenic assay (HTCA) by inclusion of macrophages. Proc AACR 27: 410, abstr no 1629

503. Salmon SE, Hamburger AW, Soehnlen B, Durie BGM, Alberts DS, Moon TE (1978) Quantitation of differential sensitivity of human tumor stem cells to anticancer drugs. N Engl J Med 298: 1321–1327
504. Salmon SE, Hamburger AW (1978) Immunoproliferation and cancer: a common macrophage—derived promotor substance. Lancet i: 1289–1290
505. Salmon SE, Buick RN (1979) Preparation of permanent slides of intact soft-agar colony cultures of hematopoietic and tumor stem cells. Cancer Res 39: 1133–1136
506. Salmon SE, Soehnlen B, Alberts DS (1980) New drugs in ovarian cancer: in vitro phase II screening with the human tumor stem cell assay. In: Von Oosterom AT (ed) Therapeutic progress in ovarian cancer, testicular cancer and the sarcomas. Nijhoff, Den Haag, pp 113–128
507. Salmon SE (1980) Application of the human tumor stem cell assay in the development of anticancer therapy. In: Burchenal JH, Oettgen HF (eds) Cancer: achievements, challenges and prospects for the 1980's, vol 2. Grune & Stratton, New York, pp 33–43
508. Salmon SE (1980) Cloning of human tumor stem cells. Liss, New York
509. Salmon SE, Alberts DS, Durie BGM, Meyskens FL, Jones SE, Soehnlen B, Chen HSG, Moon T (1980) Clinical correlations of drug sensitivity in the human tumor stem cell assay. In: Mathé G, Muggia FM (eds) Clinical correlations of drug sensitivity in the human tumor stem cell assay. Springer, Berlin Heidelberg New York Tokyo (Recent results in cancer research, vol 74, pp 300–305)
510. Salmon SE, Meyskens FL Jr, Alberts DS, Soehnlen B, Young L (1981) New drugs in ovarian cancer and malignant melanoma: in vitro phase II screening with the human tumor stem cell assay. Cancer Treat Rep 65: 1–12
511. Salmon SE, Von Hoff DD (1981) In vitro evaluation of anticancer drugs with the human tumor stem cell assay. Semin Oncol 8: 377–385
512. Salmon SE, Liu R, Hayes C, Persaud J, Roberts R (1983) Usefulness of abrin as a positive control for the human tumor clonogenic assay. Invest New Drug 1: 277–281
513. Salmon SE, Durie BGM, Young L, Liu RM, Trown PW, Stebbing N (1983) Effects of cloned human leucocyte interferons in the human tumor stem cell assay. J Clin Oncol 1: 217–225
514. Salmon SE (1984) Human tumor colony assay and chemosensitivity testing. Cancer Treat Rep 68: 125–177
515. Salzer H, Gitsch E, Dittrich Ch, Sevelda P, Karrer K, Schemper M, Stempel-Smekal G, Langer M, Wagner G, Rainer H, Moser K, Czerwenka K, Breitenecker G, Spona J, und Österreichische Arbeitsgemeinschaft zur Therapie des Ovarialkarzinoms (1985) Ergebnisse der ersten multizentrischen österreichischen Ovarialkarzinomstudie: Prospektiv randomisierter Vergleich einer sequentiellen Chemotherapie (Adriamycin/Cisplatin-Vincristin/Cyclophosphamid-Methotrexat) mit zwei Standard-Schemata (Adriamycin/Cyclophosphamid oder Adriamycin/Cisplatin) bei Patientinnen der Stadien III und IV. Geburtsh Frauenheilk 45: 761–768
516. Sandbach J, O'Brien M, Welch D, Cohen SC, Gordon DH, Rodriguez V, Whitecar JP, Von Hoff DD (1980) Assay for clonogenic cells in human breast cancer. Proc AACR 21: 139, abstr no 557
517. Sandbach J, Von Hoff DD, Clark G, Cruz AB, O'Brien M, and South Central Texas Human Tumor Cloning Group (1982) Direct cloning of human breast cancer in soft agar culture. Cancer 50: 1315–1321
518. Sanders C, Rozenczweig M, Rombaut W, Heuson JC, Kenis Y, Klastersky J (1983) New agents against mammary and ovarian cancer in a human tumor cloning assay. Proc 2nd Eur Conf Clin Oncol, Amsterdam, 1983, p 144, abstr no 12–14
519. Sanfilippo O (1982) Clinical relevance of an in vitro antimetabolic assay for monitoring human tumor chemosensitivity. In: Periti S, Grassi GG (eds) Current

chemotherapy and immunotherapy. Proc 12th Int Congr Chemotherapy, Florence, 1981. Amer Soc Microbiol, Washington, pp 1232–1233

520. Sanfilippo O, Daidone MG, Costa A, Canetta R, Silvestrini R (1981) Estimation of differential in vitro sensitivity of non-Hodgkin lymphomas to anticancer drugs. Eur J Cancer 17: 217–226

521. Sanford KK, Evans VJ (1982) A quest for the mechanism of "spontaneous" malignant transformation in culture with associated advances in culture technology. J Nat Cancer Inst 68: 895–913

522. Sarosdy MF, Lamm DL, Radwin HM, Von Hoff DD (1982) Clonogenic assay and in vitro chemosensitivity testing of human urologic malignancies. Cancer 50: 1332–1338

523. Sarosdy MF, Von Hoff DD (1983) Prediction of response to cancer chemotherapy. Drugs 26: 454–459

524. Savaraj N, Lu K, Valdivieso M, Loo TL (1982) Pharmacology of mitoxantrone in cancer patients. Cancer Chemother Pharmacol 8: 113–117

525. Schabel FM Jr (1980) Laboratory methods for the detection and development of clinically useful anticancer drugs. In: Burchenal JH, Oettgen HF (eds) Cancer: achievements, challenges and prospects for the 1980's, vol 2. Grune & Stratton, Orlando, pp 11–32

526. Scheithauer W, Clark GM, Moyer MP, Von Hoff DD (1986) New screening system for selection of anticancer drugs for treatment of human colorectal cancer. Cancer Res 46: 2703–2708

527. Scheithauer W, Von Hoff DD, Clark GM, Shillis JL, Elslager EF (1986) In vitro activity of the novel antitumor antibiotic fostriecin (CI-920) in a human tumor cloning assay. Eur J Cancer Clin Oncol 22: 921–926

528. Schiff LJ, Shugar MA (1984) Growth of human head and neck squamous cell carcinoma stem cells in agarose. Cancer 53: 286–290

529. Schlag P, Schreml W, Veser J, Herfarth Ch (1981) Hormonrezeptoranalyse und Zytostatika-Sensitivitätstestung. Dtsch Med Wochenschr 106: 1749–1754

530. Schlag P, Wolfrum J, Vergani G, Schreml W, Herfarth Ch (1982) Wachstum von Tumorzellkolonien bei menschlichen soliden Tumoren. Dtsch Med Wochenschr 107: 1173–1177

531. Schlag P, Flentje D (1984) Chemosensitivity testing of human neoplasms using the soft agar colony assay. Cancer Treat Rev 11 [Suppl] A: 131–137

532. Schlappack OK, Delic JI, Bush C, Steel GG (1987) Wachstum und Chemotherapie eines menschlichen Hodenkarzinoms in der Nacktmaus. Wien Klin Wochenschr 99: 65

533. Schray M, Martinetz A, Cox R, Ballon S (1983) Radiotherapy in epithelial ovarian cancer: analysis of prognostic factors based on long-term experience. Obstet Gynecol 62: 373–382

534. Schwartz PE, Livolsi VA, Hildreth N, MacLusky NJ, Naftolin FN, Eisenfeld AJ (1982) Estrogen receptors in ovarian epithelial carcinoma. Obstet Gynecol 59: 229–238

535. Schwartz PE, Keating G, MacLusky N, Naftolin F, Eisenfeld (1982) Tamoxifen therapy for advanced ovarian cancer. Obstet Gynecol 59: 583–588

536. Schwarzmeier JD, Paietta E, Mittermayer K, Pirker R (1983) Prediction of the response to chemotherapy in acute leukemia by a short-term test in-vitro. In: Dittrich Ch, Salmon SE (eds) Chemotherapy sensitivity testing. Proc 13th Int Congr Chemotherapy, Vienna, 1983, part 224. Egermann, Wien, pp 134–137

537. Selby PJ, Raghavan D (1981) Role of laboratory chemosensitivity testing in the selection of cancer chemotherapy for individual patients. J Clin Pathol 34: 455–463

538. Selby PJ, Steel GG (1981) Clonogenic cell survival in cryopreserved human tumour cells. Br J Cancer 43: 143–148

539. Selby PJ, Steel GG (1982) Use of the agar diffusion chamber for the exposure of human tumor cells to drugs. Cancer Res 42: 4758–4762

540. Selby P, Buick RN, Tannock I (1983) A critical appraisal of the "human tumor stem cell assay" N Engl J Med 308: 129–134

541. Selvin ML, Piall EM, Aherne GW, Johnston A, Lister TA (1982) The pharmacokinetics of cytosine arabinoside in the plasma and cerebrospinal fluid during conventional and high-dose therapy. Med Pediat Oncol [Suppl] 1: 157–168

542. Sessa C, D'Incalci MD, Colombo N, Pecorelli G, Mangioni C (1983) Lack of activity of cyclophosphamide in ovarian cancer patients refractory to cis-dichlorodiammine platinum. Cancer Chemother Pharmacol 11: 33–34

543. Sessa C, Cavalli F, Kaye S, Howell A, Ten Bokkel Huinink W, Wagener T, Pinedo H, Vermorken J, for EORTC Early Clinical Trials Group (1985) Phase II study of cis-dichloro-trans-dihydroxy-bis-isopropylamine platinum IV (CHIP) in advanced ovarian carcinoma. Proc ASCO 4: 116, abstr no C-452

544. Sevelda P, Gitsch E, Dittrich Ch, Haider F, Czerwenka K, Schemper M, Salzer H (1987) Therapeutische und prognostische Ergebnisse einer prospektiven multizentrischen Ovarialkarzinomstudie der FIGO-Stadien I und II. Geburtsh Frauenheilk (in Druck)

545. Shah MK, Marie KSt, Catalano RB, Dierks K, Creech RH (1985) Phase II study of 5-day infusion of vinblastine in patients with advanced ovarian carcinoma. Cancer Treat Rep 69: 229–230

546. Shah MK, Catalano RB, Creech RH (1983) Phase II study of mitomycin in the treatment of advanced ovarian carcinoma. Proc ASCO 2: 151, abstr no C-591

547. Sheridan JW, Bishop CJ, Simmons RJ (1984) Effects of hypoxia on the kinetic and morphological characteristics of human melanoma cells grown as colonies in semi-solid agar medium. Br J Exp Pathol 65: 171–180

548. Sherwin SA, Knost JA, Fein S, Abrams PG, Koon KA, Ochs JJ, Schoenberger C, Maluish AE, Oldham RK (1982) A multiple-dose phase I trial of recombinant leucocyte A interferon in cancer patients. JAMA 248: 2461–2466

549. Shin S, Freedman VH, Risser R, Pollack R (1975) Tumorigenicity of virus-transformed cells in nude mice is correlated specifically with anchorage independent growth in vitro. Proc Nat Acad Sci US Biol 72: 4435–4439

550. Shirey DR, Kavanagh JJ Jr, Gershenson DM, Freedman RS, Copeland LJ, Jones LA (1985) Tamoxifen therapy of epithelial ovarian cancer. Obstet Gynecol 66: 575–578

551. Shoemaker RH, Wolpert-DeFilippes MK, Makuch RW, Venditti JM (1983) Use of the human tumor clonogenic assay for new drug screening. Proc AACR 24: 311, abstr no 1231

552. Shoemaker RH, Wolpert-DeFilippes MK, Venditti JM (1984) Potentials and drawbacks of the human tumor stem cell assay. Behring Inst Mitt 74: 262–272

553. Shoemaker RH, Wolpert-DeFilippes MK, Kern DH, Lieber MM, Makuch RW, Melnick NR, Miller WT, Salmon SE, Simon RM, Venditti JM, Von Hoff DD (1985) Application of a human tumor colony-forming assay to new drug screening. Cancer Res 45: 2145–2153

554. Shoemaker RH (1986) New approaches to antitumor drug screening: the human tumor colony-forming assay. Cancer Treat Rep 70: 9–12

555. Sikic BI, Taber RL (1981) Human tumor clonogenic assays. Cancer Chemother Pharmacol 6: 201–203

556. Sikic BI, Evans TL, MacKintosch FR, Smith HS (1982) Human tumor clonogenic assays—studies of growth and drug sensitivity. Proc AACR 23: 186, abstr no 732

557. Silvestrini R (1981) Experimental approaches to improve the clinical management of tumors. Chemother Oncol 5: 14–20

558. Silvestrini R, Daidone MG, Costa A, Sanfilippo O (1985) Cell kinetics and in vitro chemosensitivity as a tool for improved management of patients. Eur J Cancer Clin Oncol 21: 371–378

559. Simmonds AP, McDonald EC (1984) Ovarian carcinoma cells in culture: assessment of drug sensitivity by clonogenic assay. Br J Cancer 50: 317–326

560. Singletary SE, Umbach GE, Spitzer G, Drewinko B, Tomasovic B, Ajani J, Hug V, Blumenschein G (1985) The human tumor stem cell assay revisited. Int J Cell Cloning 3: 116–128

561. Singletary SE, Tomasovic B, Spitzer G, Tucker SL, Hug V, Drewinko B (1985) Effects and interactions of epidermal growth factor, insulin, hydrocortisone, and estradiol on the cloning of human tumor cells. Int J Cell Cloning 3: 407–414

562. Siracký J, Blaško M (1983) Colony growth in soft agar of human melanoma cells from biopsy material, cell lines and xenografts. Neoplasma 30: 711–714

563. Skibba JL, Ramirez G, Beal DD, Bryan GT (1969) Preliminary clinical trial and the physiologic disposition of 4(5)-(3,3-dimethyl-1-triazeno) imidazole-5(4)-carboxamide in man. Cancer Res 29: 1944–1951

564. Slayton RE, Creasman WT, Petty W, Bundy B, Blessing JA (1979) Phase II trial of VP-16-213 in the treatment of advanced squamous cell carcinoma of the cervix and adenocarcinoma of the ovary: a gynecologic oncology group study. Cancer Treat Rep: 2089–2092

565. Slayton RE, Pagano M, Creech RH (1981) Progestin therapy for advanced ovarian cancer: a phase II eastern cooperative oncology group trial. Cancer Treat Rep 65: 895–896

566. Slee PHThJ, Willemze R, Van Oosterom AT, Lurvink E, Van Den Berg L (1985) A comparison of two culture techniques: an in vitro & an in vivo tumour colony-forming assay. Br J Cancer 52: 713–717

567. Slocum HK, Pavelic ZP, Rustum YM, Creaven PJ, Karakousis C, Takita H, Greco WR (1981) Characterization of cells obtained by mechanical and enzymatic means from human melanoma, sarcoma, and lung tumors. Cancer Res 41: 1428–1434

568. Slocum HK, Pavelic ZP, Kanter PM, Nowak NJ, Rustum YM (1981) The soft agar clonogenicity and characterization of cells obtained from human solid tumors by mechanical and enzymatic means. Cancer Chemother Pharmacol 6: 219–225

569. Slocum HK, Pavelic ZP, Greco WR, Rustum YM (1984) The roles of cell aggregates in soft agar colony formation assays. Proc AACR 25: 377, abstr no 1496

570. Sloman JC, Murphy MJ Jr (1984) Dexamethasone-induced increase in in vitro clonogenicity of human neoplasms. J Clin Oncol 2: 944–947

571. Smith IE, Courtenay VD, Gordon MY (1976) A colony-forming assay for human tumour xenografts using agar in diffusion chambers. Br J Cancer 34: 476–483

572. Smith IE, Courtenay VD, Gordon MY (1980) A colony-forming assay for human tumour xenografts using agar diffusion chamber and lung colony assays. Br J Cancer 41: 150–154

573. Smith JP, Rutledge FN (1975) Random study of hexamethylmelamine, 5-fluorouracil and melphalan in treatment of advanced carcinoma of the ovary. Nat Cancer Inst Mongr 42: 169–172

574. Smith JP, Day TG (1979) Review of ovarian cancer at the University of Texas Systems Cancer Center, M.D. Anderson Hospital and Tumor Institute. Am J Obstet Gynecol 135: 984–993

575. Smith KA, Begg AC, Denekamp J (1985) Differences in chemosensitivity between subcutaneous and pulmonary tumours. Eur J Cancer Clin Oncol 21: 249–256

576. Sobrero AF, Marsh JC (1984) Chemosensitivity of human tumor clonogenic cells simultaneously assayed in agar diffusion chambers and in a two-layer agar culture system. Cancer Treat Rep 68: 615–624

577. Sobrero AF, Bertino JR (1986) Endogenous thymidine and hypoxanthine are a source of error in evaluating methotrexate cytotoxicity by clonogenic assays using undialyzed fetal bovine serum. Int J Cell Cloning 4: 51–62

578. Sondak VK, Hildebrand-Zanki SU, Kern DH (1984) Inhibitory effects of sodium azide on adjacent, untreated cells in a rapid chemosensitivity assay. In: Salmon SE, Trent JM (eds) Human tumor cloning. Grune & Stratton, Orlando, p 680, abstr no 42

579. Spitzer G, Singletary E, Tomasovic B, Umbach G, Hu Y, Merchant N, Hug V, Ajani J (1984) Human tumor cloning culture supplements. In: Salmon SE, Trent JM (eds) Human tumor cloning. Grune & Stratton, Orlando, pp 215–228

580. Spona J, Ulm R, Bieglmayer C, Husslein P (1979) Hormone serum levels and hormone receptor contents of endometria in women with normal menstrual cycles and patients bearing endometrial carcinoma. Gynecol Obstet Invest 10: 71–80

581. Sridhar KS, Ohnuma T, Nieburgs H, Yen YS, Holland JF, Broder LE (1983) Relationship between in vitro colony growth of human tumors and cytological diagnosis. Proc AACR 24: 6, abstr no 22

582. Sridhar KS, Plasse TF, Holland JF, Shapiro M, Ohnuma T (1983) Effects of physiological oxygen concentration on human tumor colony growth in soft agar. Cancer Res 43: 4629–4631

583. Stanhope CR, Smith JP, Rutledge F (1977) Second trial drugs in ovarian cancer. Gynecol Oncol 5: 52–58

584. Stanisic TH, Owens R, Graham AR (1983) Use of clonal assay in determination of urothelial drug sensitivity in carcinoma in situ of the bladder: clinical correlations in 5 patients. J Urol 129: 949–952

585. Staquet MJ, Byar DP, Green SB, Rozenczweig M (1983) Clinical predictivity of transplantable tumor systems in the selection of new drugs for solid tumors: rationale for a three-stage strategy. Cancer Treat Rep 67: 753–765

586. Staquet MJ, Byar DP, Green SB, Rozencweig M (1985) Clinical predictivity of transplantable tumor systems in the selection of new drugs for solid tumors: reply to a commentary. Cancer Treat Rep 69: 1339–1340

587. Steel GG (1975) Cell kinetics and cell survival. In: Bagshawe KD (ed) Medical oncology—medical aspects of malignant disease. Blackwell, Oxford, pp 49–66

588. Steel GG, Adams K, Stephens TC (1977) Clonogenic assays in the B 16 melanoma: response to cyclophosphamide. Br J Cancer 36: 618–624

589. Steel GG (1977) Growth kinetics of tumours. Cell population kinetics in relation to the growth and treatment of cancer. Clarendon Press, Oxford

590. Steel GG, Peckham MJ (1979) Exploitable mechanisms in combined radiotherapy-chemotherapy: the concept of additivity. Int J Radiat Oncol Biol Phys 5: 85–91

591. Stephens TC, Peacock JH (1978) Cell yield and cell survival following chemotherapy of the B 16 melanoma. Br J Cancer 38: 591–598

592. Stevens LC (1967) Origin of testicular teratomas from primordial germ cells in mice. J Nat Cancer Inst 38: 549–552

593. Sulkes A, Livingston RB, Murphy WK (1979) Tritiated thymidine labeling index and response in human breast cancer. J Nat Cancer Inst 62: 513–515

594. Sullivan RD, Miller E, Zurek WZ, Oberfield RA, Ojima Y (1967) Re-evaluation of methotrexate as an anticancer drug. Surg Gynecol Obstet 125: 819–824

595. Sutherland CM, Mather FJ, Carter RD, Cerise EJ, Krementz ET (1983) Breast cancer as analyzed by the human tumor stem cell assay. Surgery 94: 370–375

596. Sztein MB, Lessin LS, Alabaster O (1984) Human tumor clonogenic assay (HTCA) improved by new methods of cell isolation, identification and culture. In: Salmon SE, Trent JM (eds) Human tumor cloning. Grune & Stratton, Orlando, p 681, abstr no 43

597. Taetle R, Koessler AK, Howell SB (1981) In vitro growth and drug sensitivity of tumor colony-forming units from human tumor xenografts. Cancer Res 41: 1856–1860

598. Taetle R, Howell StB, Giuliani FC, Kozial J, Koessler A (1982) Comparison of the activity of doxorubicin analogues using colony-forming assays and human xenografts. Cancer 50: 1455–1461

599. Tamassia V (1983) Pharmacokinetics and dose schedules of MPA. In: Robustelli Della Cuna G, Nagel GA, (eds) High dose medroxyprogesterone acetate (MPA) in advanced breast cancer. Zuckschwerdt, München (Aktuelle Onkologie, vol 14, pp 9–17)

600. Tanigawa N, Kern DH, Hikasa Y, Morton DL (1982) Rapid assay for evaluating the chemosensitivity of human tumors in soft agar culture. Cancer Res 42: 2159–2164

601. Tanigawa N, Mizuno Y, Hashimura T, Honda K, Satomura K, Hikasa Y, Niwa O, Sugahara T, Yoshida O, Kern DH, Morton DL (1984) Comparison of drug sensitivity among tumor cells within a tumor, between primary tumor and metastases, and between different metastases in the human tumor colony-forming assay. Cancer Res 44: 2309–2312

602. Tanigawa N, Hikasa Y, Kern DH (1985) Heterogeneity of chemosensitivity response of human tumors. Proc 14th Int Congr Chemotherapy, Kyoto, 1985, p 118, abstr no S-11-11

603. Tanneberger St, Bacigalupo G (1970) Einige Erfahrungen mit der individuellen zytostatischen Behandlung maligner Tumoren nach prätherapeutischer Zytostatika-Sensibilitätsprüfung in vitro (Onkobiogramm). Arch Geschwulstforsch 35: 44–53

604. Tanneberger S, Nissen E (1983) Predicting response of human solid tumors to chemotherapy. Cancer Treat Rev 10: 203–219

605. Tannock IF, Kopelyan I (1986) Variation of pO_2 in the growth medium of spheroids: interaction with glucose to influence spheroid growth and necrosis. Br J Cancer 53: 823–827

606. Tannock IF (1986) Experimental chemotherapy and concepts related to the cell cycle. Int J Radiat Biol 49: 335–355

607. Taylor Wharton J, Herson J, Edwards CL, Griffith AB (1982) Single-agent adriamycin followed by combination hexamethylmelamine-cyclophosphamide for advanced ovarian carcinoma. Gynecol Oncol 14: 262–270

608. Tchao R, Easty GC, Ambrose EJ, Raven RW, Bloom HJG (1968) Effect of chemotherapeutic agents and hormones on organ cultures of human tumours. Eur J Cancer 4: 39–44

609. Tepper J (1981) Clonogenic potential of human tumors. A hypothesis. Acta Radiol Oncol 20: 283–288

610. Teufel G, Geyer H, DeGregorio G, Fuchs A, Kleine W, Pfleiderer A (1983) Östrogen- und Progesteronrezeptoren in malignen Ovarialtumoren. Geburtsh Frauenheilk 43: 732–740

611. Thigpen JT (1985) Single agent chemotherapy in the management of ovarian carcinoma. In: Alberts DS, Surwit EA (eds) Ovarian cancer. Nijhoff, Boston, pp 115–146

612. Thompson LH, Suit HD (1969) Proliferation kinetics of X-irradiated mouse L-cells studies with time lapse photography. Int J Radiat Biol Relat Stud Phys Chem Med 15: 347–362

613. Thomson SP, Meyskens FL Jr (1982) Method for measurement of self-renewal capacity of clonogenic cells from biopsies of metastatic human malignant melanoma. Cancer Res 42: 4606–4613

614. Thomson SP, Wright MD, Meyskens FL jr (1983) Improvement of human melanoma colony formation in soft agar using boiled instead of autoclaved agar. Int J Cell Cloning 1: 85–91

615. Thomson SP, Buckmeier JA, Sipes NJ, Meyskens FL jr, Hickie RA (1984) Colony size, linearity of formation, and drug survival curves can depend on the number of cells plated in the clonogenic assay. In: Salmon SE, Trent JM (eds) Human tumor cloning. Grune & Stratton, Orlando, pp 37–51

616. Till JE, McCulloch EA (1961) A direct measurement of the radiation sensitivity of normal mouse bone marrow. Radiat Res 14: 213–222

617. Tobias JS, Griffiths CT (1976) Management of ovarian carcinoma. Current concepts and future prospects (II). N Engl J Med 294: 877–882

618. Tokita H, Tanaka N, Ueno T, Fujimoto S, Nakano K, Takada N, Takamizawa H (1986) In vitro cytotoxic test for predicting human cancer chemosensitivity. Proc 14th Int Cancer Congr Budapest, 1986, p 1009, abstr no 3883

619. Touzet C, Ruse F, Chassagne J, Ferriere JP, Chollet Ph, Plagne R, Fonck Y, DeLatour M (1982) In vitro cloning of human breast tumour stem cells: influence of histological grade on the success of cultures. Br J Cancer 46: 668–669

620. Trent JM (1980) Protocols of procedures and techniques in chromosome analysis of tumor stem cell cultures in soft agar. In: Salmon SE (ed) Cloning of human tumor stem cells. Liss, New York, pp 345–349

621. Trent JM, Salmon SE (1980) Potential applications of a human tumor stem cell bioassay to the cytogenetic assessment of human cancer. Cancer Genet Cytogenet 1: 291–296

622. Trent JM (1980) Cytogenetic analysis of human tumor cells cloned in agar. In: Salmon SE (ed) Cloning of human tumor stem cells. Liss, New York, pp 165–177

623. Trent JM, Salmon SE, Thompson FH, Buick RN (1983) Drug resistance and genetic heterogeneity in spontaneous human tumors. In: Dittrich Ch, Salmon SE (eds) Chemotherapy sensitivity testing. Proc 13th Int Congr Chemotherapy, Vienna, 1983, part 224. Egermann, Wien, pp 38–42

624. Tropé C, Christiansson H, Johnsson JE, Stendahl U, Bergryd M (1983) A phase II study of 4'-epi-doxorubicin in advanced ovarian cancer. In: Hansen HH (ed) Anthracyclines and cancer therapy. Excerpta Medica, Amsterdam, pp 216–221

625. Trott KR (1980) Can tumour response be assessed from a biopsy? Br J Cancer 41 [Suppl] 4: 163–170

626. Tubiana M, Pejovic MH, Chavaudra N, Contesso G, Malaise EP (1984) The long-term prognostic significance of the thymidine labelling index in breast cancer. Int J Cancer 33: 441–445

627. Tucker RW, Sanford KK, Handleman SL, Jones GM (1977) Colony morphology and growth in agarose as tests for spontaneous neoplastic transformation in vitro. Cancer Res 37: 1571–1579

628. Tveit KM, Fodstad Ø, Olsnes S, Pihl A (1980) In vitro sensitivity of human melanoma xenografts to cytotoxic drugs. Correlation with in vivo chemosensitivity. Int J Cancer 26: 717–722

629. Tveit KM, Pihl A (1981) Do cell lines in vitro reflect the properties of the tumours of origin? A study of lines derived from human melanoma xenografts. Br J Cancer 44: 775–786

630. Tveit KM, Fodstad Ø, Pihl A (1981) The usefulness of human tumor cell lines in the study of chemosensitivity. A study of malignant melanomas. Int J Cancer 28: 403–408

631. Tveit KM, Fodstad Ø, Pihl A (1981) Cultivation of human melanomas in soft agar. Factors influencing plating efficiency and chemosensitivity. Int J Cancer 28: 329–334

632. Tveit KM, Endresen L, Rugstad HE, Fodstad Ø, Pihl A (1981) Comparison of two soft-agar methods for assaying chemosensitivity of human tumours in vitro: malignant melanomas. Br J Cancer 44: 539–544

633. Tveit KM, Fodstad Ø, Lotsberg J, Vaage S, Pihl A (1982) Colony growth and chemosensitivity in vitro of human melanoma biopsies. Relationship to clinical parameters. Int J Cancer 29: 533–538

634. Twentyman PR, Walls GA, Wright KA (1984) The response of tumour cells to radiation and cytotoxic drugs—a comparison of clonogenic and isotope uptake assays. Br J Cancer 50: 625–631

635. Twiggs LB, Morrow CP (1977) Treatment of advanced ovarian carcinoma with high dose cyclophosphamide after failure on melphalan. Cancer Treat Rep 61: 1369–1371

636. UICC-TNM — Klassifikation der malignen Tumoren (1979). Springer, Berlin Heidelberg New York

637. Uitendaal MP, Hubers HAJM, McVie JG, Pinedo HM (1983) Human tumour clonogenicity in agar is improved by cell-free ascites. Br J Cancer 48: 55–59

638. Umbach G, Spitzer G, Drewinko B (1983) "Clumpogenic" v. clonogenic assay. Lancet ii: 628

639. Umbach GE, Poethen J, v. Matthiessen H, Bender HG, Koldovsky U (1985) Experiences with the human tumor colony-forming assay in gynecologic malignancies. J Cancer Res Clin Oncol 110: 234–237

640. Vaitkevicius VK, Brennan MJ, Beckett VL, Kelly JE, Talley RW (1961) Clinical evaluation of cancer chemotherapy with 5-fluorouracil. Cancer 14: 131–152

641. Valeriote F, Lin H (1975) Synergistic interaction of anticancer agents: a cellular perspective. Cancer Chemother Pharmacol 59: 895–900

642. Valet G, Warnecke HH, Kahle H (1984) New possibilities of cytostatic drug testing on patient tumor cells by flow cytometry. Blut 49: 37–43

643. Van De Vaart-Van Zutphen HPC, Smulders CFA, Renema J, Hulshoff A (1982) Hexamethylmelamine and hexamethylmelamine hydrochloride. Pharmaceut Weekbl Sci Ed 4: 25–31

644. Van Echo DA, Egorin MJ, Whitacre MY, Olman EA, Aisner J (1984) Phase I clinical and pharmacologic trial of carboplatin daily for 5 days. Cancer Treat Rep 68: 1103–1114

645. Van Hazle GA, Lieber MM, Fleming TR, Kovach JS (1982) Studies of the human tumor stem cell assay (HTSCA) of ovarian carcinomas (abstract). Stem Cells 1: 294

646. Vecchio TJ (1966) Predictive value of a single diagnostic test in unselected populations. N Engl J Med 274: 1171–1173

647. Verheijen RHM, Kirkels WJK, Kenemans P, Debruyne FMJ, Vooys GP, Herman CJ (1984) Human tumor clonogenic cell culture (HTC^3) in monitoring treatment results: new applications. In: Salmon SE, Trent JM (eds) Human tumor cloning. Grune & Stratton, Orlando, pp 673–674, abstr no 33

648. Verheijen RHM, Feitz WFJ, Beck JLM, Debruyne FMJ, Vooys GP, Kenemans P, Herman CJ (1985) Cell DNA content—correlation with clonogenicity in the human tumor cloning system (HTCS). Int J Cancer 35: 653–657

649. Verheijen RHM, Whelan RDH, Feitz WFJ, Kenemans P, Vooys GP, Herman ChJ, Hill BT (1985) Automated counting of human tumour colonies in the Courtenay-Mills assay system. Cell Biol Int Rep 9: 893–899

650. Verheijen RHM (1985) Prospects in the management of ovarian cancer with special reference to human tumour cloning. Veenman, Wageningen

651. Vesterinen EH, Nedrud JG, Collier AM, Walton LA, Pagano JS (1980) Explantation and subculture of epithelial cells from human uterine ectocervix. Cancer Res 40: 512–518

652. Volm M, Wayss K, Kaufmann M, Mattern J (1979) Pretherapeutic detection of tumour resistance and the results of tumour chemotherapy. Eur J Cancer 15: 983–993

653. Volm M, Kleine W, Drings P, Mattern J, Sonka J, Wayss K (1986) DNA distribution in ovarian and lung carcinoma and its prognostic relevance. Proc 14th Int Cancer Congr, Budapest 1986, p 634, abstr no 2428

654. Von Hoff DD, Johnson GE (1979) Secretion of tumor markers in the human tumor stem cell system. Proc AACR 20: 51, abstr no 206

655. Von Hoff DD, Casper J, Bradley E, Trent JM, Hodach A, Richert C, Makuch R, Altman A (1980) Direct cloning of human neuroblastoma cells in soft agar culture. Cancer Res 40, 3591–3597

656. Von Hoff DD, Weisenthal L (1980) In vitro methods to predict for patient response to chemotherapy. In: Garattini S, Goldin A, Hawking F, Kopin IJ (eds) Advances in pharmacology and chemotherapy, vol 17. Academic Press, New York, pp 133–156

657. Von Hoff DD (1981) A human tumor stem cell system: concepts, methodology, and application. In: Crooke StT, Prestayko AW (eds) Antineoplastic agents—cancer and chemotherapy, vol 3. Academic Press, New York, pp 207–218

658. Von Hoff DD, Cowan J, Harris G, Reisdorf G (1981) Human tumor cloning: feasibility and clinical correlations. Cancer Chemother Pharmacol 6: 265–271

659. Von Hoff DD, Casper J, Bradley E, Sandbach J, Jones D, Makuch R (1981) Association between human tumor colony-forming assay results and response of an individual patient's tumor to chemotherapy. Am J Med 70: 1027–1032

660. Von Hoff DD, Weisenthal LM, Ihde DC, Mathews MJ, Layard M, Makuch R (1981) Growth of lung cancer colonies from bronchoscopy washings. Cancer 48: 400–403

661. Von Hoff DD, Sandbach J, Osborne GK, Metelmann C, Clark GM, O'Brien M (1981) Potential and problems with the growth of breast cancer in a human tumor cloning system. Breast Cancer Res Treat 1: 141–148

662. Von Hoff DD, Coltman CA, Forseth B (1981) Activity of mitoxantrone in a human tumor cloning system. Cancer Res 41: 1853–1855

663. Von Hoff DD, Coltman CA, Forseth B (1981) Activity of 9-10-anthracenedicarboxaldehyde bis-[(4,5-dihydro-1H imidazol-2-yl) hydrazone] dihydrochloride (CL 216,942) in a human tumor cloning system: leads for phase II trials in man. Cancer Chemother Pharmacol 6: 141–144

664. Von Hoff DD, Forseth B, Metelmann HR, Harris G, Rowan S, Coltman CA (1982) Direct cloning of human malignant melanoma in soft agar culture. Cancer 50: 696–701

665. Von Hoff DD, Swenerton KD, Hetanen L, Gafney E, Rivkin S, Schuchart S, Coltman CA Jr (1982) Long-distance transportation of specimens for human tumor cloning. Stem Cells 2: 122–128

666. Von Hoff DD (1983) "Send this patient's tumor for culture and sensitivity". N Engl J Med 308: 154–155

667. Von Hoff DD, Clark GM, Stogdill BJ, Sarosdy MF, O'Brien MT, Casper JT, Mattox DE, Page CP, Cruz AB, Sandbach JF (1983) Prospective clinical trial of a human tumor cloning system. Cancer Res 43: 1926–1931

668. Von Hoff DD, Forseth B, Warfel LE (1985) Use of a radiometric system to screen for antineoplastic agents: correlation with a human tumor cloning system. Cancer Res 45: 4032–4038

669. Von Hoff DD, Forseth BJ, Huong M, Buchok JB, Lathan B (1986) Improved plating efficiencies for human tumors cloned in capillary tubes versus petri dishes. Cancer Res 46: 4012–4017

670. Von Hoff DD, Forseth BJ, Turner JN, Clark GM, Warfel LE (1986) Selection of chemotherapy for patient treatment utilizing a radiometric versus a cloning system. Int J Cell Cloning 4: 16–26

671. Wagner T, Heydrich D, Voelcker G, Hohorst HJ (1980) Über Blutspiegel und Urin-Ausscheidung von aktiviertem Cyclophosphamid und seinen Deaktivierungsprodukten beim Menschen. J Cancer Res Clin Oncol 96: 79–92

672. Wallen CA, Michaelson SM, Wheeler KT (1981) Influence of location within a tumor on cell survival as measured by a clonogenic assay. Cancer Res 41: 989–993

673. Wampler GL, Mellette SJ, Kumperming M, Regelson W (1972) Hexamethylmelamine (NSC-13875) in the treatment of advanced cancer. Cancer Chemother Rep 56: 505–514

674. Waymouth Ch (1974) To disaggregate or not to disaggregate. Injury and cell disaggregation, transient or permanent? In Vitro 10: 97–111

675. Weichselbaum RR, Nove J, Little JB (1980) X-ray sensitivity of human tumor cells in vitro. Int J Radiat Oncol Biol Phys 6: 437–440

676. Wei Dong G, Preisler HD, Priore R (1984) Potential limitations of in vitro clonogenic drug sensitivity assays. Cancer Chemother Pharmacol 13: 206–210

677. Weisenthal LM, Dill PL, Kurnick NB, Lippman ME (1983) Comparison of dye exclusion assays with a clonogenic assay in the determination of drug-induced cytotoxicity. Cancer Res 43: 258–264

678. Weisenthal LM, Lippman ME (1985) Clonogenic and nonclonogenic in vitro chemosensitivity assays. Cancer Treat Rep 69: 615–632

679. Weiss NS, Homonchuk T, Young JL (1977) Incidence of the histologic types of ovarian cancer: the US Third National Cancer Survey 1969–1971. Gynecol Oncol 5: 161–167

680. Welander ChE, Natale RB, Lewis JL Jr (1982) In vitro growth stimulation of human ovarian cancer cells by xenogeneic peritoneal macrophages. J Nat Cancer Inst 69: 1039–1047

681. Welander ChE, Homesley HD, Jobson VW (1983) In vitro chemotherapy testing of gynecologic tumors: basis for planning therapy? Am J Obstet Gynecol 147: 188–195

682. Welander CE (1985) The human tumor clonogenic assay used to study ovarian cancers. In: Alberts DS, Surwit EA (eds) Ovarian cancer. Nijhoff, Boston, pp 37–52

683. West CML, Sutherland RM (1986) A radiobiological comparison of human tumor soft-agar clonogenic assays. Int J Cancer 37: 897–903

684. Wharton JT, Rutledge F, Smith JP, Herson J, Hodge MP (1979) Hexamethylmelamine: an evaluation of its role in the treatment of ovarian cancer. Am J Obstet Gynecol 133: 833–844

685. Wheeler TK, Dendy PP, Dawson A (1974) Assessment of an in vitro screening test of cytotoxic agents in the treatment of advanced malignant disease. Oncology 30: 362–376

686. Whelan RDH, Hill BT (1981) The influence of agarose concentration on the cloning efficiency of a series of established human cell lines. Cell Biol Int Rep 5: 1137–1142

687. White MT, Hu ASL, Hamamoto ST, Nandi S (1978) In vitro analysis of proliferating epithelial cell populations from the mouse mammary gland: fibroblast-free growth and serial passage. In Vitro 14: 271–281

688. Wilcox WS, Griswald DP, Laster WR, Schabel FM, Skipper HE (1965) Experimental evaluation of potential anticancer agents. XVII Kinetics of growth and regression after treatment of certain solid tumors. Cancer Chemother Rep 47: 27–39

689. Willemze R, Lurvink E, Bakker W, Journee H (1985) An in vivo clonogenic assay for human tumors using plasma clot diffusion chambers implanted in mice. Eur J Cancer Clin Oncol 21: 127–134

690. Williams TJ, Lieber MM, Podratz KC, Malkasian GD Jr (1983) Soft agar colony formation assay for in vitro testing of sensitivity to chemotherapy of gynecologic malignancies. Am J Obstet Gynecol 145: 940–947

691. Wills RJ, Dennis S, Spiegel HE, Gibson DM, Nadler PI (1984) Interferon kinetics and adverse reactions after intravenous, intramuscular and subcutaneous injection. Clin Pharmacol Ther 35: 722–727

692. Willson JKV, Bittner G, Borden EC (1984) Antiproliferative activity of human interferons against ovarian cancer cells grown in human tumor stem cell assay. J Interferon Res 4: 441–447

693. Wilmanns W, Wilms K (1973) Studies of DNA synthesis in human leukemic cells for prediction of prognosis and therapeutic results. Adv Biosci 14: 473
694. Wilson AP, Ford CHJ, Newman CE, Howell A (1984) A comparison of three assays used for the in vitro chemosensitivity testing of human tumours. Br J Cancer 49: 57–63
695. Wiltshaw E, Kroner T (1976) Phase II of cis-dichlorodiammineplatinum (II) (NSC-119875) in advanced adenocarcinoma of the ovary. Cancer Treat Rep 60: 55–60
696. Wiltshaw E, Subramarian S, Alexopoulos C, Barker GH (1979) Cancer of the ovary: a summary of experience with cis-dichlorodiammineplatinum (II) at the Royal Marsden Hospital. Cancer Treat Rep 63: 1545–1548
697. Wiltshaw E, Evans BD, Jones AC, Baker JW, Calvert AH (1983) JM 8, successor to cisplatin in advanced ovarian carcinoma? Lancet i: 587
698. Wolberg WH, Ansfield FJ (1971) The relation of thymidine labeling index in human tumors in vitro to the effectiveness of 5-fluorouracil chemotherapy. Cancer Res 31: 448–450
699. Wolberg WH (1971) Considerations in the development of a predictive system for cancer chemotherapy. Arch Surg 102: 344–347
700. Wolman SR (1986) Cytogenetic heterogeneity: its role in tumor evolution. Cancer Genet Cytogenet 19: 129–140
701. Wright JC, Cobb JP, Gumport SL, Safadi D, Walker DG, Golomb FM (1962) Further investigation of the relation between the clinical and tissue culture response to chemotherapeutic agents on human cancer. Cancer 15: 284–293
702. Wright JC (1984) Cancer chemotherapy: past, present and future—part II. J Nat Med Assoc 76: 865–876
703. Yakushiji M, Tsunawaki A, Nishida T, Nishimura H, Natsuaki Y, Inoue T, Kato T (1981) Chemotherapy of malignant ovarian tumors: therapeutic results of ifosfamide. Acta Obstet Gynaecol Jap 33: 1071
704. Yam LT, Li CY, Crosby WH (1971) Cytochemical identification of monocytes and granulocytes. Am J Clin Pathol 55: 283–290
705. Yang LY, Drewinko B (1985) Cytotoxic efficacy of reconstituted and stored antitumor agents. Cancer Res 45: 1511–1515
706. Yau JC, Yap YY, Buzdar AU, Hortobagyi GN, Bodey GP, Blumenschein GR (1985) A comparative randomized trial of vinca alkaloids in patients with metastatic breast carcinoma. Cancer 55: 337–340
707. Yen YP, Cox TC, Goodman GE (1986) Malignant effusion stimulates the cloning of fresh human tumors in soft agar. Proc AACR 27: 32, abstr no 122
708. Yesair DW, Thayer PS, McNitt S, Teague K (1980) Comparative uptake, metabolism and retention of anthracyclines by tumors growing in vitro and in vivo. Eur J Cancer 16: 901–907
709. Young RC, Hubbard SP, DeVita VT (1974) The chemotherapy of ovarian carcinoma. Cancer Treat Rev 1: 99–110
710. Young RC (1975) Chemotherapy of ovarian cancer: past and present. Semin Oncol 2: 267–276
711. Young RC, Von Hoff DD, Gormley P, Makuch R, Cassidy J, Howser D, Bull JM (1979) Cis-dichlorodiammineplatinum (II) for the treatment of advanced ovarian cancer. Cancer Treat Rep 63: 1539–1544
712. Yuhas JM, Toya RE, Pazmino NH (1974) Neuraminidase and cell viability: failure to detect cytotoxic effects with dye-exclusion techniques. J Nat Cancer Inst 53: 465–468
713. Zaffaroni N, Silvestrini R, Sanfilippo O, Daidone MG, De Marco C (1983) Tumor heterogeneity: analysis of the chemosensitivity of different tumor sites of the same patient. In: Dittrich Ch, Salmon SE (eds) Chemotherapy sensitivity testing. Proc 13th Int Congr Chemotherapy, Vienna, 1983, part 224. Egermann, Wien, pp 143–146

714. Zilla P, Groscurth P, Rhyner K, Von Felten A (1984) Surface morphology of human platelets during in-vitro aggregation. Scand J Haematol 33: 440–447
715. Zittoun R, Bouchard M, Facquet-Daňis J, Percie-du-Sert M, Bousser J (1975) Prediction of the response to chemotherapy in acute leukemia. Cancer 35: 507–513

Sachverzeichnis